U0298974

"十四五"国家重点出版物出版规划项目

Subclassification and Atlas of Complete Placenta Previa

中央性前置胎盘分型
及 **手术图谱**

佛山市妇幼保健院　组织编写

刘正平　　郭晓玲　主　　编

华南理工大学出版社
SOUTH CHINA UNIVERSITY OF TECHNOLOGY PRESS
·广州·

图书在版编目（CIP）数据

中央性前置胎盘分型及手术图谱 / 佛山市妇幼保健院组织编写；刘正平，郭晓玲主编． —广州：华南理工大学出版社，2023.6

ISBN 978-7-5623-7374-2

Ⅰ．①中…　Ⅱ．①佛…　②刘…　③郭…　Ⅲ．① 前置胎盘 – 产科外科手术 – 图解　Ⅳ．① R719.9-64

中国国家版本馆 CIP 数据核字（2023）第 098836 号

中央性前置胎盘分型及手术图谱

佛山市妇幼保健院　组织编写

刘正平　郭晓玲　主编

出 版 人：柯　宁

出版发行：华南理工大学出版社

（广州五山华南理工大学 17 号楼，邮编 510640）

http://hg.cb.scut.edu.cn　E-mail：scutc13@scut.edu.cn

营销部电话：020-87113487　87111048（传真）

责任编辑：周莉华　陈苑雯　雷　桦

责任校对：林嘉欣　梁晓艾

印 刷 者：广州市新怡印务股份有限公司

开　　本：787mm×1092mm　1/16　印张：19.25　字数：366 千

版　　次：2023 年 6 月第 1 版

印　　次：2023 年 6 月第 1 次印刷

定　　价：228.00 元

版权所有　盗版必究　印装差错　负责调换

编 委 会

主 编

刘正平　　郭晓玲

编写秘书

范大志　　饶珈铭

编 委
（按姓氏笔画排序）

王丽娟	卢展辉	卢德梅	叶玉萍	冯锦屏
刘　娟	刘　雁	刘正平	刘吉平	刘国庆
李　勤	吴淑贞	张大伟	张世林	张慧珊
陈　婷	陈凤英	范大志	罗彩红	周东华
钟　进	饶珈铭	索冬梅	郭晓玲	黄启涛
葛　娟	傅　瑶	鲁云涯	曾　萌	蓝诗艳

视频拍摄：

王　文	王　婷	艾　文	卢夏芬	田丽园
田　橄	林东鑫	刘　月	李红丽	李超梅
杨　洁	黄　懿	鞠叶兰		

图片整理：

杨绮莉	肖　丹	何云英	何雪梅	张　颖
张志芳	陈海霞	罗泳欣	孟　茜	胡鹏振
黎润钻	虢　鑫	潘金玲		

文字校对：

伍华焱	杨洁莹	陈宝珊	陈树锋	郭惠筱
黄　芳	黄海文	谢鹏飞	覃珠玲	曾煌芳
唐　琳	蔡红梅	蔡艳珍	廖卫彬	魏　方

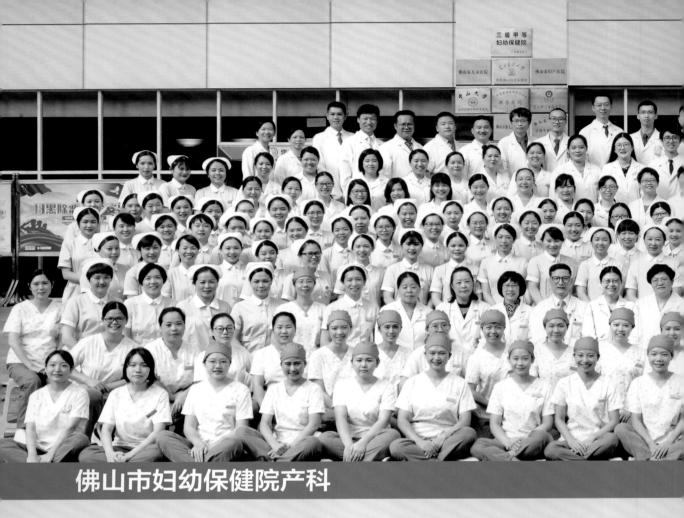

佛山市妇幼保健院产科

　　佛山市妇幼保健院产科是广东省临床重点专科、佛山市高水平医学重点专科、佛山市产科医疗质量控制中心、佛山市危重孕产妇救治中心、佛山市产科业务指导中心，肩负着佛山市全市基层医院产科知识技能培训、考核和危重孕产妇的抢救重任。2020年8月，佛山市妇幼保健院正式加挂"佛山市产科医院"牌子；2020年12月23日，新城院区全面启用。产科在禅城院区和新城院区均设有五大部门（产前区、产房、产后区、产科门诊、产科超声组）和三大诊治中心（胎儿医学诊治中心、妊娠期糖尿病诊治中心、双胎妊娠诊治中心）。新城院区建立了产科重症监护病房及产科一体化手术部，配备了现代一体化数字手术间，专供胎儿手术、重大产科手术使用，需要宫内治疗的孕妇及危重孕产妇（包含多胎妊娠）多转至新城院区。多年来，佛山市妇幼保健院致力于为佛山乃至粤西地区孕产妇提供优质和安全的全孕期管理，每年接受大量来自本市及周边地区孕产妇产检分娩、危重孕产妇的抢救和疑难病例的诊治，年门诊量20万余人次，连续多年分娩量超过10 000人，居佛山市首位，成为全市规模最大的产科专业科室，被称为"佛山人的摇篮"。

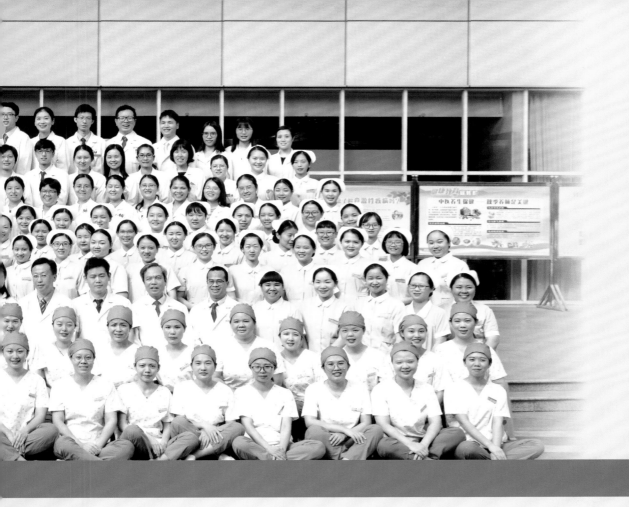

　　在前置胎盘研究方面，自2003年以来，佛山市妇幼保健院产科在刘正平主任的带领下一直关注前置胎盘尤其是中央性前置胎盘的临床研究。目前已建立了以前置胎盘疾病为中心的研究课题组，研究人员包括产科、超声、MRI、麻醉、外科、病理等科室的临床医生和护士，同时还包括有预防医学及基础医学背景的专职科研人员。自2015年开始，科室通过科学合理的研究设计，力求完整准确地收集了有关前置胎盘孕产妇的真实临床信息，构建了前置胎盘真实世界数据。目前已经建立起自2010年1月1日至今的完整前置胎盘孕产妇电子化真实世界数据库——前置胎盘专病数据库。截至2023年4月，该数据库包含前置胎盘完整信息病案2678份，每份病案包含孕产妇基本信息、孕前、孕期、分娩及产后随访等相关信息条目1282个，数据累计近350万条。根据临床前置胎盘的诊断实践，该数据库还在不断更新。

　　此外，由佛山市妇幼保健院独立编写的《中央性前置胎盘分型及手术图谱》入选国家新闻出版署"十四五"国家重点出版物出版规划项目；研究成果"危重型前置胎盘的临床综合管理体系建立"项目荣获第四届全国妇幼健康科学技术科技成果二等奖。

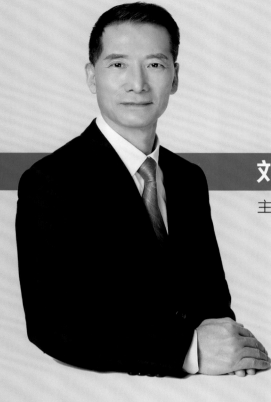

刘正平

主任医师，教授，硕士研究生导师

　　佛山市妇幼保健院产科主任、首席医学专家，佛山市胎儿医学研究所常务副所长。

　　广东省医学会围产医学分会妊娠高血压疾病学组委员，广东省医学会围产医学分会产后出血学组委员，佛山市围产医学会副主任委员，佛山市中西医结合学会产科专委会主任委员，国际胎盘植入谱学会委员（IS-PAS），《妇产与遗传杂志》《中华产科急救杂志》编委。

　　从事妇产科临床工作近30年，在产科危急重症救治及胎儿医学诊治方面有丰富独到的临床经验。2014年赴美国费城儿童医院进修学习胎儿宫内手术相关知识。主持广东省及佛山市多项科研工作，发表相关学术SCI论文30余篇；主持的"危重型前置胎盘的临床综合管理体系建立"项目荣获第四届全国妇幼健康科学技术科技成果二等奖；多次获佛山市科技进步奖。在国际上首次提出"中央性前置胎盘的分型及阿氏切口在中央性前置胎盘剖宫产术中的应用"，该项研究成果成为广东省适宜推广技术。2011年成功开展亚洲首例胎儿宫内手术，带领的产科团队整体综合水平达到国内先进水平。

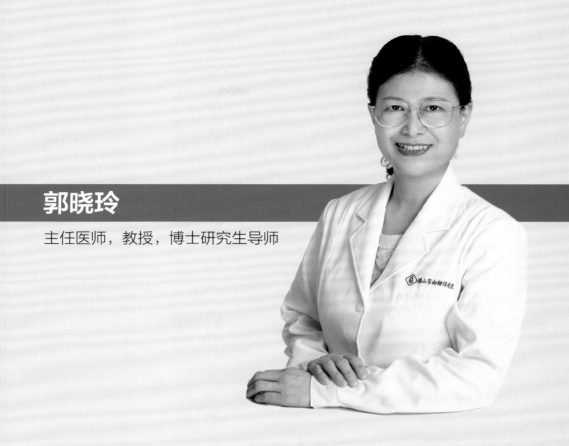

郭晓玲

主任医师，教授，博士研究生导师

佛山市妇幼保健院党委书记，佛山市科技领军人才。

中国妇幼保健协会地市级工作委员会副主任委员，中国医师协会医学遗传分会妇幼保健专委会副主任委员，全国妇幼健康研究会常务理事，广东省妇幼保健协会副会长，广东省医学教育协会副会长，广东省医学会产前诊断分会副主任委员，广东省妇幼保健协会产科与促进自然分娩专委会主任委员，佛山市医学会副会长，佛山市中西医学会副会长，佛山市医学会围产医学分会主任委员，佛山市产科质量控制中心主任，《中华产科急救杂志》《妇产与遗传杂志》编委。

从事妇产科临床工作30多年，主持广东省及佛山市多项科研项目，多次获省、市级科技进步奖。发表相关学术SCI论文20余篇。在围产医学特别是高危妊娠的管理和诊治、危急重症孕产妇的抢救、产前诊断及优生遗传咨询等方面有较深入的研究及实践。

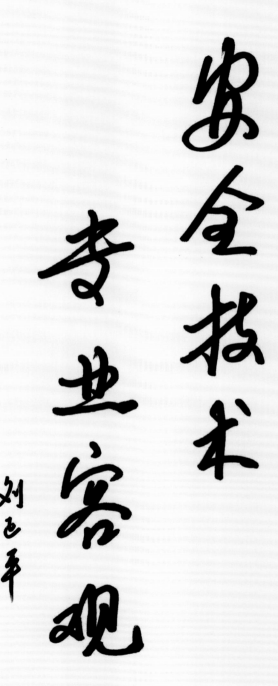

佛山市妇幼保健院产科"八字"立科科训
"安全、技术、专业、客观"

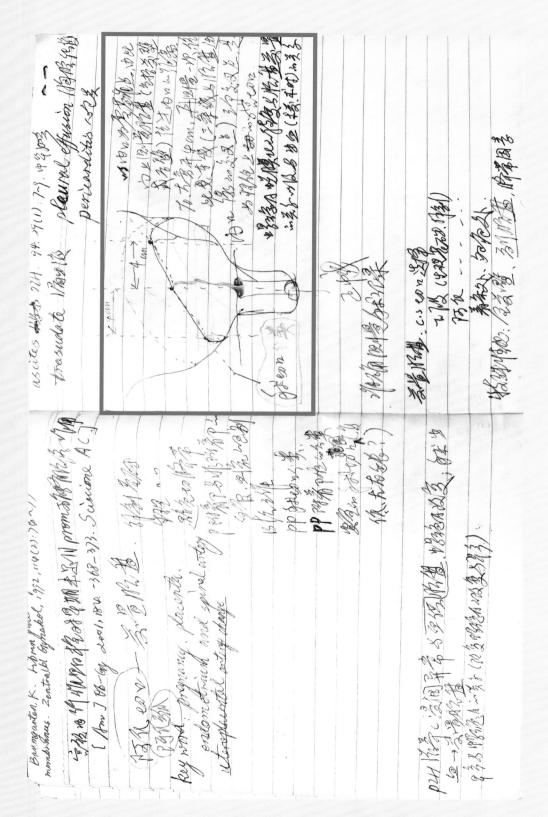

刘正平教授2003年手绘的关于中央性前置胎盘分型草图及
最早提出的阿氏切口概念构思图

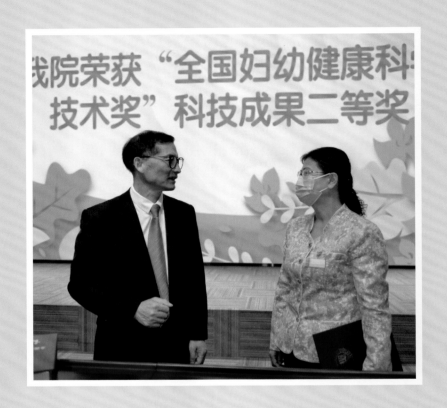

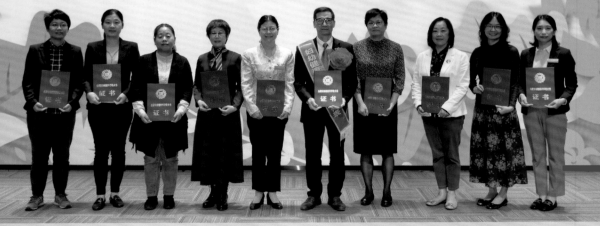

佛山市妇幼保健院荣获"全国妇幼健康科学技术奖"科技成果二等奖

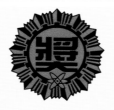

全国妇幼健康科学技术奖
证　书

为表彰全国"妇幼健康科学技术奖"
获得者，特颁发此证书，以资鼓励。

获奖项目：危重型前置胎盘的临床综合
　　　　　管理体系建立
获奖类别：科技成果奖
获奖等级：二等奖
获 奖 者：刘正平

证书号：2021-K-B-4-01

　　"危重型前置胎盘的临床综合管理体系建立"项目荣获了2021年全国妇幼健康科学技术科技成果二等奖，本书凝练总结了该项目的研究成果。

　　危重型前置胎盘（中央性前置胎盘、凶险性前置胎盘、前置胎盘合并胎盘植入）是引起孕晚期阴道出血及孕产妇死亡的主要原因之一，也是前置胎盘中对母儿影响最大的一类。危重型前置胎盘由于胎盘位置异常、覆盖疤痕、合并植入等情况，容易出现子宫切口伤及胎盘、疤痕破裂、胎盘剥离困难等问题导致的产妇大出血，且常伴医源性胎盘早剥，进一步导致子宫切除率以及孕产妇、围产儿、围产妇死亡率的增加。佛山市妇幼保健院产科团队针对危重型前置胎盘术前诊断与手术切口、手术方式进行了研究，建立了相应的诊断体系以及以阿氏切口为核心的危重型前置胎盘临床综合管理体系。该体系的建立最大限度地减少了术中出血以及其他并发症，提高了对危重型前置胎盘手术的可预见性和可支配性。对于危重型前置胎盘患者，定位胎盘边缘，采用阿氏切口的手术方法，能有效避免在胎盘上打洞，避免医源性胎盘早剥，减少手术时出血。在合并凶险性前置胎盘及胎盘植入的情况下，阿氏切口更是获得了良好的手术效果，同时也取得了良好的经济效益和社会效益。

membranes. Zentralbl Gynakol. 1772...

premature...

Scirisone AC]

[Am J Ob-Gy 2001,184 -368-373.

key word: pregnancy, placenta.
endometrium and spiral artery
uteroplacental resting stage

transudate ... pleural effusion ... pericarditis

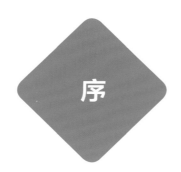

序

中央性前置胎盘是产科严重并发症之一，因其胎盘植入风险大、围分娩期出血量多，严重威胁着母儿生命。近年来，随着"二孩""三孩"政策的放开，中央性前置胎盘的发生率不断提高，绝对发生人数也在不断地增加。如何确保中央性前置胎盘孕妇安全地度过妊娠期、分娩期，保障母婴平安，是全世界产科学界最为关注的问题。以往临床上多通过在胎盘上直接"打洞"、在高位宫体选择切口甚至在子宫背面选择切口来处理中央性前置胎盘，但这些不得不使用的冒险方法，使产妇面临着医源性胎盘早剥、脐带损伤等并发症带来的危害。一些硬件设施比较强的综合医院引入血管内介入技术来预防中央性前置胎盘在分娩过程中大出血的问题。此项技术虽然较好，但是对医院硬件配备和医师操作技术的要求高，大多数医院很难配有能够实施介入治疗的设备和介入医生。如何让妇幼保健专科医院和基层医院也能有效地处理中央性前置胎盘，避免孕妇舟车劳顿的转诊，是新时期产科医生不得不去思考的问题。

佛山市妇幼保健院的刘正平教授，在妇产科临床一线默默耕耘三十载，从部队医院到妇幼专科医院，从妇科高难度大手术到产科危重并发症，不管遇到多棘手的临床问题都从未退缩过。这得益于他骨子里流淌着的军人的不屈的血液。面对中央性前置胎盘这种产科严重并发症，他也曾困惑、苦恼过，但他并没有逃避，没有选择让病人转诊到上一级医院，而是用他的责任心，与同道们一起不断地克服产科临床这一难题。正如他所说的，作为一名共产党员，他这一颗为人民服务的炽热之心，不管在什么时候，都不曾改变。初遇此并发症，扎实的妇科手术技巧为他处理中央性前置胎盘提供了很大的帮助。此后多年，他不断积累、不断改进，终于形成了一套中央性前置胎盘的临床治疗理论——阿氏切口在中央性前置胎盘中的应用。该理论指导的方法在临床实践过程中取得了非常良好的治疗效果，挽救了无数胎儿的生命，保住了无数患者的子宫，有效地降低了由于产科出血导致的孕产妇死亡率。这项创新技术吸引了许多中央性前置胎盘孕妇慕名到佛山市妇幼保健院产科来就诊求治，同时也得到了国内外同行的广泛认可及称赞。

《中央性前置胎盘分型及手术图谱》一书系统总结了刘正平教授多年来对中央性前置胎盘再分型和阿氏切口临床应用的研究成果。在编写上，字字立足于临床，较为全面地论述了中央性前置胎盘的再分型理论，阿氏切口在手术中的应用以及手术、诊断、麻醉和护理等方面的重点、难点和先进技术。此外，本书还融合了手术二维图、实物图和三维手术教学视频等丰富的数字技术资源，将平面的理论知识直观立体地与临床实践结合起来，可以帮助临床医师更直观地理解和掌握临床实践技术。可喜的是，以本书主要内容为基础凝结的研究成果"危重型前置胎盘的临床综合管理体系建立"项目获评2021年全国妇幼健康科学技术科技成果二等奖。我作为评审专家，对刘正平教授的研究项目表示高度赞扬。同时，本书还入选了"十四五"国家重点出版物出版规划项目，这不仅是对他研究内容的认可，同时也是对本书构思、排版以及内容展示合理性的认可。

总之，本书的表现形式丰富，具有较高的原创性、实用性、创新性和推广价值，是一本具有深层次学术内涵、高科技文化品味、良好社会效益的学术精品。本书的出版将为临床中央性前置胎盘及相关复杂的产科手术带来理论上和技术上的突破，有助于提高临床上对于中央性前置胎盘手术的可预见性和可支配性，解决传统手术方式损伤较大、新兴技术难以深入基层医院的临床困境，有利于进一步提高临床医师尤其是基层医师在相关领域的诊疗水平，从而降低孕产妇及围产儿死亡率，为母婴安康保驾护航！

2023年6月于广州

前　言

　　前置胎盘尤其是中央性前置胎盘所带来的胎盘植入率高、围手术期出血量大等严重并发症，一直都是妇产科医生面临的棘手的临床问题。胎盘直接"打洞"、子宫体高位切口、子宫底切口、子宫背面切口等是中央性前置胎盘常见的手术切口选择，但是这些切口常常会带来医源性胎盘早剥、伤及脐带等并发的出血，且不能有效地解决围手术出血、子宫切除及母婴死亡的风险。血管内介入治疗作为新兴的医疗技术被认为是解决此类问题的一种有效方式，但是这种方式对于医院硬件及技术的要求又限制了其应用的范围，基层医院的产科医师往往面临"巧妇难为无米之炊"的困境。

　　从2003年成为专职产科医生开始，如何寻找一个简单、实用、有效，有别于以往传统的思路来解决中央性前置胎盘的手术切口以及相应的分型，让每一位产妇都能带着微笑回家，让分娩成为每一位产妇一生中最美好的回忆，这个问题一直萦绕在我的脑海里。结合以往妇科医生的手术经验，对手术切口及分型一次又一次的构思和草拟，一轮又一轮的修改和完善，直至2004年，我到香港玛丽医院参观学习，在医院的宿舍里初步完成了中央性前置胎盘分型及与分型相对应的量化指标的测定，并设计出了一个随机胎盘边缘切口的定稿图。回院以后，我立即开始尝试在临床应用。经过多年的探索及实践，我在国内首次提出了中央性前置胎盘的分型，并在此分型基础上，确定了在宫体表面沿着胎盘边缘去做手术切口的原则，并将此切口命名为阿氏切口。这对于临床医师面对中央性前置胎盘孕妇时应如何避开胎盘选择切口方式、避免在胎盘上打洞有具体的指导意义。该分型和阿氏切口手术方法具体操作简单、方便，适用于各级医院尤其是基层医院。多年来，通过举办国家级继续教育培训班并在各级医院进行推广应用，阿氏切口的影响越来越大。这一技术对于减少中央性前置胎盘术后出血、降低子宫切除的发生率、降低孕产妇及围产儿死亡率起到了很好的作用，获得了专家们的一致好评。2008年，此项临床研究获得了佛山市科技局科技进步二等奖，同时被列为广东省适宜推广技术。

本书是这一临床应用成果的总结和发展。书中系统介绍了佛山市妇幼保健院产科在临床实践中对中央性前置胎盘及凶险性前置胎盘的诊治新思路，详细介绍了中央性前置胎盘分型及阿氏切口在中央性前置胎盘和凶险性前置胎盘诊治中的应用及临床效果。所涉及的内容均以翔实的文字和直观立体的图片形式向读者展示，对于重点手术操作内容还辅以视频进行详细解读；同时对于前置胎盘、胎盘植入的临床流行病学、临床诊断（超声诊断、MRI诊断、膀胱镜诊断、病理诊断及分子水平诊断）及手术麻醉和临床护理等方面涉及的问题、难点及最新理论知识和先进技术也进行了介绍。本书还包含了我们在临床实践中提出的一些创新的手术方式及技巧，融入了佛山市妇幼保健院产科团队多年的经验积累，以期为临床医生处理中央性前置胎盘和凶险性前置胎盘及相关复杂的产科手术提供参考借鉴。

时至今日，每每看到当初画的草图，回首近二十年对该疾病的研究历程，再看看今天来院就诊的患者，我深深地体会到，作为一名产科医生不仅要有直面临床难题的勇气，更要有解决临床难题的决心和毅力。正是由于对中央性前置胎盘疾病治疗问题的不断思考、探索，我们才能建立起中央性前置胎盘创新性的分型及相关诊治体系，才有今天阶段性研究成果即《中央性前置胎盘的分型及手术图谱》一书的出版发行。

本书在编写过程中得到了佛山市妇幼保健院全体产科医生及相关科室专家的鼎力支持，同时也得到了华南理工大学出版社领导和编辑的大力支持和帮助，在此一并致以衷心的感谢。书中的内容难免存在错漏，殷切希望使用本书的妇产科同道们给予指正，以便再次修订时纠正改进。如发现有不妥之处，可联系本书编写秘书范大志（fandazhigw@163.com）。衷心希望本书内容能够服务于更多的临床医务工作者和孕产妇。

2023年6月

基层医疗机构是我国服务卫生体系的薄弱环节，基层医疗机构能力建设也一直受到党和国家的高度重视。党的十八大以来，我国深入实施健康扶贫工程，坚持以人民健康为中心，促进优质医疗资源扩容和区域均衡布局，推进县级医院综合能力提升，建立对口帮扶长效机制。习近平总书记强调，扶贫先扶志，扶贫必扶智。扶智就是扶知识、扶技术、扶思路。具体到三甲医院来说，就是帮助基层地区"建立起一支带不走的医疗队"。

中央性前置胎盘（CPP）引起的孕晚期阴道出血是全世界孕产妇死亡的主要原因之一。传统的手术解决方案是在子宫下段作古典式手术切口以期避开胎盘，或在胎盘上直接"打洞"形成子宫体切口以娩出胎儿。但无论哪种选择，均会在一定程度上伤及胎盘和脐带，导致娩胎以前的大出血，且常伴有医源性胎盘早剥等并发症，会进一步加重产时出血和新生儿的失血性休克，导致子宫切除率及孕产妇、围产儿死亡率增加。新兴的医疗技术如血管内介入治疗虽可有效解决此问题，但其对于医院的硬件设施及医师的技术要求较高，不利于基层医师学习和掌握。

为了解决这一临床难题，笔者团队经过多年的探索和实践，首次提出了通过B超将CPP分为具有临床指导意义的四种类型，制定了相应的量化指标，并在此分型的基础上，原创性地设计了在子宫腔内根据胎盘具体行走方向而做的随机胎盘边缘手术切口——阿氏切口，为前置胎盘手术进一步

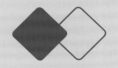

提供了切口依据。

　　这种全新的分型方法和切口选择方式，针对性地解决了CPP手术如何避免在胎盘上"打洞"的难题，最大限度地减少了术中、术后出血的风险，降低了子宫切除的发生率及孕产妇、围产儿的死亡率，有效弥补了以往传统手术方法的不足。而且，该分型方法和阿氏切口原理的具体操作简单方便、易于掌握，在应用过程中对医院的硬件设施和医师的技术要求不高，有利于基层医师进行学习。这一成果获得了第四届全国妇幼健康科学技术科技成果奖、广东省适宜推广技术项目、佛山市科学技术进步二等奖等，并在四川凉山、新疆喀什、贵州黔东南州等对口帮扶单位广泛开展应用。

　　本项目是上述研究内容和原创性研究成果的总结，首次提出了中央性前置胎盘的细化分型方法和阿氏切口的理论，打破了传统手术切口和方式损伤大而新兴医疗技术学习门槛高的困境，为较快较好地提高基层医师复杂产科手术的诊疗水平提供了一种切实可行的方案，对于降低CPP手术风险、提高孕产妇及围产儿生存率具有重大医疗意义。本项目拥有较为成熟的开展经验，通过技术革新为基层群众提供了有力的医疗保障，具有较高的实用性、创新性和推广价值，旨在为推动"健康中国"战略、提升人口健康素质贡献一份属于佛山市妇幼保健院的力量！

本书编委会

2023年6月

CONTENTS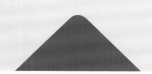

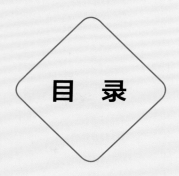

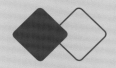

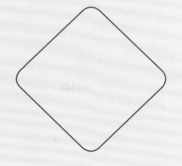

CONTENTS

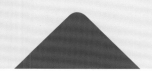

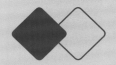

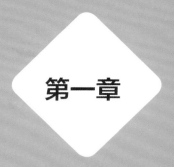

第一章

前置胎盘的分类和
中央性前置胎盘的分型

第一节　胎盘概述

一　胎盘与胎儿、母体的关系

胎盘（placenta）是胎儿的附属物，是由胎儿的羊膜和叶状绒毛膜以及母体部分对应的子宫底蜕膜共同组成的圆盘形结构。胎盘是胎儿与母体进行物质交换的总站，胎儿-胎盘循环的建立是母胎之间物质交换的基础；胎盘具有重要的内分泌功能，能够合成多种激素、酶和细胞因子等，以维持正常妊娠；同时，胎盘还有一定的屏障作用，可以保护胎儿免受外来有害大分子物质的侵扰（图1-1-1）。

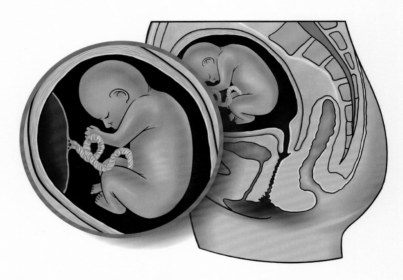

图1-1-1　胎盘与胎儿、母体的关系

二　胎盘的特点

正常情况下，胎盘于妊娠6～7周时开始形成；12周时能够完全形成，大约占整个宫腔的1/3；16周时可占宫腔的1/2。足月妊娠的胎盘主要呈扁圆形或椭圆形，也有心形、肾形或不规则形；重500～600g，相当于胎儿体重的1/6；直径为

16～20cm，厚2.5～3.5cm，呈中央厚、边缘薄状态。胎盘中的血液成分约占胎盘重量的1/5，母面呈暗红色，分成15～20个胎盘小叶，可有散在的钙化斑点；子面光滑，呈灰白色，脐带附着于胎盘中央或偏侧，脐带血管从附着点向四周分散，达胎盘边缘（图1-1-2）。

　　胎盘大多附着于子宫体的前壁、后壁、侧壁或宫底部。外界因素、母体因素及胎儿因素均可导致胎盘生长、发育异常，胎盘异常所导致的病理变化会对妊娠结局产生一定的影响。常见的胎盘异常主要是胎盘附着位置异常和胎盘种植深度异常。

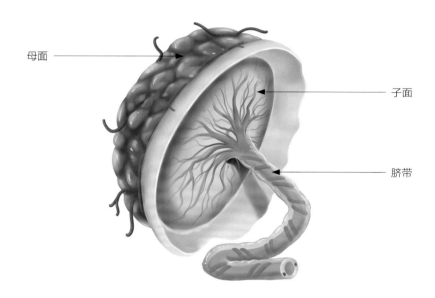

母面

子面

脐带

图1-1-2　胎盘的母面、子面和脐带

前置胎盘

一　前置胎盘的定义

妊娠28周后，若胎盘附着于子宫下段，下缘达到或覆盖宫颈内口，位置低于胎先露部，称为前置胎盘（placenta previa）（图1-2-1）。前置胎盘是妊娠期的严重并发症之一，是妊娠晚期出血和早产的重要原因，与围产期母儿并发症及死亡密切相关。

二　前置胎盘的发病机制及发病率

前置胎盘的发病机制尚不明确，目前较为一致的观点是，外界、母儿自身等因素导致子宫内膜损伤、老化后，胚胎低位种植到血运不良的子宫下段，为保障胎儿的血氧供应，胎盘代偿性生长，导致胎盘面积不断扩大，最终造成前置胎盘的发生。

在全球范围内，前置胎盘的发病率约为0.52%（0.45~0.59），不同地区的孕妇发病率也存在不同的差异，其中亚洲的孕妇发病率最高，约为1.22%（0.95~1.52），欧洲、北美洲和非洲地区的孕妇相对较低，分别为0.36%（0.28~0.46）、0.29%（0.23~0.35）和0.27%（0.03~1.1）。国内前置胎盘的发病率约为1.24%（1.12~1.36），且存在地理分布不均的差异，其中以海南、四川和黑龙江较为高发[1]。

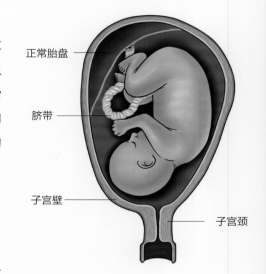

正常胎盘

脐带

子宫壁

子宫颈

A. 正常胎盘

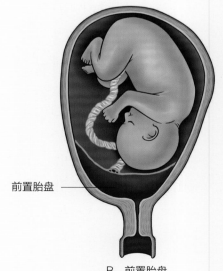

前置胎盘

B. 前置胎盘

图1-2-1　正常胎盘和前置胎盘

三　前置胎盘的危险因素

前置胎盘的危险因素包括既往剖宫产史、既往流产史（人工流产史和自然流产史）、高龄妊娠、辅助生殖技术、子宫内膜异位症，以及男性胎儿、吸烟、孕期摄入可卡因等因素（表1-2-1）[2]。其中，既往剖宫产史不仅会增加前置胎盘的发生风险，而且剖宫产次数与风险的发生呈正相关。

表1-2-1　前置胎盘的部分危险因素

危险因素	OR（95% CI）
剖宫产史	1.60（1.44～1.76）
人工流产史	1.36（1.02～1.69）
自然流产史	1.77（1.60～1.94）
高龄妊娠	3.16（2.79～3.57）
辅助生殖技术	3.71（2.67～5.16）
子宫内膜异位症	3.03（1.50～6.13）
男性胎儿	1.20（1.20～1.30）
吸烟	1.42（1.30～1.54）
孕期摄入可卡因	2.90（1.90～4.30）

四　前置胎盘的临床表现

前置胎盘主要表现为妊娠晚期或临产后无诱因、无疼痛性的反复阴道流血，这种产前出血的发生率约为51.6%（42.7～60.6）。孕妇体征表现主要与出血量及出血速度有关。反复出血的孕妇可呈贫血貌；大量出血可出现面色苍白，脉搏增快、微弱，血压下降等休克表现；急性大出血可出现失血性休克。腹部检查可见子宫软、无压痛，大小与妊娠周数相符；可出现阵发性宫缩，间歇期子宫完全松弛；同时也可出现胎先露高浮、胎位异常等。

前置胎盘还可引起孕妇产时或产后出血、产褥感染，造成胎儿早产、胎儿生长受限、胎儿宫内缺氧甚至胎儿宫内死亡等不良母儿结局。目前认为，阴道流血的发生时间、出血量多少及发生次数与前置胎盘的类型密切相关。

五　权威的前置胎盘的分类

　　关于前置胎盘的分类，在全球范围内，绝大多数国家都是根据胎盘下缘与宫颈内口的关系来进行分类的。

（一）第9版《妇产科学》的分类[3]

　　根据分娩前最后一次B超检查结果，按胎盘下缘与宫颈内口的关系，可将前置胎盘分为四类：完全性前置胎盘、部分性前置胎盘、边缘性前置胎盘、低置胎盘（图1-2-2）。

　　（1）完全性前置胎盘：或称中央性前置胎盘（complete placenta previa，CPP），胎盘组织完全覆盖宫颈内口。

　　（2）部分性前置胎盘：胎盘组织部分覆盖宫颈内口。

　　（3）边缘性前置胎盘：胎盘下缘附着于子宫下段，下缘到达宫颈内口，但未超越宫颈内口。

　　（4）低置胎盘：胎盘附着于子宫下段，边缘距宫颈内口＜2cm。

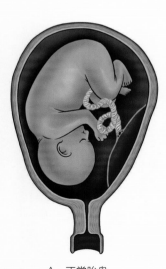

A. 正常胎盘

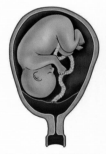

B. 完全性前置胎盘

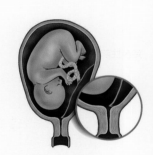

C. 部分性前置胎盘

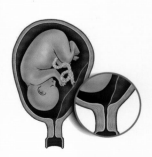

D. 边缘性前置胎盘

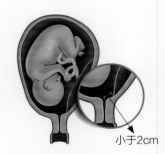

小于2cm

E. 低置胎盘

图1-2-2　第9版《妇产科学》前置胎盘的分类

（二）第25版《威廉姆斯产科学》的分类[4]

根据胎盘与宫颈内口的关系，将前置胎盘分为五类：完全性前置胎盘、部分性前置胎盘、边缘性前置胎盘、低置胎盘、前置血管（图1-2-3）。

（1）完全性前置胎盘：胎盘组织完全覆盖宫颈内口。

（2）部分性前置胎盘：胎盘组织部分覆盖宫颈内口。

（3）边缘性前置胎盘：胎盘下缘附着于子宫下段，下缘到达宫颈内口，但未超越宫颈内口。

（4）低置胎盘：胎盘附着于子宫下段，但未达到胎盘的边缘。

（5）前置血管：胎盘中的血管穿出胎膜，并跨过宫颈内口位于胎先露部前方。

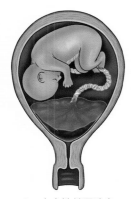 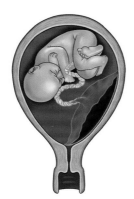 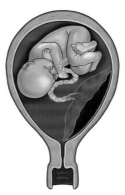 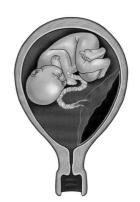

A. 完全性前置胎盘　　B. 部分性前置胎盘　　C. 边缘性前置胎盘　　D. 低置胎盘

图1-2-3　第25版《威廉姆斯产科学》前置胎盘的分类

（三）中华医学会妇产科学分会产科学组2020年的分类

根据胎盘下缘与宫颈内口的关系，将前置胎盘分为两类：前置胎盘、低置胎盘（图1-2-4）。

（1）前置胎盘：胎盘完全或部分覆盖子宫颈内口，包括既往的完全性和部分性前置胎盘。

（2）低置胎盘：胎盘附着于子宫下段，胎盘边缘距子宫颈内口的距离＜20mm，包括既往的边缘性前置胎盘和低置胎盘。

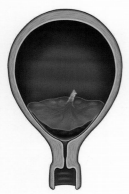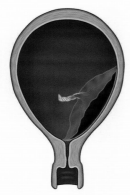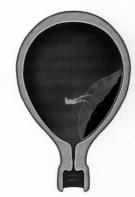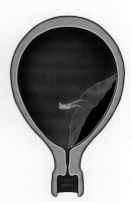

a. 完全性前置胎盘　　　　b. 部分性前置胎盘　　　　　　a. 低置胎盘　　　　b. 边缘性前置胎盘

A. 前置胎盘　　　　　　　　　　　　　　　　　B. 低置胎盘

图1-2-4　2020年中华医学会妇产科学分会产科学组前置胎盘的分类

（四）不同前置胎盘分类方式的比较

上述三种分类方式为目前国内公认的权威的前置胎盘分类方式，其共同点为均是根据胎盘下缘与宫颈内口的关系进行分类。不同的是：①在《威廉姆斯产科学》一书中，前置血管被列入前置胎盘一章中并作重点阐述，而我国第9版《妇产科学》和中华医学会妇产科学分会产科学组2020年的分类中均未提及前置血管；②中华医学会妇产科学分会产科学组2020年的前置胎盘分类仅分为两类，其将前两者描述的胎盘完全或部分覆盖子宫颈内口（即完全性和部分性前置胎盘）合并为一类，同时将边缘性前置胎盘和低置胎盘合并为另一类。

1. 第9版《妇产科学》分类

此方法分类简单，在孕晚期通过B超检查能够作出相对较准确的分类，比较直观地呈现了胎盘下缘与宫颈内口的关系。血管前置和前置胎盘在定义上并不属于同一种疾病状态，由于血管前置通常发生在脐带帆状附着的患者中，因此，在第9版《妇产科学》中，血管前置是在脐带异常部分中进行详细描述的。

2. 第25版《威廉姆斯产科学》分类

此方法与第9版《妇产科学》一样，能够比较直观地呈现胎盘下缘与宫颈内口的位置关系。而前置血管主要反映的是胎先露部前方是否有胎盘血管，故前置血管被认为对胎儿是非常危险的，当胎膜破裂时可导致前置血管破裂，大量的胎儿血液被释放，最终导致较高的胎儿死亡率。当发生产前出血的时候，在超声检查中不能只关注胎盘下缘和宫颈内口的位置关系而忽略了脐带的附着位置，从而忽视了前置血管疾病的存在。

3. 2020年中华医学会妇产科学分会产科学组分类

2020年，中华医学会妇产科学分会产科学组将前置胎盘分为两类，相较于分为4～5类的分类方式来说，该方式更为简单易行。在临床中，对于完全性和部分性前置胎盘的患者，通常建议行剖宫产术终止妊娠，而对于边缘性前置胎盘和低置胎盘的患者，由于胎盘下缘与宫颈内口的关系往往随妊娠及产程的进展而发生变化，尤其是在进入产程、宫颈管消失、宫口扩张后，边缘性前置胎盘和低置胎盘患者在产前出血量不多的情况下，可建议行阴道试产。因此，将前置胎盘分为两类，可以使分类更为简单易行，同时不影响临床处理。

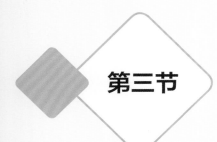

第三节 中央性前置胎盘的分型

一 中央性前置胎盘分型的必要性

1. 中央性前置胎盘危害性大

中央性前置胎盘（CPP）是前置胎盘众多类型中最危险的一种，在前置胎盘的患者中占29.6%~38.3%[5]。相较于其他类型的前置胎盘而言，CPP对母儿的危害性更大，发生孕产妇死亡、产褥感染、早产及围产儿死亡的风险最高。

2. 胎盘在子宫内的形态具有多样性

虽然所有胎盘附着于（完全覆盖）宫颈内口的情况都属于CPP，但不同类型的CPP在胎盘主要附着的部位、胎盘覆盖宫颈内口后走行的方向，尤其是胎盘边缘的走行方向，以及胎盘覆盖宫颈内口后继续走行的距离、覆盖内口周围胎盘面积的大小等方面存在较大的差异。

根据胎盘附着于子宫壁的位置和胎盘边缘的走行方式的不同，CPP可以有多种类型。例如，主要附着于子宫后壁的胎盘，其下部通常会沿后壁向前覆盖宫颈内口，并继续沿子宫前壁向上走行，但上行的高度或距离会有所不同；而附着于子宫前壁的胎盘，其下部则会向下覆盖宫颈内口并继续向后沿着子宫后壁上行。同样，附着于子宫右侧壁的胎盘也多会从右向左下延伸覆盖宫颈内口，然后继续向左上方延伸，附着于子宫左侧壁的胎盘变化亦基本如此。

简单地说，以宫颈内口为中心，胎盘在覆盖内口的基础上可以围绕宫颈内口作360°的旋转，胎盘在子宫腔内出现前、后、左、右不同的方位，由此导致了胎盘与子宫壁相对位置的不同；同时，胎盘覆盖宫颈内口后走行的方向，尤其是胎盘边缘的走行方向、距离以及覆盖内口周围胎盘面积的大小，均有很大的不同。

如果把胎盘覆盖宫颈内口上方的面积分为小于1/3、达到1/3但不超过1/2，以及正好为1/2（即胎盘中心部位正好覆盖在宫颈内口上方）三种情况，我们可以得到如图1-3-1所示的胎盘与宫颈内口的情况，此分型方法几乎能体现实际情况中所有胎盘与宫颈内口的相对位置。

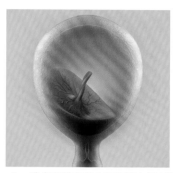 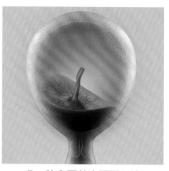 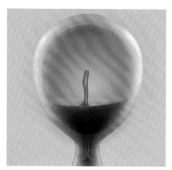

A. 胎盘覆盖宫颈内口面积小于1/3　　B. 胎盘覆盖宫颈面积达　　C. 胎盘覆盖宫颈面积为1/2
到1/3但不超过1/2

图1-3-1　胎盘位置变化情况

3. 手术切口的选择具有多样性

CPP的胎儿不能经阴道分娩，必须行手术分娩，不同的胎盘行走方式对于手术切口的选择影响很大。当胎盘大部分位于前壁时，在子宫前壁取切口的难度较大，但在大部分情况下，胎盘覆盖宫颈内口后会向侧方走行，故在子宫前壁的左侧或右侧可能无胎盘组织覆盖，在此位置取子宫切口，不容易发生因损伤胎盘血管而在娩胎前后发生汹涌出血的情况。

总体而言，正如前置胎盘的分类一样，对CPP进行细化分型，能够直观地呈现胎盘和子宫的位置关系，对临床处理具有较高的指导意义，尤其是对于那些危害性大、胎盘和子宫位置关系复杂、手术切口选择难度大的CPP患者来说，进一步细化分型十分必要。

二 如何对中央性前置胎盘分型

根据孕晚期最后一次B超检查结果，按胎盘主要附着位置、胎盘边缘行走方向、胎盘在子宫前壁的附着面积等关系，刘正平教授将CPP分为四型：Ⅰ型CPP、Ⅱ型CPP、Ⅲ型CPP、Ⅳ型CPP。其中，Ⅱ型和Ⅲ型CPP根据向右或向左走行两种不同情况，又可分为ⅡA型CPP、ⅡB型CPP和ⅢA型CPP、ⅢB型CPP。

1. Ⅰ型中央性前置胎盘

Ⅰ型CPP：胎盘大部分附着于子宫后壁，其下部沿后壁由后向前走行，覆盖宫颈内口后，再向前、向上附着于子宫前壁下段（图1-3-2）。

Ⅰ型CPP的特点：Ⅰ型CPP是CPP中危害性最小的类型。这种类型的胎盘主要附着于子宫后壁，子宫前壁大部分位置无胎盘组织覆盖，可选取的子宫切口范围较

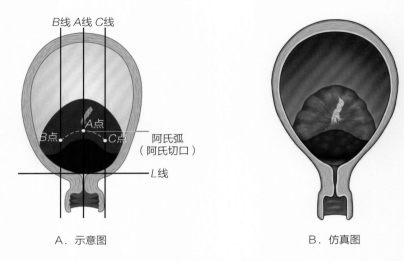

A. 示意图　　　　　　　　B. 仿真图

图1-3-2　Ⅰ型CPP的示意图和仿真图

广。如果胎盘边缘距宫颈内口的最大距离＞5cm，此时的胎盘边缘外形呈正向弧形；如果＜5cm，通常对剖宫产手术切口的选择影响不大。

　　2.　Ⅱ型中央性前置胎盘

　　Ⅱ型CPP：如果胎盘大部分附着于子宫右后壁，其下部沿右后壁向下走行，覆盖宫颈内口后，再向左前、向上走行，附着于子宫前壁的部分胎盘边缘的外形呈从右后向左前下方的弧形，称为ⅡA型CPP（图1-3-3）；反之，附着于子宫左后壁的胎盘与上述走行过程相同，但走行方向相反，称为ⅡB型CPP（图1-3-4），此时附着于子宫前壁的部分胎盘边缘的外形呈由左后向右前下方的弧形。

　　Ⅱ型CPP的特点：Ⅱ型CPP是CPP中危害性较大的一种类型。这种类型的胎盘主要附着于子宫后侧壁，子宫前壁的左侧或者右侧有较大一部分位置是没有胎盘覆盖的，临床手术时，若在没有覆盖胎盘的位置选取子宫切口，亦能比较容易避开胎盘，以免造成胎盘损伤。ⅡA型和ⅡB型的情况

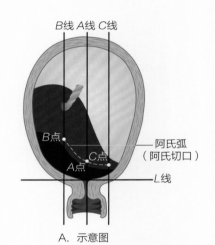

A. 示意图

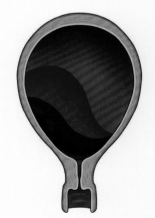

B. 仿真图

图1-3-3　ⅡA型CPP的示意图和
仿真图

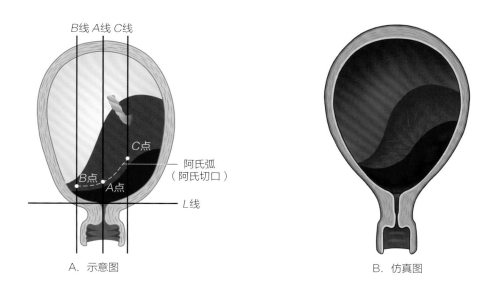

A. 示意图　　　　　　　　　　　　　　　　　B. 仿真图

图1-3-4　ⅡB型CPP的示意图和仿真图

大致相同，只是胎盘的走行方向相反，因此，二者的手术处理方式是相似的。

3. Ⅲ型中央性前置胎盘

Ⅲ型CPP：如果胎盘大部分附着于子宫右前壁，其下部沿右前壁向下走行，覆盖宫颈内口后，再向左后、向上行走，附着于子宫前壁的胎盘边缘呈从右上向左前下方延伸的弧形，称为ⅢA型CPP（图1-3-5）；反之，附着于子宫左前壁的胎盘与上述走行过程相同，但走行方向相反，称为ⅢB型CPP（图1-3-6），此时附着于子

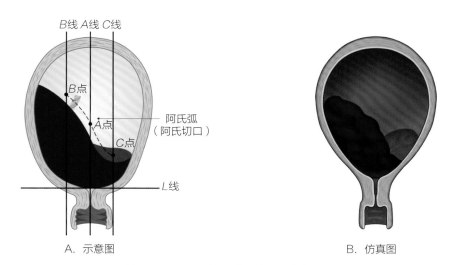

A. 示意图　　　　　　　　　　　　　　　　　B. 仿真图

图1-3-5　ⅢA型CPP的示意图和仿真图

宫前壁的部分胎盘边缘的外形呈由左上向右前下方的弧形。

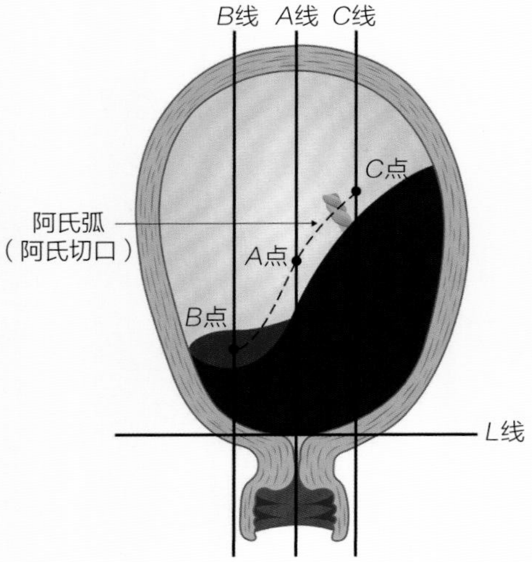

A. 示意图

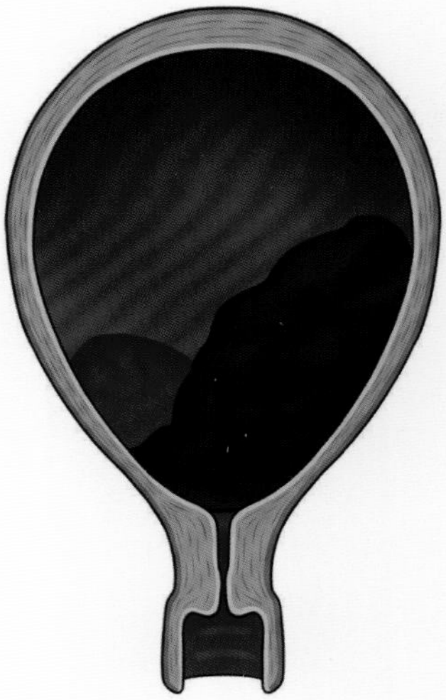

B. 仿真图

图1-3-6　Ⅲ B型CPP的示意图和仿真图

　　Ⅲ型CPP的特点：Ⅲ型CPP是CPP中危害性较Ⅱ型大的一种类型。虽然Ⅱ型和Ⅲ型的胎盘均主要附着于子宫侧壁，但由于Ⅲ型的胎盘大部分位于前侧壁，因此子宫前壁的左侧或者右侧没有胎盘覆盖的位置已经比较少，若手术中处理不当，取子宫切口时非常容易损伤胎盘组织，引发娩胎前后大出血的情况。Ⅲ A型和Ⅲ B型的情况大致相同，只是胎盘的走行方向相反，因此，二者的手术处理方式是相似的。

　　4. Ⅳ型中央性前置胎盘

　　Ⅳ型CPP：胎盘大部分附着于子宫前壁，其下部由前向后走行，覆盖宫颈内口后，再向子宫后上壁延伸。附着于前壁的部分胎盘边缘呈接近于宫底的正向弧形或接近于子宫任意一侧的、由上向下的浅弧形，此类型又称为全前壁CPP（图1-3-7）。

　　Ⅳ型CPP的特点：Ⅳ型CPP在CPP中危害性最大，由于胎盘主要附着于子宫前壁，因此子宫前壁大部分位置均被胎盘覆盖，选取子宫切口的难度极大。部分全前壁CPP，胎盘可达到宫底位置，在前壁根本无法完全避开胎盘取子宫切口，此类情况对母胎危害很大，对手术医生的挑战极高。

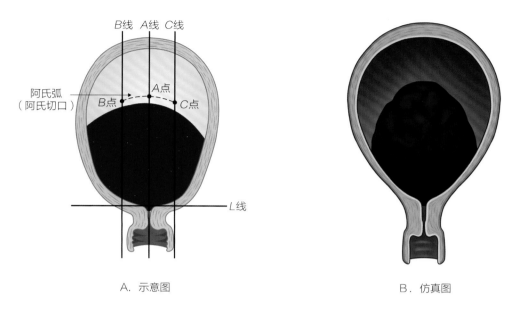

A. 示意图　　　　　　　　　　　B. 仿真图

图1-3-7　Ⅳ型CPP的示意图和仿真图

第四节　中央性前置胎盘分型的量化

一　对中央性前置胎盘分型进行量化的必要性

对前置胎盘进行分类有利于帮助医师在临床上判断患者是否具备阴道试产的条件，对于CPP患者而言，她们往往无法进行阴道试产，需要行剖宫产术终止妊娠。为了便于剖宫产手术的进行，在分娩前对CPP的具体位置进行定量描述，具有非常重要的意义。

二　如何对中央性前置胎盘分型进行量化

要量化胎盘与子宫前壁的关系、直观地呈现出胎盘的具体位置，首先需要定义几个指标。刘正平教授针对CPP首次提出了可通过分娩前超声检查来定位胎盘位置的指标。分娩前用B超对胎盘确切位置进行定位，可方便产科医生在手术前对CPP的危险性进行评估。目前B超对胎盘的定位准确性达到95％以上，完全能够满足各种量化指标的测量要求。定位所用的量化指标如下。

1. *L*线

*L*线，又称宫颈内口水平线，指在宫颈内口水平与人体纵轴垂直的线。

2. *A*线、*A*点、*A*段

经宫颈内口中点画一条垂直于*L*线的线，此为*A*线；*A*线与子宫前壁胎盘边缘相交的点为*A*点；*A*点与*L*线的垂直距离为*A*段。*A*点是手术的初始切入点，*A*段用来帮助医师在术中判断*A*点至*L*线的距离。

3. *B*线、*B*点、*B*段

以*A*线为中心向右旁开4cm，取一条与*A*线平行的线，此为*B*线；*B*线与前壁胎盘边缘相交的点为*B*点；*B*点与*L*线的垂直距离为*B*段。该点的位置可能高于*A*点，也可能低于*A*点，*B*点的位置决定了切口点（*A*点）向上或向下走行的方向和高度。

4．C线、C点、C段

以A线为中心向左旁开4 cm，取一条与A线平行的线，此为C线；C线与前壁胎盘边缘相交的点为C点；C点与L线的距离为C段。该点的位置可能高于A点，也可能低于A点，C点的位置决定了切口点（A点）向上或向下走行的方向和高度。

5．"阿氏弧"和"阿氏切口"

沿胎盘边缘连接A、B、C三点，可以得到一条不同弧度、不同走行方向的弧线。此弧线依CPP的不同类型而有所不同，可以呈现出不同的弧度和走行方向，笔者团队将其命名为"阿氏弧"。根据阿氏弧设计的随机胎盘边缘切口，称为"阿氏切口"（图1-4-1）。"阿氏"取意于中医的阿氏穴，即根据实际情况随机取穴的意思。

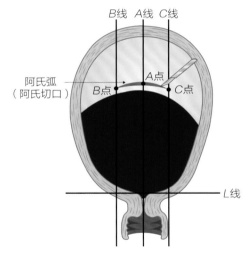

图1-4-1　CPP分型的量化指标和量化方法

在设计阿氏弧时，将B、C两线设计为以A线为中心分别向左右旁开4 cm，主要考虑以下几个因素：

（1）B、C两线与A线即宫颈内口中点线的垂直距离相加为8 cm，此距离不会超出子宫腔及下段的范围，能够满足B超测量的需要。

（2）在这个距离内，B、C两线多数能与胎盘边缘有相交的B、C点（除非胎盘覆盖内口后的边缘未及B线或C线，但至少覆盖其中一条线、有一个相交点），从而可以测量B段和C段的长度，为手术切口的设计提供量化的数据和具体的走行方向。

（3）胎盘边缘多呈弧形，两线之间的弧线长度一般大于两线之间8 cm的垂直距离，此长度接近甚至大于通常剖宫产的切口长度，能够娩出足月的胎儿而不至于造成切口的延裂。如果这两条线的距离过大，致所取剖宫产切口过长，会造成不必要的子宫损伤，增加手术出血、伤口感染等风险；但如果这两条线的距离过小，则所取剖宫产切口可能不足以娩出足月胎儿或造成切口延裂。因此，这两条线的距离过大或过小均不能达到顺利娩胎的要求。

三 中央性前置胎盘分型及超声测量的量化指标的临床意义

（一）提出术前手术切口设计的概念，明确手术切口选取原则，即随机的胎盘边缘切口选取原则

在CPP分型及可通过超声测量的量化指标的基础上，刘正平教授团队结合多年产科临床工作经验，首次提出了术前手术切口设计的概念，明确了具有临床实际指导意义的手术切口选择原则——胎盘边缘切口原则（阿氏切口原则）。根据阿氏切口原则选取的手术切口基本上是沿着胎盘边缘走行的，不会在胎盘"打洞"，也不会伤及胎盘，可以更加有效、更有目的性地避开胎盘，减少术中出血。

在临床实际中，虽然胎盘边缘的走行方向是随机的，沿着胎盘边缘所做的手术切口也会随着胎盘边缘的走行而变化，但阿氏切口原则在CPP中的应用仍然有规律可循，规律如下。

Ⅰ型CPP的切口多位于子宫下部，少有向上的切口伤及宫体组织。由于子宫下部可以扩展的宽度有限，故手术时要注意避免伤及子宫两侧的血管。若A段＜5cm，通常可以取一个比常规切口稍高一点的切口，不需特殊处理。

Ⅱ型和Ⅲ型CPP手术切口的选择方法基本相似，子宫切口多呈由左上向右下或由右上向左下的弧形。在腹壁取纵切口且位置稍高一些时，可使子宫的手术操作正好位于术野的正下方，有利于术者进行手术操作和及时处理异常情况。由于切口的下端多接近宫颈内口，当该处合并有异常出血或胎盘植入时，处理起来也比较方便。

Ⅳ型CPP的子宫切口需要取得很高，临床上甚至会在接近宫底的地方取正向弧形切口或在宫底中线附近向一侧作倒"L"形的切口。腹部的切口也需明显上移，甚至是绕脐做切口。此外，该型CPP患者娩胎之后，若出现宫颈内口周围出血，如粘连、植入等，需要向下延长切口或者做子宫双切口（子宫双切口详见第四章）。

无论是哪一种类型的CPP，基本可以在术前找到A、B、C三点（至少是两点）来设计和确认手术切口，从而指导手术的切入点和切口的走行方向。

（二）可以有效避免在胎盘附着的子宫壁部分做切口，有效避免在胎盘上"打洞"，避免医源性的胎盘早剥、副胎盘损伤

妇女足月妊娠时，胎盘中约有150个螺旋动脉进入绒毛间隙，这些蜕膜螺旋动脉受到滋养细胞的不断侵蚀而形成腔隙，变成弯曲、扩张、漏斗形的血管。血管在受到损伤后难以出现收缩改变，使出血变得更加明显。常规的子宫下段横切口剖宫产术，由于胎盘覆盖在子宫前壁下段切口的下方，致使必须在胎盘上"打洞"才能娩胎，然而胎盘有丰富的血供且受损后难以收缩止血，因此，在胎盘上"打洞"将会导致胎盘急速大量出血。胎儿未娩出的情况下胎盘大量出血相当于造成了医源性的胎盘早剥，不仅会导致母体的大出血，还将直接威胁胎儿的安全。通过CPP的再分类及超声测量的量化指标的应用和工作实际，编者团队提出了一个具有实际指导性的手术切口选择原则——胎盘边缘切口原则（阿氏切口原则）。这些切口基本上沿着胎盘的边缘行走，所以不会"打洞"，可以更加有效地避开胎盘，减少手术所致的母体源性出血以及医源性胎盘早剥（图1-4-2）导致的大出血。

（三）可以有效避免伤及脐带，使胎儿免受失血的伤害

正常情况下，脐带附着于胎盘胎儿面的近中央处，在胎盘上"打洞"会直接撕裂脐带或从脐带分支出来的血管，导致胎儿的急性出血（图1-4-3）。需

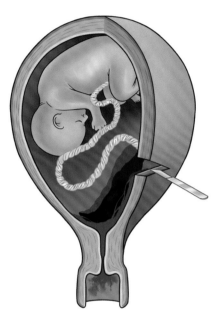

图1-4-2　剖宫产手术切口伤及胎盘出血导致胎盘早剥的示意图

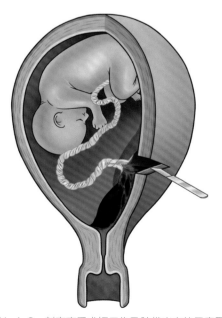

图1-4-3　剖宫产手术切口伤及脐带出血的示意图

要注意的是，约有5%的脐带附着于胎盘的边缘部位，此为球拍状胎盘，此时若根据阿氏切口原则来选择手术切口，就可以有效避免伤及脐带，从而避免医源性的以胎儿失血为主要表现的出血，如新生儿失血性贫血，甚至失血性休克等。此外，这类患者术前应该常规行B超检查以确定脐带根部在胎盘中的位置，为手术切口的选择提供另外一个应该参考的因素。

（四）有利于酌情延长手术切口，帮助异常情况的处理

由于CPP常常合并胎位不正如横位等情况，在手术处理过程中有时需要延长切口以帮助娩胎。对于早产甚至是超级早产的产妇，其子宫整体体积较小，在子宫取横形切口的情况下，难以有足够大的切口保证胎儿无损伤娩出，故也需要延长切口。在胎盘过大，甚至存在副胎盘时，一个小的横形切口并不能满足娩胎的需要，此时也需要延长手术切口（图1-4-4）。阿氏切口为一弧形或以斜线为基础的切口，其延长线比直线要长，可帮助术者对异常情况进行处理。

此外，在应用阿氏切口时，延长的切口大多沿原切口的方向走行，故术口相对规整，与"Y"或"T"形等不规则的手术切口相比，缝合时较为容易，有利于术口的愈合，在一定程度上降低了手术难度，提高了手术的安全性。再者，阿氏切口在延长时多半是纵向的，这样可以避免横向手术切口的延长对子宫动脉的损伤，减少了手术源性的出血。

总体而言，CPP分型及超声量化指标是对原有前置胎盘分类的进一步细化、量化和拓展，为CPP切口选择的原则、方法和应用提供了切实可行的基础条件，提高了术中对CPP处理的可预见性和可支配性，可有效预防CPP所致的大出血和由此导致的母胎损伤。笔者团队近年的实践经验表明，根据CPP分型选择手术切口，手术中出血少，基本上与通常剖宫产术的出血量相差无异，几乎不用输血，术后恢复过程良好。对于该分型中特殊情况的处理和远期效果的观察评价，还有待今后临床实践的检验。

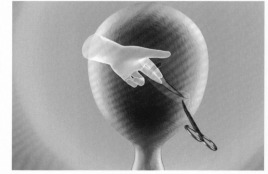

图1-4-4　作"阿氏切口"并在术中延长手术切口

第五节　凶险性中央性前置胎盘

一　凶险性前置胎盘的定义及危害

　　根据疾病的凶险程度，前置胎盘又可分为凶险性和非凶险性两大类。凶险性前置胎盘是一种严重威胁孕产妇生命健康的妊娠期并发症，发生胎盘粘连、植入和致命性大出血的风险高。凶险性前置胎盘（pernicious placenta previa，PPP）的定义：既往有剖宫产史或子宫肌瘤剔除术史，此次妊娠为前置胎盘，胎盘附着于原手术瘢痕部位者。1993年，Chattopadhyay等[6]第一次提出凶险性前置胎盘的基本概念，并指出在发生凶险性前置胎盘的同时，经常会伴发胎盘植入，发生率甚至超过50%。凶险性和非凶险性前置胎盘的主要区别在于患者本次妊娠的胎盘是否覆盖在前次剖宫产瘢痕上，若为瘢痕子宫，但胎盘位于后壁，并非覆盖在子宫瘢痕上，则不能算为凶险性前置胎盘。凶险性前置胎盘患者分娩前的子宫及子宫的瘢痕见图1-5-1。

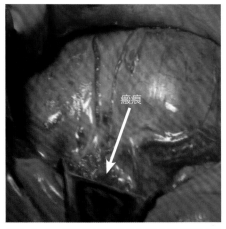

瘢痕

图1-5-1　凶险性前置胎盘患者分娩前的子宫及子宫的瘢痕

二　胎盘植入性疾病的概述

1. 胎盘植入性疾病的定义

　　胎盘植入性疾病（placenta accreta spectrum，PAS）是指胎儿娩出后，胎盘部分或全部不能自然从子宫壁分离的一种病理情况。胎盘植入的发生机制十分复杂，具体的发生机制尚不明确。但子宫内膜-肌层交界面受损、瘢痕处种植、蜕膜发育异常、滋养细胞侵袭力增强以及螺旋动脉重塑异常是现阶段学界认为的几个导致胎盘植入的重要病理生理基础，且各个因素相互作用、相互影响。既往子宫手术的瘢痕可以导致相应部位的内膜蜕膜化缺失，蜕膜缺陷又使得绒毛外滋养细胞能够毫不受阻地侵入子宫深肌层、子宫血管，甚至侵袭至子宫邻近器官。

2. **胎盘植入性疾病的分型**

根据绒毛侵入子宫肌层深度的不同，可从病理上将胎盘植入性疾病分为三个亚型（图1-5-2）：

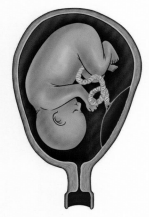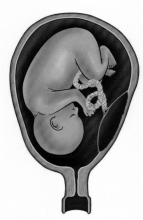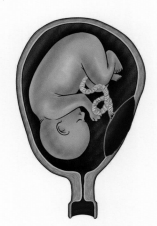

A. 胎盘粘连　　　　　　　　B. 胎盘植入　　　　　　　C. 胎盘穿透

图1-5-2　胎盘植入疾病的三个亚型

（1）表浅的胎盘植入：又称胎盘粘连，即绒毛直接与子宫肌层表面接触，未侵入肌层。

（2）胎盘植入：指绒毛侵入肌层。

（3）胎盘穿透：绒毛侵入肌层全层，可达浆膜层，甚至累及邻近盆腔器官。根据胎盘植入小叶的多少，还可再分为局部植入、部分植入或全部植入。

大多数情况下，镜下组织学的胎盘粘连、植入子宫的深度并不一致（图1-5-3），故还需要对胎盘附着部位的子宫壁全层进行组织分析，否则很难根据病理对胎盘植入疾病做出准确的诊断。临床实践中，大部分胎盘植入性疾病孕妇不需要进行子宫切除，故无法将胎盘附着部位的子宫壁全层送病理检查，胎盘植入性疾病的诊断往往是临床诊断而不是病理诊断。

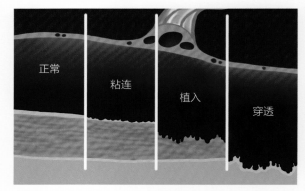

图1-5-3　胎盘植入的程度

3. 胎盘植入性疾病与前置胎盘的关系

随着剖宫产率的不断提高，胎盘植入性疾病的发病率近几十年来也在不断上升。基于循证医学方法，Jauniaux等[7]的研究表明，胎盘植入的发生率为0.01%~1.1%，其中胎盘粘连的发生率为0.05%，胎盘植入和胎盘穿透合计的发生率为0.03%（0.02~0.04）。我国胎盘植入的发生率约为0.22%（0.18~0.27），且存在地理分布差异，沿海地区要比内陆地区高发；同时，随着时间的推移，植入胎盘的发生率有增长趋势；不同年龄段孕妇的胎盘植入疾病发生率也存在不同[8]。

目前认为胎盘植入的高危因素有剖宫产史、前置胎盘、高龄、多产、多次刮宫史、子宫内膜炎史以及其他子宫手术史，包括子宫刮除术、子宫肌瘤剔除术、子宫内膜消融术、子宫动脉栓塞术、手取胎盘术等。其中，剖宫产史和前置胎盘被认为是胎盘植入性疾病发生的两个重要的独立高危因素。当前次剖宫产史合并前置胎盘时，胎盘植入性疾病的发生率更高。而且，若既往有胎盘植入疾病史的患者再次妊娠，其再发胎盘植入的概率也会增加。此外，Asherman综合征、吸烟以及摄入咖啡因等也能增加胎盘植入性疾病的发生风险。

4. 胎盘植入的危害

胎盘植入性疾病是子宫切除最常见的原因之一。胎盘植入性疾病主要引起产时及产后出血、子宫破裂和感染等并发症，穿透性胎盘植入也可导致输尿管、膀胱或直肠损伤，但造成膀胱阴道瘘的并发症较少。产时或产后大量出血可导致胎儿窘迫，甚至缺氧死亡，以及孕产妇多器官功能衰竭、弥散性血管内凝血、子宫切除，甚至产妇死亡等。

在胎盘植入性疾病形成的过程中，大量新生血管形成，解剖结构发生变形，从而形成了密集而质脆的血管丛，加上妊娠晚期子宫血流量增大，因此，胎盘植入性疾病的手术处理往往相当困难。快速进行子宫切除看似能够很容易地解决问题，其实不然，因为其局部解剖特点、血流动力学及止血等问题的存在，切除子宫后往往难以止血，患者仍十分危险。

三　凶险性中央性前置胎盘的分型

1. 凶险性中央性前置胎盘分型的重要性

凶险性前置胎盘严重威胁孕产妇的生命健康，其发生胎盘粘连、植入和致命性大出血的风险极高。既为中央性前置胎盘，又为凶险性前置胎盘的，我们将其诊断为凶险性中央性前置胎盘患者。对于这类患者，产科医师必须高度重视。由于凶险性中央性前置胎盘同时具备凶险性前置胎盘和中央性前置胎盘的严重后果，因此，对凶险性中央性前置胎盘患者进行术前评估尤为重要。与单纯的中央性前置胎盘相比，对凶险性中央性前置胎盘患者进行分型的重要性更是不言而喻。

2. 凶险性中央性前置胎盘的分型

参照中央性前置胎盘的分型，笔者团队同样将凶险性中央性前置胎盘分为四类：Ⅰ型凶险性中央性前置胎盘、Ⅱ型凶险性中央性前置胎盘、Ⅲ型凶险性中央性前置胎盘和Ⅳ型凶险性中央性前置胎盘。其中，Ⅱ型和Ⅲ型凶险性中央性前置胎盘根据向右或向左走行两种不同情况，又可分为ⅡA型凶险性中央性前置胎盘、ⅡB型凶险性中央性前置胎盘和ⅢA型凶险性中央性前置胎盘、ⅢB型凶险性中央性前置胎盘。详细的分型原则与中央性前置胎盘的分型相同，详见第一章第三节。

3. 凶险性中央性前置胎盘的量化指标

凶险性中央性前置胎盘的量化指标与中央性前置胎盘相似，在术前根据B超确定*L*线、*A*线、*A*点、*A*段、*B*线、*B*点、*B*段、*C*线、*C*点、*C*段，通过连接*A*、*B*、*C*三点，得到阿氏弧，在阿氏弧上方2cm处取手术切口，即为阿氏切口。量化指标的具体测量方法详见第一章第四节。

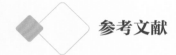

参考文献

［1］FAN D，WU S，WANG W，et al.Prevalence of placenta previa among deliveries in Mainland China: A prisma-compliant systematic review and meta-analysis［J］. Medicine （Baltimore），2016，95（40）：e5107.

［2］JENABI E, SALIMI Z, BASHIRIAN S, et al. The risk factors associated with placenta previa: An umbrella review［J］. Placenta, 2022，117:21−27.

［3］F.加里·坎宁根，肯尼斯·列维诺，斯蒂文·L. 布鲁姆，等.威廉姆斯产科学［M］. 25版.杨慧霞，漆洪波，郑勤田，译.北京：人民卫生出版社，2020.

［4］VERMEY B G, BUCHANAN A, CHAMBERS G M, et al. Are singleton pregnancies after assisted reproduction technology（Art）associated with a higher risk of placental anomalies compared with non-art singleton pregnancies? A systematic review and meta-analysis

［J］. BJOG，2019（126）：209-218.

［5］FENG Y，LI X Y，XIAO J，et al. Risk factors and pregnancy outcomes: Complete versus incomplete placenta previa in mid-pregnancy ［J］. Curr. Med. Sci., 2018，38: 597-601.

［6］CHATTOPADHYAY S K，KHARIF H，SHERBEENI M M. Placenta praevia and accreta after previous caesarean section ［J］. European Journal of Obstetrics，Gynecology，and Reproductive Biology，1993，52（3）：151-156.

［7］JAUNIAUX E，BUNCE C，GRONBECK L，et al. Prevalence and main outcomes of placenta accreta spectrum: A systematic review and meta-analysis ［J］. American Journal of Obstetrics and gynecology，2019，221（3）：208-218.

［8］FAN D，LI S，WU S，et al. Prevalence of abnormally invasive placenta among deliveries in Mainland China: A prisma-compliant systematic review and meta-analysis ［J］.Medicine（Baltimore），2017（96）：e6636.

第二章

中央性前置胎盘的
手术切口

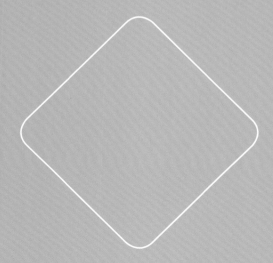

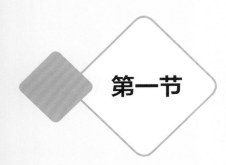

第一节

第一节 剖宫产术及前置胎盘手术切口的演变

一 剖宫产术手术切口的演变

剖宫产术（cesarean section）指妊娠28周后经腹壁切开子宫、取出胎儿及其附属物的手术，是医学发展史上最古老的外科手术之一，在希腊神话、佛经及古籍中均有记载。剖宫产术最早的形式为经尸体剖宫产，以此为起点，剖宫产手术的发展大致可以分为七个阶段。

1. 第一阶段：尸体剖宫产术

公元前8世纪左右，古罗马的 Numa Pompilius 皇帝在《君王法》中规定：孕妇死亡后，在埋葬前必须取出腹中胎儿[1]，这便是剖宫产的起源。这一法律维持了2000余年，此后直到中世纪结束，剖宫产术基本是在孕妇尸体上施行的。由于是在尸体上操作，且真正意义上的手术缝线还未出现，所以医师在取出胎儿后都不会对子宫作缝合处理。在这个阶段，剖宫产的外科技术几乎毫无发展。

2. 第二阶段：活体剖宫产术

随着中世纪末对人体解剖的禁令的解除，艺术和医学的发展出现重大转折，先驱们开始在活人身上进行探索。14—16世纪的文艺复兴推动了解剖学的发展，列昂纳多·达芬奇（Leonardo da Vinci，1452—1519）精确地描绘了解剖学图谱。1543年，安德列·维萨里（Andreas Vesalius，1514—1564）发表了《人体的构造》这一巨著，该书第五卷"子宫的解剖"对子宫切口和子宫构造做了详细描述。第一例比较公认的施行于活体孕妇的剖宫产发生于1610年4月21日，两位外科医师——特劳特曼（Trautmann）和顾斯（Gusth）[3] 在德国为一位有腹外疝的孕妇施行了活体剖宫产手术，这位产妇在术后第25天死亡，死亡原因是出血和感染。由于当时缝合材料都未进行灭菌操作，缝合术口的感染率极高，而若不缝合切口，仅依赖子宫肌肉自然收缩止血显然不大现实，所以在当时，几乎所有实行剖宫产术的产妇都相继因出血或感染而死亡。这种缝合切口可能导致异物感染，而不缝合切口又会导致出血的矛盾持续了约200年。

3. 第三阶段：切除子宫的剖宫产术

后来，为了避免缝合子宫带来的感染及出血等问题，医生索性将整个子宫切除，这种方式使得产妇死亡率显著下降。1876年，意大利医生波罗（Eduardo Porro, 1842—1902）为一位25岁的患有佝偻病的孕妇行活体剖宫产术，手术切口从左侧宫底直至右侧，胎儿娩出后孕妇子宫撕裂、出血，他在宫颈内口上2cm处用线缠扎后将子宫及左侧附件一并切除，并经宫颈放置一引流管，使患者免于死亡。此后各国医生相继采用，并将这种剖宫产加子宫切除术称为"波罗式剖宫产（Porro cesarean hysterectomy）"（图2-1-1）。现

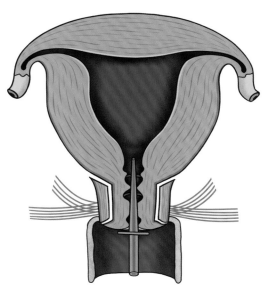

图 2-1-1　波罗式剖腹产示意图

子宫切除术仅应用于子宫破裂、多发子宫肌瘤以及无法控制的子宫出血或严重的宫腔感染。

4. 第四阶段：缝合子宫的剖宫产术

切除子宫意味着夺走了妇女再次生育的权利，为此，医生们又在积极寻求更加完善的方法。约瑟夫·李斯特（Joseph Lister, 1827—1912）是消毒法的创始人及推广者，他主张必须对手术部位和手术物品进行消毒，并首先利用石炭酸消毒普通羊肠线和铬制羊肠线，这是抗菌缝线的雏形。1887年，第一批无菌的手术缝线（肠线和丝线）生产上市，解决了持续200年的子宫缝合矛盾，大大降低了孕妇剖宫产的死亡率。

5. 第五阶段：精密缝合的古典式剖宫产术

1882年，德国莱比锡城萨恩格（Max Sanger, 1853—1903）首创在子宫体部作直切口，并在术后将子宫切口按照解剖层次进行了精细缝合，促进了伤口愈合，保留了产妇的子宫，终于解决了妇女术后无法再次怀孕的难题，人们把这种手术命名为"古典式剖宫产（classic cesarean section）"。得益于古典式剖宫产术，孕

产妇死亡率迅速下降到15%以下。

6. 第六阶段：子宫下段剖宫产术

由于古典式剖宫产存在切口处肌肉组织厚、出血多、再次妊娠子宫破裂可能性大等缺点，1907年，Frank将其改进为经腹腔腹膜外剖宫产术。1908年，Hugo Sellhein、Latzko提出由膀胱侧窝进入子宫下段的途径，此途径目前仍为腹膜外剖宫产术所沿用，对预防感染有显著作用，但操作复杂，不易为医师掌握。1912年，Kroning发明了子宫下段剖宫产术（lower uterine cesarean section），即切开子宫膀胱腹膜反折，暴露子宫下段后切开子宫下段、取出胎儿，然后缝合子宫膀胱腹膜反折部的切口以遮盖子宫切口。子宫下段剖宫产术是剖宫产发展史上的一大进步，后逐渐取代了古典式剖宫产术。

7. 第七阶段：手术标准化——应对后剖宫产时代的挑战

目前剖宫产手术存在地区差异，缺乏监督、管理和调控，剖宫产手术相关的指南、共识及规范不多，且执行力度不够。只有保证均一的剖宫产手术质量和手术费用，才能提升剖宫产术后的子宫愈合质量。因此，我们要重视基础操作，提升剖宫产指南的实操性和可行性；要重视剖宫产手术的基础技能，如解剖技能、缝合技能等；还要重视剖宫产诊治规范、共识、指南的建立和实施。

二 前置胎盘剖宫产术手术切口及手术方式演变

前置胎盘剖宫产术的手术切口和手术方式是在剖宫产手术的基础上逐步演变出来的。前置胎盘剖宫产术的手术特点主要是术中出血。这种出血一方面来自手术过程中导致的出血，另一方面来自此疾病特有的并发症，如伴有胎盘植入侵及输尿管、膀胱或直肠等。前置胎盘子宫手术切口选择不当，可能会导致产妇发生致命性的产后出血，育龄期妇女子宫切除，以及新生儿严重失血、贫血、窒息等。由于前置胎盘主要附着于子宫下段，或覆盖宫颈内口，而子宫下段主要由结缔组织构成，仅含少量弹力纤维及平滑肌，收缩性差，附着于此处的胎盘多不易从子宫剥离，且剥离后开放的血窦也不易关闭。如果伴有胎盘植入，则更容易导致剖宫产术中出现难以控制的大出血，严重影响母婴安全及产妇的产后生活质量，甚至造成产妇及围产儿死亡，所以，选择合适的切口在剖宫产术中至关重要。

早期的前置胎盘手术多沿用子宫下段或古典式子宫切口行剖宫产术。在胎儿娩出之前，由于手术切口选择不当引起的出血是手术开始就必须面对的一个难题。首先，子宫切口切在子宫胎盘床上易导致出血；其次，如要娩胎，必然要通过子宫切口下方的胎盘，不可避免地在胎盘上打洞，此过程中因胎盘撕碎会导致来自胎盘的出血；再者，由于手术操作等引起的医源性胎盘早剥可导致医源性出血。切口选择的局限常常导致了手术方式的局限，既往临床上若发生大出血，只能被动地在行剖宫产的同时行子宫切除术，以达到减少出血、挽救生命的目的。

手术切口选择的合适与否，直接关系到后续手术过程中出血的多寡。若处理不及时或处理方式错误，由于大量出血引起的失血性休克、弥散性血管内凝血可导致孕产妇死亡，给家庭和社会带来灾难。因此，手术切口的选择和设计一直受到临床医师的关注，诸多学者也对前置胎盘的手术切口及手术方式的选择进行了研究。

前置胎盘手术切口的演变过程也是由子宫古典式剖宫产术、子宫下段剖宫产术以及和这两种手术伴生的剖宫产同时在胎盘上打洞，逐步发展至远离胎盘在子宫高位或底部做切口，然后又由子宫底部下降到接近胎盘实质的边缘部分做切口（Ward's切口），再到利用子宫前壁非胎盘床的区域做"J"形切口，最后到刘正平教授提出的沿着胎盘边缘做切口等。对前置胎盘手术切口进行研究，不仅是为了减少手术切口选择不当引起的出血，而且也是为了在其后的手术过程和方式中最大限度地保留患者的子宫打下坚实的基础。

早在1928年，欧洲妇产科专家Essen-Moller等[4]就报道了采用经阴道剖宫产来处理前置胎盘孕妇的方式。他认为，相较于腹部剖宫产，经阴道剖宫产可以减少失血，及时发现出血，同时也易于止血。我国北京协和医院的妇产科专家王逸慧和李涛[5]在1933年也对经阴道剖宫产处理前置胎盘进行了报道，认为此种方式除了不便于操作外，如手术技术困难，还会导致柔软易碎的子宫颈撕裂、破裂等，对于处理前置胎盘无益。

1980年，中山大学第一附属医院的蔡珊元[6]提出，关于前置胎盘手术切口的选取，相较于古典式手术切口而言，子宫下段的切口更有优势。她认为下段剖宫产伤口容易愈合、疤痕牢固，再次妊娠分娩时子宫破裂的危险性较小，且下段剖宫产易于暴露胎盘，胎盘附着处易于止血，下段肌层薄，只需连续缝合两层，手术所需时间少。在子宫下段手术切口下方遇到胎盘时，可将胎盘推向一侧，然后破膜娩胎；若胎盘较薄，也可以考虑在胎盘上打洞分娩，但胎盘打洞方法会增加出血风险，对胎儿不利。

1985年，大连医学院附属医院妇产科的王士仁教授[7]明确提出，对于前置胎盘孕妇，在切开子宫下段时应尽量避开胎盘组织。在未切开子宫以前，应通过触诊判断子宫前壁何处是胎盘组织、何处是胎儿的先露部，在选择切口时应尽量避开胎盘。这样做除了可以避免损伤胎盘外，也更容易到达羊膜腔，使顺利分娩胎儿成为可能。在切开子宫时若遇到胎盘边缘组织，可越过胎盘边缘到达羊膜腔，破膜娩胎。若切口下为胎盘中央，那么就要在胎盘上打洞分娩了。

1991年，美国匹兹堡大学医学院的Price等[8]为一名前置胎盘伴膀胱植入患者行剖宫产术时，为了避免手术时的出血，在子宫上做了一个"高位"的子宫切口，明显减少了术中出血。此后，为减少术中出血，由子宫底部下降到接近胎盘实质的边缘部分做的Ward's切口和利用子宫前壁非胎盘床区域做的"J"形切口陆续出现。对于胎盘附着在整个子宫前壁的特殊情况，尤其是伴有胎盘植入时，有学者提出在子宫底部做横切口。与传统的方法相比，在子宫底部做横切口不会增加手术出血量，在行剖宫产术+子宫切除术时还能明显减少出血。不过，对于取宫底切口又想保留子宫的孕妇，需要严格指导其做好避孕措施，如果怀孕，需要做好风险评估[9]。

2003年，刘正平教授通过多年的探索及实践，设计了根据胎盘分布和走行情况，沿着胎盘边缘而做的手术切口——阿氏切口。阿氏切口对于如何避开前置胎盘选择手术切口、避免在胎盘上打洞有具体的指导意义，且操作简单方便，适用于各级医院尤其是基层医院，具有很好的指导意义和实用推广价值。

前置胎盘多伴有胎盘植入的发生，这是前置胎盘手术出血及周围脏器损伤的另一个重要原因。对于前置胎盘伴植入的孕妇，首先应考虑选择一个合适的手术切口，然后再根据胎盘植入程度的不同进行相应的处理。对于轻度植入的孕妇，只需要对植入局部做切除处理；对于重度植入的孕妇，无论是早期的文献报道，还是当今的各种专家共识和指南，多建议在切除子宫的同时对被植入组织或器官进行局部切除及修补术。

对于伴有胎盘植入的前置胎盘，在处理过程中需要联合使用多种手术方式技巧，包括采用阿氏切口、双切口、二明治切口及三明治切口等，同时还需要邀请多个学科的专家会诊，包括母胎医学、妇幼外科、妇科肿瘤、麻醉科、输血科、介入放射科、血管外科、泌尿外科以及重症监护、新生儿及特殊护理专家等。

2017年，土耳其妇产科专家Polat等[10]通过分析子宫双切口技术评价其在胎盘植入中的应用效果。他认为，子宫双切口的使用可以在使胎盘植入的孕妇安全分娩出胎儿的同时，有效预防严重的产后出血；子宫双切口对胎盘植入孕妇保留子宫具有非常重要的意义。

2019年，刘正平教授团队[11]的研究表明，阿氏切口对于处理中央性前置胎盘合并胎盘植入的孕妇，是一种具有较大潜在价值的外科手术方法，不仅可控制患者术中及术后的出血量，还能够降低产后出血的发生率。更重要的是，阿氏切口是一种简单快速的技术，技术难度较小，需要的培训和设备很少，适合在资源配备不足的基层单位使用。

第二节 中央性前置胎盘剖宫产术手术切口的选择

一 子宫阿氏切口

1. 什么是子宫阿氏切口

为了避免术中损伤胎盘引起出血，剖宫产术首先要考虑的是避开胎盘。由于子宫前壁的面积有限，且前置的胎盘又要占去一部分的面积，因而选择胎盘边缘做切口可以很好地解决这一问题。由于CPP胎盘边缘走行方向多变，因而术前、术中的主要问题是在不同类型的CPP中找到胎盘的边缘，并进一步确认胎盘边缘在子宫前壁的位置高低、走行方向和走行距离，这直接决定了手术切口的切入点、手术切口的长短和延长切口的走行方向。由于胎盘边缘在子宫前壁的走行依CPP的不同类型而有所不同，因此，手术切口必须根据CPP不同类型的变化而随机变化，但总的原则是要在术前和术中准确地找到胎盘的边缘并了解其走行方向，以达到不损伤胎盘的目的。

由于随机胎盘边缘切口无量化指标，选取切口时无法定量，具有不可重复性和不可对比性，因此，我们在随机胎盘边缘切口的基础上为子宫切口的选取设计了定量指标，使其具有可重复性和操作性。随机胎盘边缘的量化以及手术切口的可重复性、可操作性是阿氏切口的真正内涵和定义。

2. 子宫阿氏切口的解剖基础

妊娠足月时，人胎盘中约有150个螺旋动脉进入绒毛间隙，蜕膜螺旋动脉受到滋养细胞的不断侵蚀而形成腔隙，变成弯曲、扩张、漏斗形的血管。在胎盘附着的子宫壁上做切口，毫无疑问会伤及子宫螺旋动脉，这些小动脉被损伤后难以出现收缩改变，从而导致出血变得更加明显。另一个值得注意的问题是，约有5%的脐带附着于胎盘边缘部位，即球拍状胎盘或帆状胎盘，而且这种情况常合并前置血管，并多见于前置胎盘，故有必要对CPP的子宫切口进行设计，以尽量避免切开子宫时切到胎盘床或伤及血管和脐带，从而减少手术所致母体源性的出血对母胎的不良影响。为了术前能够明确胎盘覆盖于子宫前壁的范围，以便更好地选择子宫切口，有必要在前置胎盘分类的基础上对中央性前置胎盘进一步分型。

3. 子宫阿氏切口的量化方法

子宫阿氏切口的量化方法详见第一章。

4. 子宫阿氏切口的分型

子宫阿氏切口的分型详见第一章。

5. 子宫阿氏切口的特点

子宫阿氏切口手术是沿着胎盘边缘随机地选择切口，能够有效地避开胎盘组织和脐带插入口，最大限度地降低术中出血量。子宫阿氏切口多半会跨越部分子宫体和子宫下段，在靠近子宫底部切口多呈现为正向弧形，在子宫底至其中一侧的切口多呈现倒"L"形。同时，子宫阿氏切口与古典式剖宫产术的切口相当，其愈合后的强度如何、能否承受再次妊娠、再次妊娠后的分娩方式如何等，都是需要临床医生综合考虑的问题。此外，子宫阿氏切口如何缝合也是需要考虑的问题，如是否要分层缝合、如何分层缝合、子宫底和子宫下段有无必要区别缝合、接近子宫侧壁的倒"L"形切口如何缝合等。

二　中央性前置胎盘及凶险性前置胎盘剖宫产术子宫双切口

1. 中央性前置胎盘

在中央性前置胎盘手术中，为了减少出血，可先避开胎盘及脐带附着点在子宫体部、胎盘边缘上取第一切口（阿氏切口）以顺利娩出胎儿。胎儿娩出后若胎盘未自行剥离，暂不行人工剥离胎盘，快速缝合阿氏切口，紧接着可在子宫下段上止血带以阻断子宫部分血供，下推膀胱至近宫颈内口水平，再根据患者的实际情况选择适当位置做第二切口（子宫下段切口）娩出胎盘及处理胎盘附着面的出血问题。

2. 凶险性中央性前置胎盘

对于凶险性中央性前置胎盘患者，如果子宫手术切口选择不当，产妇会出现致命性的产后出血，从而导致育龄期妇女子宫切除，新生儿严重失血、贫血、窒息等风险的发生。胎盘附着于子宫下段原瘢痕附近，会使该处肌纤维断裂，子宫收缩功能减弱或对宫缩剂反应差，同时缺乏有效的宫缩压迫。此外，凶险性中央性前置胎盘特有的解剖学发生了改变，易导致缝合止血因覆盖不全而失败。对于凶险性中央性前置胎盘尤其是伴有胎盘植入的患者，选取子宫双切口能够明显减少手术当中的出血。在子宫双切口操作时，一般选择子宫体部即子宫阿氏切口为第一切口。第一切口能够有效避开胎盘，避免医源性胎盘早剥导致的母儿失血，安全地娩出胎儿。娩出胎儿后再处理胎盘，于子宫原来疤痕最薄的地方或胎盘植入最严重部位选择切口，作为子宫第二切口。第二切口能够有效地处理胎盘、胎盘植入组织以及胎盘剥离面的出血问题。如果子宫下段肌层菲薄或有胎盘植入，则可直接取梭形切口切除疤痕及植入组织。图2-2-1为子宫双切口示意图和术前术后图。

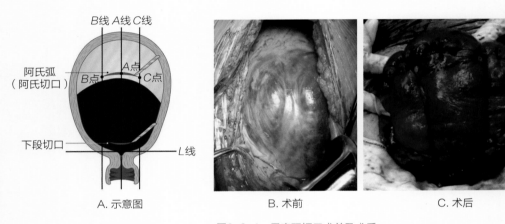

A. 示意图　　　　　　　B. 术前　　　　　　　C. 术后

图2-2-1　子宫双切口术前及术后

三　子宫下段/下部横切口

1. 什么是子宫下部横切口

妊娠后期，非孕时的子宫峡部随妊娠子宫的增大，由1cm伸展至7～10cm，此时称为子宫下段。子宫下段肌层薄，弹性、韧性、伸展性均较好，且此部位血窦少、出血少，肌层交叉分布，切口易于撕开，既便于手术时向两侧延长切口，保证足够大的切口以娩出胎儿，也可随胎头位置高低适当调整切口高低，使胎头娩出容易，且在此处做的切口易于缝合。如有胎盘植入及宫颈内口周围血管出血，此处子宫壁的脏层腹膜以疏松的结缔组织与子宫肌层相连，易于分离，下推膀胱，可避免膀胱损伤，便于进行胎盘植入部位以及出血点的缝扎止血。子宫下段横切口剖宫产术易于掌握、并发症少，是当今应用最广泛的剖宫产术，也是比较理想的术式。

2. 子宫下部横切口的适应证

根据前文所述的CPP分型，Ⅰ型CPP（图2-2-2）患者的胎盘主要附着于子宫后壁，并由后壁向下走行，覆盖宫颈内口后，继续向前向上附着于子宫前壁下段，附着于前壁的胎盘组织不超过10cm。所以，对于Ⅰ型CPP患者而言，取常规剖宫产的子宫下段横切口或稍高位置的子宫下部横切口是可以避开胎盘组织顺利娩胎的，且在编者团队多年临床工作实践中也被证实是行之有效的。

但是，对于有些类型CPP患者而言，取下部横切口有时难以避开胎盘组织，此时子宫下部横切口是不适用的。而对于那些子宫下段形成差，切口长度受到子宫边缘的限制，或下段肌层菲薄的患者，取子宫下部横切口可能会导致子宫切口延裂，损伤子宫边缘血管，导致切口边角部位出现出血和血肿，难以缝合，故子宫下部横切口大部分只适用于Ⅰ型CPP患者。

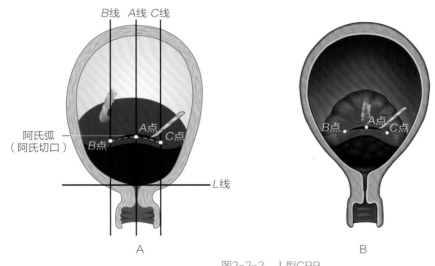

图2-2-2   Ⅰ型CPP

四　特殊的胎盘"打洞"切口

对于胎盘附着在整个全前壁的患者（Ⅳ型CPP），其胎盘上缘位置高达宫底部，从子宫正面无法选择切口，此时可选择胎盘附着最薄弱且无粗大血管的部位，并避开脐带胎盘插入口和植入的疤痕处，行胎盘"打洞"并快速娩出胎儿，这种特殊的胎盘"打洞"较传统的"打洞"而言，可以减少孕妇出血量以及减少胎儿失血过多的发生。

此时术前评估非常重要，术前在B超指引下测量并选择胎盘薄且无粗大血管和脐带附着的区域，在腹壁做好标记。切开子宫壁，钳夹切缘止血，见到暗红色的胎盘后钳夹，逐层切开一个小口，直至切开胎儿面的胎膜时，迅速用圈钳一并钳夹，因此处的出血为胎儿来源的血，要尽量减少胎盘胎儿面的血管损伤导致的失血，边钳夹切缘边剪，直至切口的大小足够娩出胎儿后，迅速娩出胎儿，如图2-2-3所示。

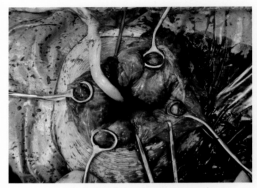

图2-2-3　胎盘"打洞"

　　需要注意的是，此法依旧是在胎儿娩出之前切开了胎盘，仍有损伤脐带血管导致胎儿严重失血甚至失血性休克的可能，所以在"打洞"后必须尽快娩出胎儿。

（五）　子宫底部横切口

　　对于胎盘附着在整个前壁（Ⅳ型CPP，图2-2-4），整个胎盘较厚，无相对薄弱的地方，但基于胎盘上缘距离宫底还有一点距离的特殊情况，有学者提出先在子宫底部做横切口[12]，根据术前B超胎盘定位及术中探查结果，于A点上方约2cm处作长3～4cm的子宫弧形切口，探查胎盘边缘后向两侧（B、C方向）延长切口，采用这种切口可以顺利娩出胎儿，减少母儿失血。若为凶险性中央性前置胎盘伴大面积穿透性胎盘植

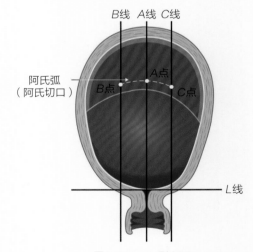

图2-2-4　Ⅳ型CPP

入的孕妇，需行剖宫产术＋部分子宫切除术方能明显减少出血[9]，但是这种手术方式对子宫损伤比较大，再次妊娠时子宫破裂风险明显增加，建议采取该术式保留子宫的妇女术后严格避孕；若再次妊娠，需要在有抢救能力的三级医疗机构进行严密监测直至分娩。

六 子宫背面切口

有学者提出，当子宫前壁与大网膜、肠管或腹膜发生严重粘连、分离困难，同时伴有胎儿窘迫，需尽快分娩时，可以从子宫侧壁取子宫背面切口。但取子宫背面切口时，手术操作难度非常大，孕晚期的子宫很难较好地暴露子宫背面，娩胎难度也较大。

七 古典式子宫体纵切口

在子宫体部做纵切口取出胎儿的优点是手术操作简单易行、手术视野易暴露，缺点是由于子宫体肌层较厚，出血较多，术后易发生腹腔粘连，缝合较难，再孕时易发生子宫破裂，不利于术后康复。此外，对于胎儿娩出后宫颈内口周围胎盘附着面出血的情况，可能要取第二切口以便缝扎止血，对孕妇的损伤相对较大。有研究发现，在子宫体部做切口者超半数有产后出血的情况存在，故目前已经很少采用这种切口进行手术。但对于某些特殊病例，如子宫下段附着的前壁胎盘、下段前壁胎盘伴胎盘植入、膀胱周围与子宫下段广泛致密粘连、子宫下段血管怒张等，在低位的子宫体部做纵切口娩出胎儿，以避免医源性胎盘早剥导致母儿失血过多，这也是可以考虑的。

八 子宫颈切口

对于胎盘附着在子宫全前壁（Ⅳ型CPP）的患者而言，其前壁胎盘无薄弱部分，无法从子宫正面选取切口，或者虽然可以从子宫正面选取切口，但因为手术切口太高而无法暴露子宫前面时，此时可以打开宫颈腹膜反折，下推膀胱至子宫颈组织学内口水平，取宫颈内口上方2～3cm处横向切开子宫下段，在胎盘下缘近宫颈处"打洞"做切口（图2-2-5）先娩出胎儿，在宫颈边缘上

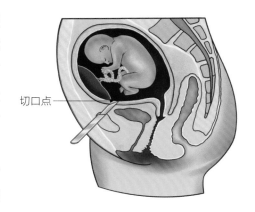

切口点——

图2-2-5 Ⅳ型CPP宫颈切口

"打洞"的出血相对较少，可以避开胎盘植入的疤痕处及胎盘脐带插入口。若子宫下段肌层菲薄或有胎盘植入者，则直接取梭形切口切除植入组织，但操作时下推膀胱可能导致膀胱损伤，若宫颈切口高度不够，切口有向下延裂的风险，故选取此类切口对手术者的手术技巧要求很高。

九 子宫倒"L"形切口

胎盘覆盖大部分子宫前壁，术中采取近宫底部的阿氏切口娩出胎儿，因子宫阿氏切口距离子宫下段及宫颈内口距离较远，难以对此处的出血进行止血处理，为了进一步操作，可以沿阿氏切口的一端向下延长至子宫下段，暴露宫腔下段，便于缝扎止血，此时切口呈倒"L"形（图2-2-6）。这种切口有利于止血，但是对子宫肌肉组织损伤大，会增加子宫切口愈合不良和再次妊娠瘢痕破裂风险，所以逐渐被子宫双切口取代。

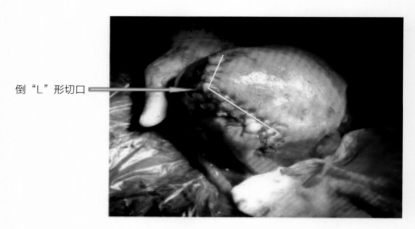

倒"L"形切口

图2-2-6 子宫倒"L"形切口

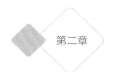

参考文献

［1］REISS H. Abdominal delivery in the 16th century［J］. Journal of the Royal Society of Medicine，2003，96（7）：370.

［2］GIBSON G B. Caesarean birth［J］. Ulster Med. J.，1962，31：57-63.

［3］KRAATZ H，The Wittenberger cesarean section of Jeremias Trautmann in 1610：A historical reminiscence［J］.Dtsch Gesundheitsw，1958，13（5）：169-172.

［4］ESSEN-MOLLER E. Is the vaginal caesarean section justified in placenta previa［J］. Am. J. Obst. Gyn，1928，15：612-616.

［5］王逸慧，李涛. 前置胎盘［J］. 中华医学杂志，1933，19（4）：501-521.

［6］蔡珊元. 403例前置胎盘的分析［J］. 中山医学院学报，1980（3）：312-316，332-333.

［7］王士仁. 前置胎盘子宫下段剖宫产术的注意事项［J］. 实用妇科与产科杂志，1985（1）：8-9.

［8］PRICE F V，RESNIK E，HELLER K A，et al. Placenta previa percreta involving the urinary bladder：A report of two cases and review of the literature［J］. Obstet Gynecol，1991，78（3）：508-511.

［9］NISHIDA R，YAMADA T，AKAISHI R. Usefulness of transverse fundal incision method of cesarean section for women with placentas widely covering the entire anterior uterine wall［J］. J. Obstet. Gynaecol Res.，2013，39（1）：91-95.

［10］POLAT I，YUCEL B，GEDIKBASI A，et al. The effectiveness of double incision technique in uterus preserving surgery for placenta percreta［J］. BMC Pregnancy Childbirth，2017，17（1）：129.

［11］FAN D，WU S，YE S，et al. Random placenta margin incision for control hemorrhage during cesarean delivery complicated by complete placenta previa：A prospective cohort study［J］. J. Matern Fetal Neonatal Med.，2019，32（18）：3054-3061.

［12］MATSUBARA S. Uterine incision for anterior placenta previa without placenta accreta［J］. Arch Gynecol Obstet，2012，285（2）：557-558.

第三章

中央性前置胎盘的
阿氏切口剖宫产术

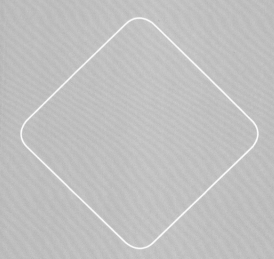

第一节 中央性前置胎盘的特点

一 中央性前置胎盘的临床特点

1. 中央性前置胎盘的发病率

中央性前置胎盘（CPP）也叫完全性前置胎盘（图3-1-1），是指胎盘组织完全覆盖宫颈内口。在国内，CPP在前置胎盘（PP）中约占25%，危险性最高。其不可预测的产前出血使CPP患者的剖宫产率及早产率升高，导致产后出血、胎盘植入和子宫切除的可能性也更大，严重威胁母婴安全。佛山市妇幼保健院自2004年开展CPP分型手术以来，接诊了全市乃至周边地区的大量转诊患者。前置胎盘患者占我院孕产妇的2.51%，截至2022年，我院共计为前置胎盘

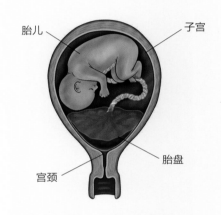

图3-1-1 CPP模式图

患者施行剖宫产术2311台，其中中央性前置胎盘996台，约占43.1%。我院PP及CPP患者在孕产妇中的占比稍高于其他医院及相关文献报道，考虑与我院PP及CPP患者构成比高于基层医院有关。

2. 中央性前置胎盘的病因和病史特征

近30年来，随着剖宫产率节节攀升，前置胎盘的发生率也显著升高。多项研究显示，孕妇既往有剖宫产、人工流产、宫腔镜检查和子宫手术史等情况时，前置胎盘的发生率显著升高，且其风险与剖宫产术的次数呈正相关，胎盘植入的风险亦随之升高。自然流产、高龄初产、妊娠中晚期引产、多孕多产、产褥感染、孕早期不良生活习惯、辅助生殖技术受孕、双胎妊娠、孕妇合并子宫肌瘤等也会增加前置胎盘的发生率。分析我院数据得出，前次分娩出现大出血、前置胎盘、胎盘粘连或植入、手取胎盘术的患者，再次妊娠发生前置胎盘和产后出血的风险稍有增加。而在某些无任何高危因素的育龄初产妇中，也有少数最终被诊断为CPP，此类患者产

前、产时、产后大出血的风险明显更低。

究其原因，前置胎盘的发生与子宫内膜病变和子宫内膜基底层的损伤有关。例如，宫腔手术和操作损伤子宫内膜、促排卵药物使子宫内膜功能与胚胎发育不同步等都是影响受精卵着床的因素。子宫瘢痕会影响胎盘"移行"，伴子宫瘢痕者发生前置胎盘的风险增加3倍。我们提倡降低初次剖宫产率，分娩期尽量减少不必要的阴道及宫腔操作，这样做可以降低前置胎盘总的发生率。

3．中央性前置胎盘的临床表现

据Brosens和Dison的研究，足月时人胎盘中大约有150个螺旋动脉进入绒毛间隙，蜕膜螺旋动脉受到滋养细胞的不断侵蚀而形成腔隙，变成弯曲、扩张、漏斗形的血管。妊娠足月胎盘多为盘状，中央厚，边缘薄，脐带动静脉从附着处分支向四周呈放射状分布直达胎盘边缘。妊娠晚期，母体螺旋动脉血液以每分钟500ml的流量进入胎盘绒毛间隙，胎儿血液同样以每分钟500ml的流量流经胎盘，母胎之间存在一个巨大的交换面积。

CPP最常见的症状为产前阴道流血。妊娠晚期胎盘附着于宫颈内口上，随着孕周增加，子宫增大、子宫下段伸展拉长、宫颈管缩短、宫缩变得频密，子宫与胎盘之间出现错位，附着于子宫下段或宫颈内口附近的胎盘出现剥离面出血和血窦破裂出血，多无诱因、无征兆、无痛，亦可有劳累、活动或体位改变等诱因。阴道流血量可多可少，症状容易反复，但产前很少出现致命性大出血。一般来说，CPP在妊娠晚期出现阴道流血的频率较低置胎盘、边缘性前置胎盘、部分性前置胎盘低，但单次出血量较大，因此，CPP患者更容易合并早产、贫血和感染等。

CPP孕妇一般以外出血为主，阴道出血量与症状和体征呈正相关。产前大出血可使孕妇出现血压下降、心率增快等休克症状，特别是一次性快速出血超过机体血容量的20%时（以体质量65kg的孕妇为例，单次出血量达1000ml）。体格检查可有子宫较软、无压痛、胎先露高浮及胎位异常等表现。

二　中央性前置胎盘的超声和核磁共振特点

中央性前置胎盘的超声和核磁共振特点详见第六、七章。

三 中央性前置胎盘手术的常见并发症

（一）中央性前置胎盘的术中并发症

1. 术中出血多

CPP在孕期、产时和产后均有较高的出血风险。孕期可发生阴道流血，但大出血的发生率不高，失血性休克更少。妊娠晚期则需要随时做好产前出血、胎儿窘迫等急诊剖宫产的准备。CPP患者如果术前准备不充分，术中出血可超过1000ml。若处理产后出血失策或输血不及时，可能导致低血压、失血性休克甚至心脏骤停，必要时需被动切除子宫以挽救产妇生命。

其主要关注点为：子宫切口选取不当可导致胎儿失血性休克甚至死产，术野多处渗血可能干扰手术的既定步骤及影响术者的心态。相对来说，切开子宫时采用我院设计的阿氏切口可以改善这类情况，术者可从容地处理可控性出血，胎儿娩出后再根据不同情况处理子宫及胎盘；即使有胎盘植入，只要血制品输注及时，出血即可控，不致出现严重低血压及失血性休克，基本可以做到保留子宫。同时，术中还应关注胎盘附着面出血情况，CPP患者胎盘位于子宫下段，术中子宫下段可见多处渗血、不易止血，子宫下段收缩欠佳会加重术中出血的情况。术后宫颈及子宫下段创面出血时，须进一步行止血等措施。保守治疗无效时，甚至需要行非计划二次手术及切除子宫。

2. 周围脏器损伤

我们建议大部分CPP患者行剖宫产时选择阿氏切口切开子宫，此类切口的好处是可以做到胎儿娩出前出血可控，最大限度保护胎儿。需要注意的是，其子宫切口、手术视野、手术操作的范围和位置与子宫下段剖宫产不尽相同。为了更好地止血，缝合子宫切口后常常需要行子宫B-Lynch缝合术、子宫动脉结扎术、子宫局部缝合和压迫、髂内动脉结扎术等操作止血。若手术范围不可避免地扩大，则损伤膀胱、输尿管和肠管等风险也相应增加。在术前做好应急预案，手术者经验丰富，患者不伴发盆腹腔严重粘连时，其周围脏器损伤的风险也会相应降低。

3. 术中可能会出现失血性贫血、休克、水电解质紊乱、DIC、羊水栓塞等意外情况

（二）中央性前置胎盘的术后并发症

中央性前置胎盘的术后并发症详见第四章。

阿氏切口剖宫产术主要步骤

一 术前评估及准备

1. 术前辅助检查

孕妇的入院时间根据孕周、胎儿大小、前置胎盘的类型、孕妇有无出血及有无胎盘植入等因素综合决定。术前需再次行B超检查以确定胎盘位置及脐带插入点位置（图3-2-1）。对于既往有子宫手术史，如剖宫产术、子宫肌瘤剔除术、宫腔镜电切术、多次人流术等的患者，除明确CPP分型外，还需了解其胎盘与子宫壁附着的关系和层次。B超检查时需充盈膀胱，明

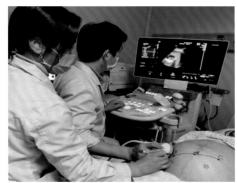

图3-2-1　术前术者与超声医生再次确认胎盘及脐带情况

确全胎盘与子宫壁的界限，注意膀胱后壁回声及多普勒血流信号，特别是宫颈内口附近的胎盘形态和回声，以确定有无胎盘植入可能以及植入的面积和程度；必要时行盆腔核磁共振检查及膀胱镜检查协助诊断胎盘植入。对于高龄及合并内外科疾病的孕妇，需完善心脏彩超及相关专科检查，必要时术前请相关科室会诊协助评估孕妇手术耐受能力。

2. 术前孕妇准备

术前需纠正贫血，评估孕妇的一般情况，使血红蛋白大于80g/L以上。若孕妇心、肺、肾功能良好，预计术中出血量较多，可常规行中心静脉置管。术前常规输注500~1000ml晶体液以达到扩容和稀释血液的目的，提高孕妇术中对出血的耐受性。

3. 术前备血

所有CPP患者术前均应常规备血，备血量根据既往有无产后出血病史、术前血红蛋白水平、CPP类型、有无胎盘植入、膀胱植入等因素综合决定。AB型血库存量

一般偏少，RH阴性血型更为稀有，这种情况需提前联系好血库、确认备血量后再择期手术。有条件的可准备自体血回输。

4. 手术人员的配备

一台成功的手术需要多学科团队的合作，术前应选择具有一定资历的术者，特别是合并胎盘植入时，更需经验丰富的高年资术者，麻醉师需熟练掌握中心静脉穿刺、动脉穿刺、容量复苏、输血、液体管理等，有膀胱镜检查需要的要安排泌尿外科医师。前置胎盘手术胎儿孕周可能偏小，加上术中可能采用全麻，对新生儿呼吸会有抑制，需安排有经验的新生儿科医师提前到场，做好新生儿复苏的准备。

二 设计和确定随机胎盘边缘切口（阿氏切口）

（一）腹壁切口的设计

腹部外科手术的常用切口有下腹部正中纵切口、下腹部横切口（耻骨联合上）及腹壁阿氏切口。普通择期剖宫产多选用耻骨联合上两横指横切口，而对于某些胎儿窘迫、急诊剖宫产、预期可能大出血或手术范围较大时，多选择下腹部正中纵切口。下腹部手术腹壁切口的类型如图3-2-2所示。

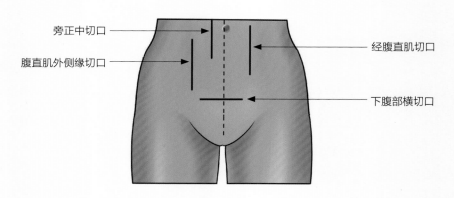

图3-2-2 下腹部手术腹壁切口的类型

旁正中切口
经腹直肌切口
腹直肌外侧缘切口
下腹部横切口

1. 下腹部纵切口

为了利于手术探查及保持术中处理的灵活性，CPP患者首选下腹部纵切口，具体情况可根据胎盘上缘的边界选择下腹部正中切口、正中绕脐切口、沿腹直肌切口及腹直肌旁切口。对于Ⅲ型、Ⅳ型CPP，即使既往腹部有横向手术疤痕，也建议采用下腹部纵切口，如为Ⅳ型CPP，可酌情选择绕脐纵切口。

切口的长度一般为8～10cm，具体可根据CPP胎盘的范围适当上下调整，一般Ⅰ～Ⅲ型CPP选择下腹部脐孔下至耻骨联合上1cm即足够，术中可根据情况适当延长腹壁切口。

2. 下腹部横切口

如为Ⅰ型CPP又是初产妇，术前影像学检查无胎盘植入征象，可考虑耻骨联合上横切口，部分Ⅱ型CPP也可采用下腹部横切口，但切口平面应适当偏上，可参考胎盘边缘的高度选择腹壁切口高度。

3. 腹壁阿氏切口

根据手术的操作需要选择腹壁切口，如沿腹直肌纵切口、腹直肌旁纵切口、正（反）J形切口、左右旁移下腹部横向弧形切口。

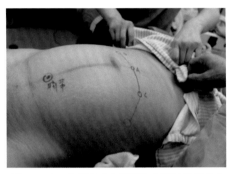

图3-2-3　术前腹壁上标记胎盘及脐带附着点

总之，无论腹壁采取什么切口，术者术前都应亲自查看超声，再次确定胎盘位置及脐带附着点，在腹壁做好手术切口、胎盘上缘及脐带附着点的标记，如图3-2-3所示。

（二）子宫切口的设计

1. 术前超声三点定位

沿着宫颈内口水平线做三条等分垂直线，其中A线为腹正中线，B、C线分别为A线右侧旁开4cm和左侧旁开4cm平行线，A、B、C三条线与CPP胎盘前壁之间的交点称为A、B、C三点。

2. 确定阿氏弧

根据术前超声三点定位确定A、B、C三点及其连接形成的阿氏弧，A、B、C三点决定切口的走行方向，据此判断胎盘边缘，选择胎盘边缘旁开2cm做子宫切口，即阿氏切口。所谓阿氏切口，即随机切口，其形状根据胎盘边缘的形态不同而呈现出千姿百态，其核心在于避开胎盘，其目的在于减少娩胎前子宫、胎盘、脐带乃至胎儿的失血。在Ⅰ～Ⅳ型CPP示意图上分别做出子宫切口的标记路线，此即阿氏弧（图3-2-4）。

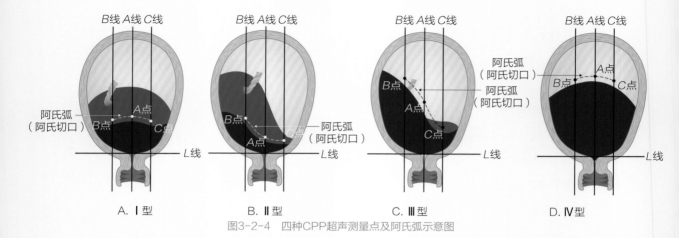

图3-2-4　四种CPP超声测量点及阿氏弧示意图

3. 术中探查胎盘边界

结合术前B超三点定位，术者在术中根据经验再次确定胎盘位置。

首先，通过视诊判断子宫下段形成情况，是否有血管充盈怒张，子宫下段是否膨隆。

其次，单手触摸确定胎盘边界及弄清胎盘边缘的厚薄及软硬度（图3-2-5）。从子宫下段膨隆处轻柔触摸，判断子宫下段与胎盘的关系，从组织较厚至逐渐变薄移行处或有落空之处、从触摸胎体不清逐渐到触摸胎体清楚之处即为胎盘边缘。

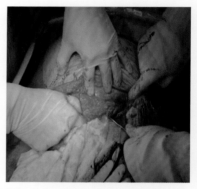

图3-2-5　胎盘边缘触诊方法（从下向上，从厚到薄，从囊性感到落空感）

4. 子宫切口选择

（1）子宫阿氏切口：可横、可纵、可上、可下、可弧形或斜形，甚至L形、倒L形、反L形，但应尽量避免T形或倒T形，一般以弧形为主。原则为尽量避开胎盘并沿胎盘边缘取子宫切口，为避免子宫平滑肌收缩造成切口下的胎盘暴露出血，建议在胎盘边缘外2cm处切开子宫，破膜后再根据胎盘边缘的实际附着情况沿着胎盘边缘向两侧延长切口（图3-2-6）。

（2）被迫"打洞"时子宫切口的选择：IV型CPP胎盘完全位于子宫前壁时，若避开胎盘取子宫切口，则切口将靠近宫底，此时手术创伤大，出血

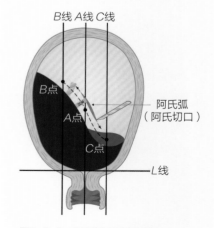

图3-2-6　阿氏切口及其延长

多，且切口远离子宫下段不利于深部出血处理，手术远期并发症高。故可权衡利弊，酌情选择子宫下段胎盘较薄处取子宫切口，注意须快速在胎盘上打洞（图3-2-7），刺破胎膜，快速娩胎及夹闭子宫切口边缘以减少出血。

部分术者在切开子宫及部分胎盘后，右手食指垂直顿力突破胎盘胎儿面及羊膜，双手撕开子宫及胎盘并娩出胎儿，编者团队不推荐这一方法，因其可能导致胎盘胎儿面血管撕裂或医源性胎盘早剥，如不能快速刺破羊膜、娩出胎儿，或者新手操作不熟练，瞬时出血可达上千毫升，导致母胎失血性休克甚至胎死宫内。为了避免人工破膜垂直顿力突破胎盘胎儿面及羊膜造成的医源性胎盘早剥和母胎失血，编者团队采用改良的"新式胎盘打洞术"，即用两把组织钳在A点附近钳夹子宫切口及胎盘边缘作对抗、支撑和指示，切开子宫直至胎盘及胎膜，提高破膜的准确性。此方法可在出胎前减少子宫、胎盘的出血，并可很好地控制出血速度，降低母胎失血性休克的发生率。

（3）子宫下段横切口：适用Ⅰ型CPP及部分Ⅱ型CPP。Ⅰ型CPP于子宫下段处胎盘上边缘取切口；部分Ⅱ型CPP前壁部分胎盘上缘很薄时可考虑于子宫下段处胎盘上缘边缘取弧形切口，类似阿氏切口，其切口仍处于子宫下段水平（图3-2-8）。

（4）特殊类型的阿氏切口：值得注意的是，除了以上几种CPP需要术前明确胎盘位置之外，还有一种前壁低置胎盘患者，其胎盘没有到达宫颈内口，但距离宫颈内口很近，且整个胎盘位于子宫前壁，我们称之为前壁低置胎盘。其切口选择应类似于Ⅳ型CPP，如果胎盘下缘偏厚，可考虑在胎盘上缘取避开胎盘的阿氏切口，或在胎盘较薄弱的侧壁取L形切口（图3-2-9）；如果胎盘下缘薄且无脐带插入点，可考虑在子宫下段取横切口或者于下段处胎盘打洞取切口。

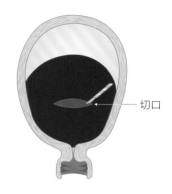

图3-2-7　Ⅳ型CPP胎盘"打洞"

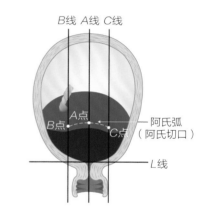

图3-2-8　子宫下段横切口

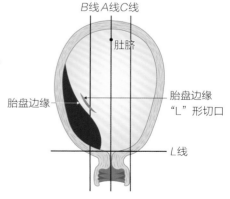

图3-2-9　胎盘边缘子宫L形切口

三 切开腹壁及打开腹腔

（1）按术前胎盘三点定位确定的胎盘和脐带插入点的位置选取腹壁切口，可在腹壁用记号笔标记胎盘边缘和脐带插入点位置，按预设的腹壁切口分层切开腹壁。除Ⅰ型CPP多选择耻骨联合上横切口外，其余类型CPP多选取腹壁正中纵切口。

（2）一般按常规步骤进入腹腔，患者既往有腹腔手术史、人流史和盆腔炎病史等可能导致腹壁和盆腹腔粘连时，需警惕手术副损伤，如腹壁血管、肌肉损伤、膀胱和肠管损伤等。

四 探查并确认子宫切口的大小和走行

1. 探查子宫

观察子宫下段形成情况，前壁子宫下段与膀胱后壁有无粘连，子宫与腹膜有无粘连，前壁子宫下段有无紫蓝色、有无血管怒张、有无膨隆、有无丰富血窦，子宫表面有无血管怒张，根据以上情况评估胎盘植入的可能性。

2. 确认A点

A点即胎盘上缘与A线的交点。A点的确定方法有两种：测量法和触摸法。

（1）测量法：根据术前胎盘三点定位的B超结果可知A段的长度，用软尺测量宫颈内口水平L线中点沿着A线至胎盘上缘的距离，确定A点；如果前壁胎盘上缘位置较高，可测量宫底至胎盘上缘在A线上的距离，以反向推理A段的距离。

（2）触摸法：在B超提示的大致胎盘边缘位置用示指和中指触摸子宫壁，感受子宫壁下的胎盘组织及胎体，有胎盘组织的地方比较软而厚，无胎盘组织的地方可触及相对偏硬的胎体，确认胎盘边缘，在腹正中线上的胎盘边缘即为A点。

3. 确定切口的走行

根据A点，再结合术前B超结果，可以确定B点、C点，连接A、B、C三点所形成的不同弧度、不同行走方向的弧线，即为阿氏弧，阿氏弧上方2cm处即为阿氏切口（图3-2-10）。

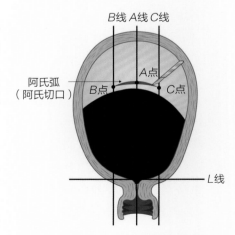

图3-2-10　确定A点和阿氏弧

4. 确定子宫阿氏切口的边缘和角部与子宫血管的关系

切口边缘或角部与子宫侧壁大血管的距离应尽量在1.5cm以上，以避免缝合切口时伤到宫旁大血管引起瞬间出血，以致术野不清。如阿氏切口偏侧位置不够时，可弧形向上延伸，甚至延伸为"L"形。

五　切开子宫肌层暴露羊膜囊

将确定的A点上方约2cm处作为阿氏切口的切入点，由此处切开子宫壁，切口长3～4cm，术者和助手持组织钳钳夹切口上下缘以减少出血（图3-2-11），用拇指和示指夹住切缘压迫止血，同时将切缘上提，使子宫壁离开胎儿，避免误伤胎儿。经过3～4次切开，直至见到透亮的羊膜囊凸起（图3-2-12），破膜，抽吸羊水。术者将左手食指和中指伸入宫腔，探查胎盘边界及胎盘边缘处有无脐带附着（图3-2-13），右手持剪刀在左手食指和中指的引导下沿胎盘边缘走行的方向，分别向两侧延长切口，助手迅速更换组织钳，用特制的圈钳连同胎膜、胎盘一起钳夹切口边缘，以避免胎盘早剥和羊水栓塞。

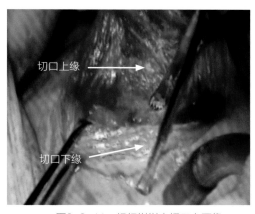

图3-2-11　组织钳钳夹切口上下缘

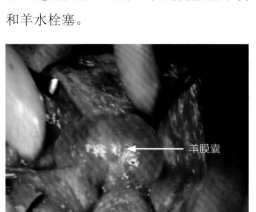

图3-2-12　凸起的羊膜囊

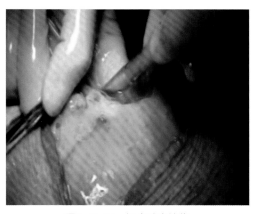

图3-2-13　探查胎盘边缘

六　娩出胎儿及探查胎盘

1. 娩出胎儿

术者伸手入宫腔将胎头或胎臀托至切口，或将胎足牵出切口，当胎头或胎臀与子宫切口贴合时，松开圈钳，娩出胎儿（图3-2-14），娩胎后再迅速用圈钳连同胎膜、胎盘一起钳夹切口边缘，以减少出血，避免胎盘过早剥离，防止羊水栓塞。

2. 探查胎盘和脐带位置

探查胎盘附着位置、胎盘与宫颈内口的关系、脐带插入口的位置（图3-2-15），明确前置胎盘的诊断及分型。观察子宫前后壁及侧壁子宫下段有无紫蓝色、有无血管怒张、有无膨隆、有无丰富血窦，子宫表面有无血管怒张，判断有无胎盘植入。如发现子宫下段表面呈紫蓝色、血窦丰富、血管怒张或子宫下段膨隆，胎盘植入可能性大。

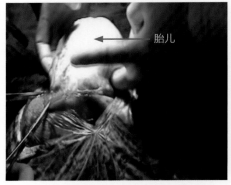

图3-2-14　娩出胎儿

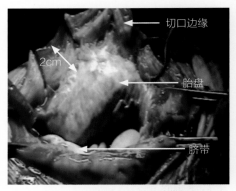

图3-2-15　探查胎盘位置和脐带插入口

七　娩出胎盘

1. 无胎盘植入

（1）先使用缩宫素促进胎盘自行剥离，术者左手拇指在前、其余四指在后轻轻挤压子宫前后壁，右手轻柔牵拉脐带，胎盘可自行娩出。

（2）如胎盘粘连，需行人工剥离胎盘。术者一手手指并成圆锥形，掌面面向胎盘的母面，用手掌尺侧从胎盘边缘开始，慢慢将胎盘自宫壁分离，另一手握住宫体，固定子宫。剥离过程中切忌强行剥离或用手指抓挖子宫壁，否则会导致子宫壁损伤，严重时可致子宫破裂。

2. 有胎盘植入

（1）小面积局部粘连的植入：可将植入组织剪除或楔形切除，局部加固缝合。

（2）中等面积胎盘植入：先将已经剥离的部分胎盘剪除，再处理植入部位，可行子宫胎盘植入部位楔形切除术，再行子宫整形术。

（3）大面积的胎盘植入：特别是胎盘组织穿透植入膀胱或其他宫旁组织、出血汹涌、危及孕妇生命安全时，可行次全子宫切除术或全子宫切除术。

八　胎盘剥离后的止血

1. 根据不同情况采用不同的止血方法

因子宫下段肌层薄，收缩力差，胎盘娩出后局部血窦不能关闭，胎盘剥离面易出血，在胎盘粘连或胎盘植入时出血概率更高，同时还可伴随子宫收缩乏力性出血，临床中可根据不同情况灵活采用各种止血方法。

（1）单纯胎盘剥离面出血可行局部缝扎止血，如间断缝扎、"8"字缝扎、Cho缝合（方形缝合）、Hwu缝合（子宫下段平行垂直压迫缝合）、峡部-宫颈压迫缝合、环形缝合子宫下段等。

（2）子宫收缩乏力性出血，可采用各种子宫压迫性缝合法，如B-Lynch缝合术（包括各种改良B-Lynch缝合）、双B-Lynch缝合术、贯穿缝合术（包括局部贯穿和全子宫贯穿）（图3-2-16）等。

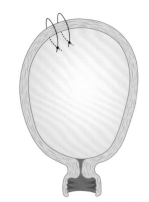

图3-2-16　宫角部位的贯穿缝合

（3）子宫广泛出血时，可采用宫腔球囊填塞或纱条填塞。如果同时伴有子宫收缩乏力，可行宫腔球囊填塞+B-Lynch缝合术（图3-2-17），B-Lynch缝合术可避免子宫松弛时球囊与子宫壁之间出现空隙，两者一起内外压迫子宫可以达到较为理想的止血效果。

（4）各种血管结扎可作为辅助止血手段，如子宫动脉上行支结扎术、子宫动脉结扎

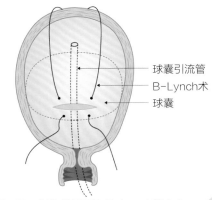

　球囊引流管
　B-Lynch术
　球囊

图3-2-17　宫腔球囊填塞+B-Lynch缝合术

术、髂内动脉结扎术等。髂内动脉栓塞术或球囊阻断效果等同于髂内动脉结扎术，需要专业技术和设备，应用受到限制。

2. **宫颈内口附近的止血**

宫颈内口位置低，暴露相对困难，止血难度增加，可采用以下方法止血：

（1）皮钳钳夹后缝扎法：先用皮钳钳夹出血部位的组织止血，使术野清晰，再将皮钳向上提拉，围绕钳夹的组织行"8"字缝扎，打结时再松钳。

（2）宫腔外进针缝扎法：宫颈内口附近子宫前壁出血时，先下推膀胱，再从宫腔外进针进行缝扎止血，缝针需穿透子宫前壁。宫颈内口附近子宫颈后壁出血时，可在宫骶韧带上方中间颜色偏白的无血管区域平行缝扎多针，缝针需穿透子宫后壁（图3-2-18）。

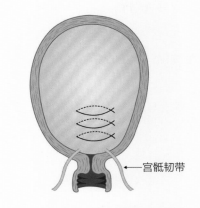

图3-2-18　宫骶韧带上方平行缝扎

（3）双球囊压迫法：可用COOK球囊压迫止血，宫颈球囊直接压迫出血部位，阴道球囊会向宫腔方向弹性回缩，与宫颈球囊一起对出血部位进行内外压迫止血，还可刺激宫颈引起反射性子宫收缩从而止血。另外，阴道球囊有间接固定宫颈球囊的作用，可防止宫颈球囊上移。双球囊压迫止血法（图3-2-19）适用于未临产宫口未开的情况，术后有增加感染的风险，可使用广谱抗生素预防感染，适时拔除球囊。

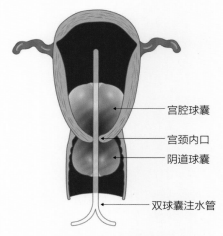

图3-2-19　宫腔双球囊填塞

九　缝合子宫切口

缝合子宫切缘组织时创面要确切对合，有利于切口的愈合；内膜不要外翻，避免盆腔子宫内膜异位；应使浆膜层覆盖切口表面以减少子宫与盆腔组织的粘连。各型CPP因切口选择不同而采用不同的缝合方法。

Ⅱ型CPP和Ⅲ型CPP：切口肌层中等厚度，可行双层缝合，第一层全层连续缝合，第二层间断缝合。

Ⅳ型CPP：宫底切口肌层较厚，张力大，而"┐"形或"L"形切口靠近子宫侧壁血管，易出血，一般宜行双层间断缝合。

Ⅰ型CPP：切口为子宫下段横切口，切口肌层较薄，可行双层连续缝合。

✚ 关腹

如果术程顺利，手术时间不长，术中出血不多，可常规关腹。若出现盆腹腔粘连严重、手术创面大、凝血功能异常等情况，可放置盆腔引流管。

腹膜用可吸收线连续缝合；筋膜层常用可吸收线连续缝合，遇张力大或感染风险高时，可用7号丝线间断缝合；脂肪层可用吸收线或1号丝线间断缝合；皮肤可用吸收线连续缝合。当腹壁渗血明显、感染风险高或脂肪液化风险高时，可将脂肪层及皮肤一起间断缝合，必要时可在脂肪层与筋膜层之间放置引流条。

✚— 术后监测

（1）预防感染：前置胎盘术后感染风险高，特别是手术时间长、术中出血多者，术中及术后应选用广谱抗生素预防感染。

（2）预防产后出血：术后常规使用宫缩剂加强子宫收缩，出血风险高者术后6h应持续使用子宫收缩药物。

（3）观察阴道出血量及生命体征（详见第十二章护理章节）。

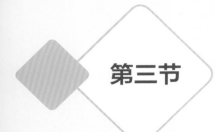

第三节　手术要点及术中注意事项

一　腹壁切口的选择

　　关于剖宫产术腹壁切口的发展，应用较早的是 1900 年 Pfannenstiel 发明的下腹壁横切口。这种切口适用于皮下脂肪较厚的孕妇，其优点是切口美观，可减少腹壁疝；缺点是手术操作复杂，手术时间长，腹直肌剥离面大。1988年，以色列的Stark将其进一步改进，发明了Joel-Cohen切口。这种切口较传统的下腹壁横切口位置高，术中撕开组织

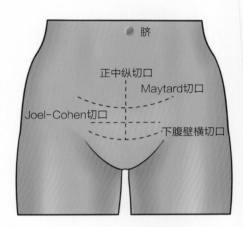

图 3-3-1　近代剖宫产腹壁切口类型

而不是剪开，具有组织损伤小、出血少、手术时间短、伤口愈合快等优势，现被广泛应用于临床。近代剖宫产腹壁切口类型如图3-3-1所示。

1. 下腹纵切口

　　下腹纵切口适用于各种类型的前置胎盘，尤其是Ⅲ型、Ⅳ型前置胎盘，此外还适用于盆腹腔严重粘连者。其优点是切口足够长，可向上延长，暴露的子宫范围大，可适应不同类型的子宫切口，而且层次简单，进腹速度快，适用于有紧急情况需尽快娩胎者。一般为下腹正中直切口，操作时从脐下2～3cm切至耻骨联合上2～3cm，如需绕脐向上，一般选择左侧绕脐，可避开镰状韧带。如胎盘偏向前壁一侧，或腹壁一侧皮肤有疾病，也可选另一侧的腹直肌切口或腹直肌旁切口（图3-3-2）。

　　对于Ⅳ型中央性前置胎盘，如果胎盘上缘在孕妇脐部以下，取脐下腹壁正中纵切口即可；如果胎盘大部分位于子宫前壁，胎盘

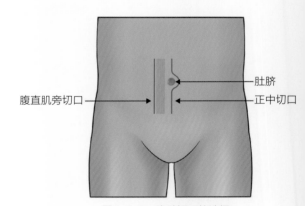

图3-3-2　腹壁切口的选择

上缘接近宫底部，为了充分暴露手术视野，需要取腹壁绕脐纵切口。

2. 下腹横切口

下腹横切口适用于Ⅰ型和Ⅱ型前置胎盘。其优点是切口张力小，易愈合，还可进行美容缝合。常规剖宫产常用的切口有Pfannenstiel切口（耻骨联合上约3cm）、Joel-Cohen切口（双侧髂前上棘连线下3cm）和周氏切口(耻骨联合上1cm)。在临床中可根据需要暴露的子宫范围调整横切口的高度，切口的选择亦不局限于以上三种横切口。

3. 阿氏腹壁切口

根据手术的需要选择腹壁切口，如绕左脐纵切口（图3-3-3）。

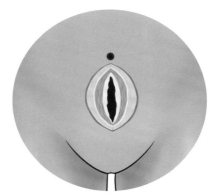

图3-3-3　绕左脐旁阿氏腹壁切口

二　子宫切口的选择

剖宫产术切口视孕妇情况而有所不同，详见第二章。以下主要介绍CPP患者术中常见的切口类型。

1. 子宫体部纵切口或横切口

适应证：子宫下段形成差或发育异常；子宫下段粘连严重；子宫下段弥漫性静脉曲张；子宫下段前壁大型肌瘤或多发性肌瘤；母体骨盆严重畸形或脊柱畸形导致子宫极度前倾，呈明显悬垂腹，无法暴露子宫下段；母体合并心肺疾患需端坐位；母体因子宫过度膨胀仰卧位极易发生仰卧位综合征而侧卧下段暴露不满意时。

2. 子宫下段横切口或斜切口

适应证：Ⅰ型前置胎盘，胎盘主要位于后壁，卷向前壁部分高度＜5cm；部分Ⅳ型前置胎盘，胎盘面积大、达宫底；术前B超提示子宫下段胎盘薄且脐带附着点不在子宫下段，以上情况可选择下段横切口打洞进入宫腔。

3. 子宫阿氏切口

适应证：Ⅱ型、Ⅲ型及Ⅳ型前置胎盘。在胎盘边缘2cm处取切口，切口可为纵形、横形、弧形、S型或不规则形（图3-3-4）。

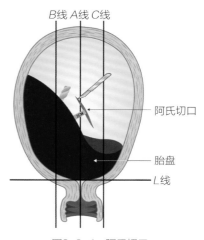

B线 A线 C线

阿氏切口

胎盘

L线

图3-3-4　阿氏切口

三 腹腔脏器与腹壁大面积粘连的处理

1. 相关解剖

（1）壁腹膜在脐以下、腹前壁内面有5条纵形腹膜皱襞，正中的为脐正中襞，位于脐与膀胱尖之间，内含脐正中韧带；脐正中襞两侧各有一脐内侧襞，内含脐内侧韧带；脐内侧襞外侧各有一脐外侧襞，内含腹壁下血管，故又称腹壁动脉襞。腹直肌内侧3cm处为腹壁下动脉。膀胱排空时位于耻骨联合和子宫之间，充盈时可凸向盆腔甚至腹腔，既往有盆腹腔手术史、慢性盆腔炎者，其膀胱可粘连于腹壁（图3-3-5）或子宫体部（图3-3-6），严重时可粘连至近脐水平。

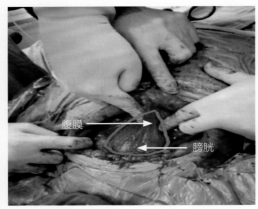
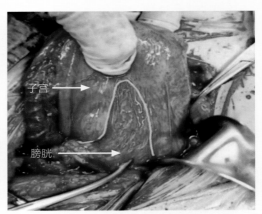

图3-3-5 膀胱-腹壁粘连　　　　　　　图3-3-6 膀胱-子宫粘连

（2）小肠位于腹腔中部，升结肠位于右下腹部，乙状结肠位于左下腹部，直肠位于子宫后部。既往有盆腹腔手术史或严重盆腹腔感染者，其肠管可粘连于腹壁、子宫前壁、后壁及侧壁。

2. 腹壁粘连处理

（1）当盆腔脏器与腹壁发生大面积粘连时，手术的关键是要找到游离的菲薄腹膜。竖切口暴露范围广，处理难度相对小一些。如果是横切口，可从两侧开始，由下往上找，找到游离的菲薄腹膜后，用两把止血钳将腹膜提起，剪开一小洞，将食指伸入腹腔进行探查，明确膀胱、大网膜或肠管与腹壁粘连的范围，粘连于切口处的大网膜可用止血钻钳夹切断，结扎断端，避开粘连的肠管、膀胱，直视下用剪刀扩大腹膜切口，至足够娩出胎儿大小。

（2）如果膀胱、肠管与腹壁粘连面积广泛，必须将其分离后才能进腹，操作要特别仔细。分离粘连时要保持适度的张力，以帮助判断粘连的界限，尽量避免钝性分离，否则会撕裂肠管的浆膜，严重时甚至会撕破肠壁。在进行分离时应从容易的地方推进至较难的地方，先用剪刀将粘连剪出一个"窗口"，然后沿着这个"窗口"进一步分离粘连。

（3）遇膀胱与腹膜粘连广泛，边界不清时，可先用生理盐水或亚甲蓝稀释液充盈膀胱，显示膀胱轮廓，仔细辨认膀胱边界后，再从周边分离。

（4）子宫前壁中下段与腹膜广泛致密粘连时，进入腹腔困难，如果是Ⅰ型CPP，只要能显露出子宫下段，可直接行腹膜外子宫下段横切口剖宫产术。

四　如何延长子宫阿氏切口

1. 宫颈内口附近出血时如何延长切口

当宫颈内口附近有出血而子宫切口位置较高时，需延长子宫切口方便术者进行止血操作。如原子宫切口偏横向，可在切口中央向下剪开，作一个"T"形切口（图3-3-7）。"T"形切口的优点是操作简单，暴露范围大，且远离子宫两侧血管，切口出血少；缺点是"T"字交叉点愈合强度不够，易形成薄弱点，下次妊娠时容易发生子宫破裂。此外，也可从横切口一侧向下剪开，做"г"形或"ㄱ"形切口（图3-3-8）。"г"形或"ㄱ"形切口的优点是转折点处愈合后不会形成薄弱点；缺点是靠近子宫两侧血管，切开时出血多，缝合难度也更高。如原子宫切口偏纵向，从切口下段直接向下延长即可。如原子宫切口为宫底切口，向下延长子宫切口会导致创面过大，可在子宫下段另做一切口来止血，此切口一般为横切口。

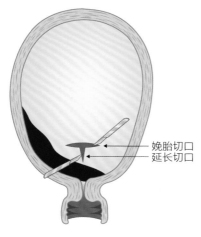

娩胎切口
延长切口

图3-3-7　"T"形切口

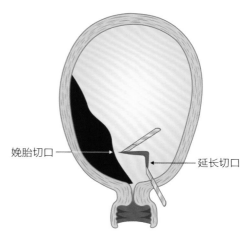

娩胎切口
延长切口

图3-3-8　"г"或"ㄱ"形切口

2. 子宫下段有胎盘植入时如何延长切口

当子宫下段胎盘植入面积较大时，需行子宫植入部位切除术。如果切口为子宫下段横切口，可经此切口切除植入胎盘和该处子宫前壁组织。如果娩胎切口较高，远离胎盘植入部位，可先缝合娩胎子宫切口，另在胎盘植入部位上缘再做子宫切口切除胎盘植入部位（详见第四章子宫双切口）。

五 如何进行胎盘"打洞"手术

当胎盘面积大、覆盖整个子宫前壁时，如果子宫下段存在胎盘较薄且无脐带附着的区域，可选择在子宫下段打洞。术前在B超指引下测量胎盘较薄且无粗大血管和脐带附着的子宫下段范围，在体表做好标记；在子宫壁切开一个小口，用组织钳钳夹切缘止血，见到暗红色的胎盘后将胎盘与子宫切口一起钳夹，一层层切开，直至胎儿面，换圈钳将子宫肌层和胎盘一起钳夹；切开胎儿面的胎膜，注意须确认胎膜上无血管，再切开一小口，用圈钳将子宫肌层胎盘和胎膜三层组织一起钳夹（图3-3-9），此处的出血为胎儿来源的血，要尽量减少胎盘胎儿面的血管损伤导致的失血；边钳夹切口切缘边扩大切口，直至切口的大小足以娩出胎儿。圈钳（图3-3-10）前端为带细齿的闭合圈，钳夹组织范围大，止血效果好；钳边圆钝，不易损伤胎儿。

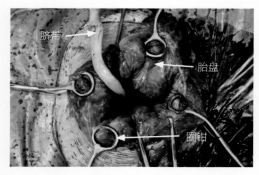

图3-3-9　用圈钳将胎盘和子宫切口一并钳夹

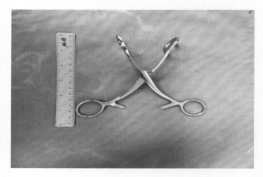

图3-3-10　圈钳

六 子宫阿氏切口下方有部分胎盘时的处理方法

当切口下见到色黄、质硬、变薄的组织时，可以确认切到了胎盘边缘；如果切口下见到暗红色、质软、厚实的组织，则是切到了胎盘。此时可将食指沿切口向胎盘边缘方向探查，直到触及胎膜，再在食指引导下钳夹胎膜，破膜，破膜后将手指伸入宫腔，待探查清楚胎盘边缘后再延长切口（图3-3-11）。

七　合并子宫肌瘤的处理方法

统计我院2012—2020年CPP行剖宫产1541例病例发现，同时合并子宫肌瘤（图3-3-12）的有108例。编者团队认为子宫肌瘤也可能是导致发生前置胎盘的部分原因，大部分病例在术中同时进行了子宫肌瘤剔除术。

（1）切口附近的肌瘤：当瘤体位于设定的子宫切口附近时，此时所做的切口应尽量避开子宫肌瘤，待胎儿娩出后再处理肌瘤。在少数肌瘤太大、无法避开的情况下，也可先剔除肌瘤，再切开子宫娩出胎儿。

（2）全面检查，个体化设计子宫上剔肌瘤的切口。若为单发肌瘤且肌瘤较大，建议选择肌瘤隆起最明显的部位做环形或梭形切口；若为多发肌瘤，选择切口时应考虑尽量从一个切口取出多个肌瘤；若为宫底部肌瘤，应注意输卵管间质部与切口的解剖关系，避免发生输卵管机械阻塞；若为前壁下部及宫颈肌瘤，应打开膀胱反折腹膜，下推膀胱后再进行下一步操作；若为阔韧带肌瘤，要注意与输尿管及膀胱的解剖关系，有时会有输尿管匍行于肌瘤表面，紧贴肌瘤表面完成各种操作是阔韧带肌瘤剔除手术的要点之一；若为黏膜下肌瘤，最好在宫腔取子宫黏膜面切口，缝合时注意对齐黏膜，避免将黏膜缝入肌层，引发子宫内膜异位；若为靠近宫旁血管的肌瘤，建议选择横向切口，可避免缝扎针眼靠近宫旁血管而引起的出血。

（3）深切肌瘤包膜，钝性剥离：剔除肌瘤前可在宫颈内口水平安放止血带，局部注射宫缩剂。若有表面怒张的大血管可先结扎，阻断血流。剥离肌瘤的关键点是要找到肌瘤与正常肌层之间的界限，找界限的方法如下：一要深切，最好切到肌

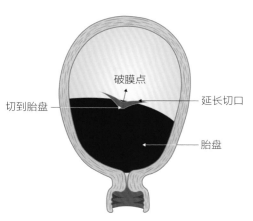

图3-3-11　切口未避开胎盘组织一并钳夹

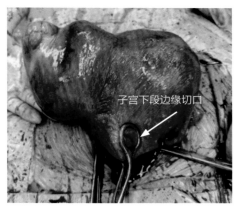

图3-3-12　妊娠合并子宫肌瘤

瘤，这样层次就能暴露出来；二是要钝性剥离，剥离时用手指或血管钳，如脱衣样，避免用锐性分出假层次。若解剖层次正确，则肌瘤容易剥离，出血也少。肌瘤根部采用钳夹缝扎或同一方向扭转拧断，而不是直接切断。切开肌瘤包膜时，应注意留下足够的浆膜层以备浆膜化。

（4）缝合要点：①结扎丰富血管；②肌瘤基底部可用7号丝线单独缝扎；③快速缝合是迅速止血的有效措施；④关闭瘤腔是恢复解剖和有效止血的重要步骤，根据瘤腔深浅分层缝合，用可吸收缝合线间断缝合全肌层；再继续缝合浆肌层；对于瘤腔比较深的，可在手指指引下进行缝合，注意要保证缝合时关闭死腔。

（5）棒球式缝合法：用可吸收缝合线，从瘤底进针，向同侧浆膜层出针，再从瘤底进针，向对侧浆膜层出针，交叉连续内翻压迫缝合。助手拉线时可用止血纱布压住针眼，均匀缓慢地拉紧缝线。该缝合方法切口对合整齐，出血少。

（6）预防出血的要点：①剔除前先予止血带止血；②快速缝合切口；③基底单独缝合；④确定关闭瘤腔；⑤进行预防性B-Lynch缝合术（图3-3-13）和（或）宫腔球囊填塞术。

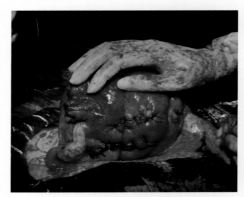

图3-3-13 剖宫产术+子宫肌瘤剔除术+子宫B-Lynch缝合术

八 不同情况下子宫壁的缝合方法

1. 先做B-Lynch缝合或先缝合切口

当子宫体收缩差、出血凶猛时，如子宫切口为下段横切口，可先进行子宫体部的B-Lynch缝合以减少出血，待缝完子宫下段切口后再进行全子宫的B-Lynch缝合。如子宫收缩差，但出血并不凶猛时，可先缝好子宫切口，再进行B-Lynch缝合。

2. 子宫双切口的缝合方法

当选择的胎盘边缘切口很高，而近宫颈口处胎盘附着面有活动性出血时，需在子宫下段再做一个切口进行止血；或子宫下段有胎盘大面积植入时，也需另做一切口行子宫胎盘植入部位切除。此时可先快速对娩胎切口行几针大"8"字缝合，再处理子宫下段的出血和胎盘植入问题，处理完后先缝合子宫下段切口，再间断加固缝合娩胎切口（图3-3-14）。

3. "T"形、"Γ"形或"ヿ"形切口的缝合

"T"形切口缝合的要点是交叉点要对合整齐，不宜过密，过密易导致缺血，影响切口愈合，可在交叉点单独行"口"字缝合。"Γ"形或"ヿ"形切口的缝合难点是部分切口靠近子宫侧边血管，易出血，此时可用圈钳钳夹，边缝合边松圈钳，原则上是从危险的一侧进针、从安全侧出针，即从外侧向内侧进针，避免出针时反复扎到血管，必要时可结扎子宫动脉上行支。

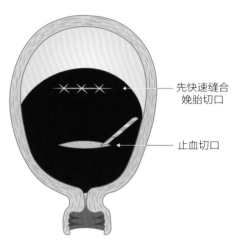

图3-3-14　子宫双切口的缝合

4. 放置宫腔球囊时子宫的缝合方法

经局部缝扎止血后，如果宫腔仍有弥散性出血，可放置宫腔球囊止血。具体操作如下（图3-3-15）：①分别从切口两侧向中间间断或连续缝合子宫切口，缝至切口中央剩余3cm时停止，在这3cm切口处间断缝合3~4针，缝线不打结，即留"窗口"；②将球囊由"窗口"置入宫腔，球囊尾端经子宫下段从宫颈置入阴道（由台下助手经阴道将球囊尾端拉出），向球囊内缓慢注入无菌盐水，观察"窗口"及阴道的出血情况，待出血停

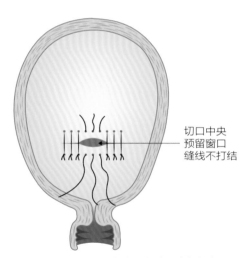

图3-3-15　放置宫腔球囊时的缝合方法

止后再将切口中央预留的缝线打结。球囊注水量根据创面出血和子宫大小情况而定，一般为150~300ml，最多不超过500ml。

5. 放置宫腔球囊+B-Lynch缝合术时子宫的缝合方法

对于前置胎盘合并严重子宫收缩乏力导致出血较凶猛的，为了快速止血，可不缝合子宫切口，先快速进行子宫B-Lynch缝合术（子宫切口有动脉性出血的要进行钳夹、电凝或缝合止血）。如进行子宫B-Lynch缝合术后仍发现子宫腔尤其是子宫下段有活动性出血，可考虑予宫腔球囊压迫止血。操作方法如下：在子宫B-Lynch缝合基础上，缝合子宫切口两侧，在子宫切口中央预留2~3cm的"窗口"，从"窗

口"将球囊放置于子宫腔，球囊注水至观察口及阴道的出血停止后，将"窗口"预留缝线打结关闭子宫切口。

九 各种改良式B-Lynch缝合方法

1. 标准B-Lynch缝合术

B-Lynch缝合术由英国的Dr. Christopher B-Lynch于1997年首次报道，经典的B-Lynch缝合步骤（图3-3-16）为：用吸收线从子宫下段横切口下方3cm且距右侧缘3cm处进针，穿过宫腔至切口上缘3cm且距右侧缘4cm处出针，将吸收线拉至宫底加压于宫底距宫角3~4cm处，再垂直绕至后壁，在与前壁同一水平部位进针至宫腔，水平进针至左侧对称位置出针，而后绕向前壁，如同子宫右侧的部位进针于左侧切口的上下缘，最后将线头和线尾打结。术中子宫收缩乏力出血或胎盘剥离创面多处渗血时可行B-Lynch缝合术，预判B-Lynch缝合术的有效性时可先用双手挤压子宫前后壁观察宫腔活动性出血是否停止。

2. 各种改良式B-Lynch缝合术

（1）子宫体部收缩不良出血时可只行子宫体部的B-Lynch缝合术（图3-3-17）。

（2）子宫下段出血部位较低时，先下推膀胱，再将B-Lynch术进针点下移至宫颈内口稍上方（图3-3-18）。

（3）对于子宫前壁下段有胎盘植入的情况，在行子宫局部切除+子宫整

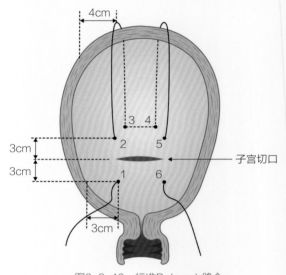

图3-3-16 标准B-Lynch缝合

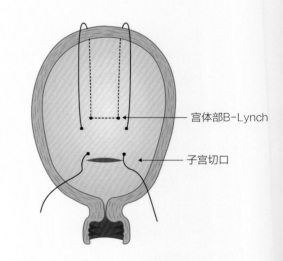

图3-3-17 子宫体部B-Lynch缝合术

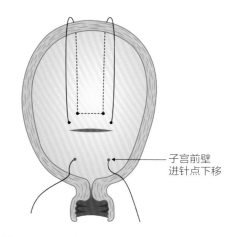

子宫前壁
进针点下移

图3-3-18　子宫下段B-Lynch缝合术

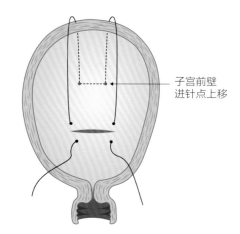

子宫前壁
进针点上移

图3-3-19　后倾式B-Lynch缝合术

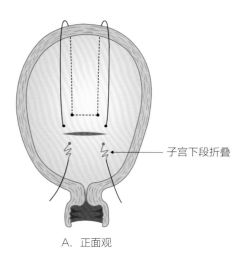

子宫下段折叠

A.　正面观

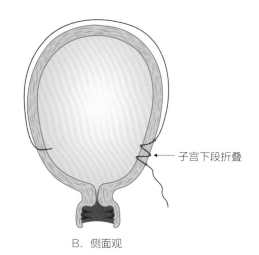

子宫下段折叠

B.　侧面观

图3-3-20　前倾式B-Lynch缝合术

形术后，子宫前壁的缩短会导致子宫过度前倾前屈，行B-Lynch缝合术时可将子宫后壁的进针部位上移，从而纠正子宫的过度前倾前屈（图3-3-19）。

（4）子宫前壁下段肌层薄软，行常规B-Lynch缝合术会导致子宫前壁下段形成折叠，阻碍宫腔恶露排出，这种情况下可将前壁折叠缝合，使前壁下段增厚，一般折叠1~2次即可（图3-3-20）。

➕ 特殊情况下子宫切口的选择

（1）母体骨盆严重畸形或脊柱畸形导致子宫极度前倾，呈明显悬垂腹，即使取垂头仰卧位也无法暴露子宫下段，严重时取子宫体部切口也困难的，此时可取宫底横切口或后壁纵切口。

（2）母体合并心肺疾患、取明显端坐位的，严重时取子宫体部切口都困难，此时可取宫底横切口或后壁纵切口。

（3）当胎盘为全前壁型或者子宫前壁与腹膜广泛致密粘连时，可选择宫底横切口。

⬡ 子宫下段大面积缺损后的缝合方法

（1）当子宫前壁下段合并较大范围胎盘植入而行子宫前壁下段部分切除术后，子宫下段会出现大面积缺损，子宫将呈过度前倾前屈状态，影响恶露排出，可行后壁进针点上移的改良B-Lynch术。

（2）当子宫后壁下段合并较大范围胎盘植入而行子宫后壁下段部分切除术，或子宫后壁下段有较大肌壁间肌瘤而行子宫肌瘤剔除术后，子宫将呈后倾状态，此时可将子宫前壁下段折叠缝合数针以维持子宫前倾前屈状态。

第四章

凶险性前置胎盘
阿氏切口剖宫产术

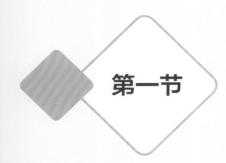

第一节 凶险性前置胎盘分类
及其特点

凶险性前置胎盘（PPP）为既往有剖宫产史或子宫下段手术史（如肌瘤剔除史），此次妊娠为前置胎盘，胎盘附着于原手术瘢痕部位。之所以称之为凶险性前置胎盘，是因为这类前置胎盘容易发生胎盘植入性疾病，可导致产前产时发生致命性大出血，子宫切除率高。

一 凶险性前置胎盘分型

凶险性前置胎盘分型详见第一章第五节。

二 凶险性前置胎盘的具体特点

（一）出血风险高

凶险性前置胎盘在孕期手术及产后均有较高的出血风险，可发生围生期出血。孕期可发生阴道流血，甚至发生穿透性胎盘植入，导致子宫破裂或者子宫浆膜血管破裂从而出现腹腔内出血。其中最为常见及出血量最多的为手术中出血，因为剖宫产时子宫切口无法完全避开附着于子宫前壁的胎盘。当合并胎盘植入时，子宫下段蜕膜发育不良，胎盘绒毛穿透底蜕膜，侵入子宫肌层，使胎盘剥离不全，血窦开放，子宫下段肌层菲薄、收缩乏力常导致产后出血，出血量甚至超过10 000ml，国外文献报道的凶险性前置胎盘平均出血量大于3000ml。我院曾接诊一例胎盘植入侵及子宫邻近器官（膀胱、阔韧带）的孕妇，剖宫产术中在分离切除胎盘组织时出现大量出血，即使已行子宫切除但术中出血量仍然达到了20 000ml。

（二）胎盘植入率高

剖宫产术后，由于子宫下段疤痕处肌层薄，局部血供相对较少，子宫下段蜕膜发育不良，易发生胎盘植入，导致胎盘绒毛向子宫肌层生长，为满足胎盘的血供，子宫下段血管代偿性增生怒张，这就形成了胎盘植入。胎盘植入发生率与剖宫产次数呈正相关[1-2]。

1. 前置胎盘总体胎盘植入率

Fitzpatrick等[3]的一项病例对照研究显示，胎盘位置正常的妊娠胎盘植入率为1.7/10 000，普通前置胎盘的胎盘植入率为577/10 000。曹译毅研究发现凶险性前置胎盘发生胎盘植入、胎盘粘连的概率为5%～15%[4]。

2. 胎盘植入率与剖宫产次数关系

剖宫产次数与胎盘植入的发生密切相关：据Leyendecker等[1]、李傲霜等[2]统计，一次剖宫产凶险性前置胎盘发生率为14%～24%，前置胎盘植入率为11%；二次剖宫产凶险性前置胎盘发生率为23%～48%，前置胎盘植入率为40%；三次剖宫产凶险性前置胎盘发生率为35%～50%，胎盘植入率为61%。

（三）子宫切除率高

由于凶险性前置胎盘胎盘植入发生率高，剖宫产术中严重产后出血发生率高，相应地，剖宫产术中子宫切除率明显增加。

（1）国内外文献报道的凶险性前置胎盘子宫切除率为11.9%，我院的凶险性前置胎盘子宫切除率为1.17%。

（2）根据2020年前置胎盘的诊断与处理指南，子宫切除已成为治疗胎盘植入合并产后出血的主要措施。失血速度是反映病情轻重的重要指标，短时间内大量出血（数分钟内出血量＞2000ml），在保守性药物和操作干预无效的情况下，应果断行子宫切除术[5]。但由于子宫切除将导致患者永久丧失生育能力，所以子宫切除应根据病情及患者意愿个体化考虑，还应该根据所在地医疗技术及血源条件进行综合判断。

（3）如何减少凶险性前置胎盘子宫切除：尽量避免无指征剖宫产，减少凶险性前置胎盘发生率；凶险性前置胎盘剖宫产术前充分评估，做好大出血抢救准备工作，选择有经验手术医生及术前充分备血；熟知子宫与邻近器官的解剖关系，根据胎盘位置选择合适的子宫切口，如阿氏子宫切口、子宫双切口、子宫瘢痕胎盘植入病灶的"二明治"切除、"三明治"切除等；术中采用多样化压迫缝合止血技术；及时使用促子宫收缩药物。

（四）术中术后并发症多

1. 术中常见并发症的预防及处理

1）膀胱损伤

常见原因：既往有子宫下段手术史，膀胱与子宫下段甚至宫体粘连（图4-1-1），膀胱位置上移，解剖位置改变，在手术分离腹膜、膀胱、子宫粘连时容易误伤膀胱；发生胎盘穿透性植入累及膀胱，子宫与膀胱间隙消失，术中切除病灶时伤及膀胱；全子宫切除或子宫次全切术误伤膀胱。

预防：手术前要充分评估膀胱-子宫间隙情况，可通过核磁共振成像显示胎盘与子宫壁界线以及子宫与膀胱的界线，超声显示子宫-膀胱间隙血流情况，判断胎盘植入情况。手术中可采用

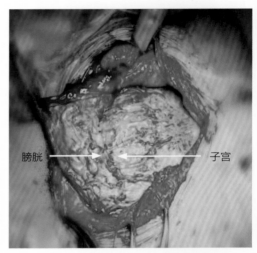

图4-1-1　膀胱-子宫致密粘连

直视下钝锐结合分离，仔细判别反折腹膜，找到子宫-膀胱间隙，逐步下推膀胱分离暴露子宫下段，避免伤及膀胱。如果顶端致密粘连，分离困难，也可以从两侧向中间分离，然后再向上分离，如果仍然有局部不可分离，提示可能有胎盘植入穿透子宫浆膜面，侵犯膀胱表面可能，此时不必强行分离，可保留部分子宫浆膜组织和膀胱壁，尽量不要损伤膀胱。

处理：术中发现膀胱损伤，要检查损伤部位，了解是否损伤输尿管口，如果未损伤输尿管口，受损破口可用3-0可吸收线分层间断缝合修补，如果输尿管口已受损，可能要将输尿管改道，植入膀胱这种情况需泌尿外科医生台上会诊；膀胱修补完毕后，通过导尿管内注入美蓝溶液，查看破口处有无美蓝液渗出。

2）肠管损伤

常见原因：手术分离盆腔粘连时无意间损伤肠管；在行B-Lynch缝合、子宫动脉缝扎等操作时，未进行排垫保护好肠管，术中误伤肠管。

预防：术前放置导尿管，保持膀胱空虚状态，若存在腹腔粘连，腹膜切口要靠近头端，开口不宜过大，观察腹腔粘连情况后再逐渐延长切口，以防误伤膀胱或肠管；若肠管和子宫切口有粘连，须辨清肠管走向，先解除粘连，后切开子宫，避免损伤肠管。

处理：小肠浆膜层或肌层局部损伤者，采用1号丝线间断缝合，不得穿透黏膜。小肠全层受损者，清除漏出肠液，用蘸有碘酒、酒精的棉棒清洁创面，先用1号丝线间断缝合伤口，后用丝线褥式包埋缝合，肠腔缝合后的间隙以能容纳拇指为宜。严重受损、血运欠佳者，行肠管吻合术。结肠全层受损者，行结肠造瘘术，预

防感染，创面愈合后再闭合结肠瘘。术后使用抗生素预防感染。

3）输尿管损伤

凶险性前置胎盘发生胎盘植入，子宫下段与周围组织粘连，输尿管走行改变，以及术者手术操作不细致、对解剖结构不熟悉或术中盲目止血等，均有可能发生钳夹挫伤、误缝、剪断等损伤。

预防：进行盆腔手术操作时，术野应暴露良好，明确输尿管走行方向。进行输尿管操作时动作应轻柔，切忌粗暴牵拉，输尿管周围的渗血应尽可能少缝扎或打结。缝合前要仔细辨别，避免误缝、误钳甚至误剪输尿管。凶险性前置胎盘手术范围较广，术前可经膀胱镜放置输尿管导管作指引，避免误伤。

处理：如果输尿管肌层已有明显损伤或钳夹挫伤，尽管破口小或不明显，均应按损伤处理。

4）盆腔血管损伤

常见原因有术者对局部解剖结构不熟悉、不正确的手术操作或由于手术范围不断扩大，渗血多影响视野暴露，导致剪破或误缝损伤血管，如髂血管、子宫动脉等。

预防：明确解剖关系，术中应当及时结扎止血，充分暴露术野，尽量准确找到出血点或破损血管，不要盲目缝扎止血。

处理：血管损伤诊断明确者，应立即行缝扎止血；对于怀疑或难以确定的血管损伤，可行有限时间的动态观察。如果发生静脉血管损伤，一般止血方法无效，可以用大盐水纱垫压迫止血。如果是大动脉血管损伤，出血凶猛，要及时配血、输血。

5）其他

其他并发症包括失血性休克、弥散性血管内凝血、羊水栓塞等。

2. 术后并发症预防及处理

· 术后产科相关并发症预防及处理

1）晚期产后出血

晚期产后出血多因子宫收缩乏力、感染、子宫切口缝合组织对合欠佳导致子宫切口愈合不良、动静脉瘘形成等所致。此外，较少见的有术后宫腔球囊引流管堵塞，宫腔积血引流不畅，致子宫收缩乏力引起产后出血（如图4-1-2、图4-1-3）。

预防：子宫切口不宜过低，缝合不宜过密，子宫切口两端缝合应超过顶端0.5cm，若子宫有血管出血，需单独缝扎止血；术后严密观察生命体征、宫底高度及恶露量。若生命体征不平稳，检验指标与阴道出血量不相符合，需积极查找病因。

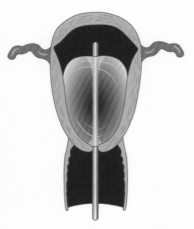

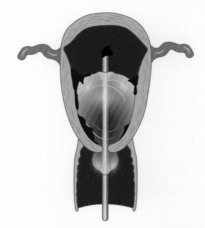

图4-1-2　正确的宫腔球囊位置　　　　　　图4-1-3　血凝块堵塞宫腔引流管孔导致宫腔积血

处理：行子宫超声检查，观察有无胎盘残留及子宫切口愈合情况、宫腔球囊引流情况。治疗方面予积极抗感染，应用子宫收缩剂，予雌激素促进子宫内膜修复以及介入栓塞治疗等。大出血无法控制者可行子宫切除术。

2）宫腔粘连

凶险性前置胎盘术中手术范围较广，多种手术止血操作更易损伤内膜，易发生术后宫腔粘连（图4-1-4）。

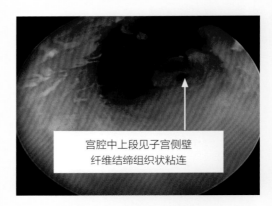

宫腔中上段见子宫侧壁
纤维结缔组织状粘连

预防：由于宫腔创面的炎性渗出和感染是形成粘连的重要风险因素，所以术中应尽量避免组织损伤，如擦拭宫腔；术后应辅助抗生素治疗。

处理：可在宫腔镜下行手术分离粘连，予雌激素促进内膜修复以及宫腔内放置节育环。

图4-1-4　宫腔镜下宫腔粘连

3）产褥期感染

多为混合感染。常见诱因有手术时间较长，产前产后出血多，产妇体质虚弱、抵抗力下降等。

预防：严格进行无菌操作，术后予广谱抗生素预防感染，增强患者抵抗力。

处理：一旦诊断为产褥期感染，原则上应给予广谱、足量、有效抗生素，并根据病原学调整抗生素治疗。对于有宫内残留感染者，应积极控制感染，清除残留组织。

4）其他

其他并发症有腹壁切口感染、血肿、愈合不良、子宫内膜异位症等。

· 术后非产科并发症预防及处理

1）术后肠粘连、肠梗阻

术后较为常见的并发症为麻痹性肠梗阻和粘连性肠梗阻。临床表现为术后腹胀、恶心、呕吐，不能自主排气排便等，严重者腹部膨隆，腹部可见肠型，听诊肠鸣音减弱。行腹部X光检查有助于诊断，平片中可见多个气液平面，（图4-1-5）。

预防：缩短手术时间，减少腹腔特别是肠管干扰等；注意保护肠管，防止肠管表面干燥；腹壁缝合前，清理腹腔积血，避免血中的蛋白析出引发粘连；采用药物预防，腹壁缝合前在子宫手术创面涂抹医用透明质酸钠凝胶预防肠管与腹壁和子宫粘连。

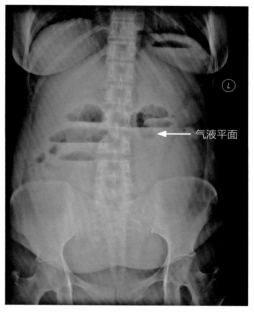

气液平面

图4-1-5　不完全小肠梗阻

腹部见多个大小不等阶梯状气液平面，局部肠管稍扩张，结肠内见部分充气影，考虑不完全性小肠梗阻

处理：术后维持水、电解质和酸碱平衡；术后早运动、早进食，促进肠道蠕动，必要时可使用药物如新斯的明促进肠蠕动，还可通过穴位针灸、辉力灌肠、胃肠减压等促进肠道功能恢复。

2）静脉血栓形成

妊娠和产褥期会增加静脉血栓栓塞症（venous thrombo embolism, VTE）形成风险，剖宫产术前后需行VTE评估。下肢深静脉血栓形成临床表现常见单侧腿痛、肢体肿胀痛、下肢沉重感、小腿围增大（超过2cm）、体温升高、静脉突出、凹陷性水肿等。行血管彩超（图4-1-6）有助于确立诊断。

预防：预防VTE需分别从患者个体

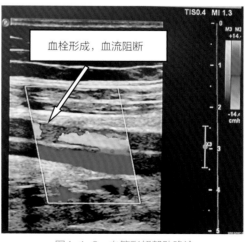

血栓形成，血流阻断

图4-1-6　血管彩超帮助确诊

相关因素和手术操作因素考虑。患者个体因素包括高龄、易栓症VTE病史、妊娠期合并症、并发症、中心静脉置管情况、促红细胞生成药物使用情况等。手术操作相关因素包括手术时间、手术活动性大出血、术前血红蛋白水平或血小板计数低、麻醉方式等。全身麻醉发生VTE的风险比椎管内包括硬膜外麻醉的高。根据2020年昆士兰卫生组织发布妊娠期和产褥期静脉血栓塞的预防指南[6]，预防措施包括水的摄入、术后下肢运动、弹力袜、肢体压力治疗等。药物预防包括低分子肝素、普通肝素、华法林、阿司匹林等。

处理：术后若发现下肢水肿、肌肉疼痛，应及时行下肢血管彩超，如诊断明确则应给予患肢制动及溶栓治疗，可与血管外科联合治疗。

3）肺部感染

预防：尽量缩短手术时间；术后合理镇痛，促进患者膈肌运动、咳嗽排痰；尽早下床活动；术后合理补液。

4）其他

其他并发症包括肺水肿、肺栓塞、心脑血管意外等。

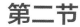

第二节　凶险性前置胎盘合并植入的诊断

既往有剖宫产手术史或子宫肌瘤剔除手术史，此次妊娠为前置胎盘，胎盘附着于原手术瘢痕部位且胎盘绒毛侵入子宫肌层，这种现象称为凶险性前置胎盘合并胎盘植入。根据胎盘绒毛侵入子宫肌层的深度以及是否侵入邻近器官，胎盘植入分为三种类型：①粘连性胎盘植入，胎盘绒毛侵入子宫浅肌层；②植入性胎盘植入，胎盘绒毛深入子宫肌壁间；③穿透性胎盘植入，胎盘绒毛穿过子宫肌层到达或者超过子宫浆膜面甚至侵犯膀胱。根据植入面积分为完全性和部分性胎盘植入。

凶险性前置胎盘合并胎盘植入的诊断分为术前诊断、术中临床诊断和术后病理诊断三个阶段。

一　胎盘植入的术前诊断

目前对凶险性前置胎盘合并胎盘植入术前诊断还没有特别精确的方法，常用的超声影像、核磁共振成像技术以及膀胱镜检查能提供一定的参考，对术前诊断及选择手术治疗方案有一定的指导意义。除此之外，分子生物学技术在胎盘植入诊断方面的研究亦有一定的进展。

（一）超声检查

超声检查具有安全、简便、准确、重复性高的特点，能够发现整个胎盘与子宫肌层间以及子宫浆膜层与膀胱间的血管分布情况，还可发现肌层丰富的血管网络和静脉池。正常情况下，胎盘与子宫肌壁间可显示长条形的无回声区，这是胎盘与子宫壁间的静脉丛，称为胎盘后间隙，其后方为低回声子宫肌层、强回声子宫浆膜层等（图4-2-1）。

胎盘前置并附着于子宫手术瘢痕处的患者，其胎盘后间隙消失，胎盘和子宫肌层分界不清，子宫肌层变薄(厚度<1mm)或者消失，胎盘内存在多个不规则的无回声区，和（或）子宫相邻的膀胱浆膜间隙消失，膀胱壁连续性中断，伴胎盘附着处子宫膀胱交界处丰富血流信号，以上情况强烈提示胎盘植入可能，可以单独发生或者几种伴发。

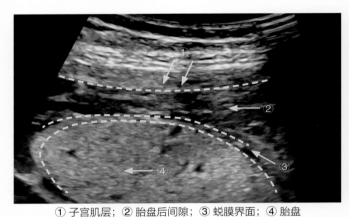

① 子宫肌层；② 胎盘后间隙；③ 蜕膜界面；④ 胎盘

图4-2-1　正常胎盘超声图，能够显示胎盘后间隙、子宫肌层及蜕膜界面

胎盘植入时的超声影像特点如下：

（1）胎盘增厚，血池丰富，可表现为胎盘内有多个大小不等的不规则无回声区，其内可见光点流动的密集点状低回声（图4-2-2）。

（2）胎盘附着处子宫肌层与胎盘间的胎盘后间隙消失或不规则，低回声肌层菲薄（小于1mm）；与胎盘分界不清，甚至肌层消失不能显示（图4-2-3）。

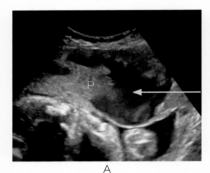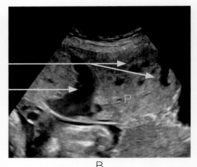

A　　　　　　　　　　　B

P：胎盘；箭头所示为胎盘内大小不等的不规则无回声区，动态图下可见细密光点流动

图4-2-2　胎盘植入超声图（1）

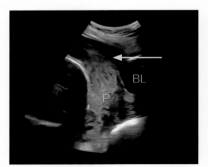

P: 胎盘；BL: 膀胱；箭头所示为胎盘附着处子宫肌层与胎盘间的胎盘后间隙消失，子宫低回声肌层消失不能显示

图4-2-3　胎盘植入超声图（2）

（3）子宫前壁下段与相邻的膀胱浆膜层强回声变薄、不规则或消失（图4-2-4）。

（4）胎盘附着处出现子宫局部向外生长的包块。在胎盘绒毛组织侵及膀胱的病例中，可显示与子宫相邻的膀胱浆膜层强回声消失，表现为一个局部向外隆起的、结节状、增厚的膀胱壁包块（图4-2-5）；

（5）胎盘周围血管明显增多、增粗、排列不规则，血流信号丰富，胎盘血流延伸到子宫肌层；胎盘实质内腔隙血流呈胎盘漩涡状；膀胱子宫浆膜交界面出现过多血管（图4-2-6）。

由于检查安全、没有辐射、操作容易、可重复性高等特点，超声尤其是彩色多普勒，目前已成为凶险性前置胎盘合并胎盘植入孕妇产前诊断的主要方法。但是超声对操作者依赖性强，同时扫描视野较小，当母体过度肥胖、腹壁脂肪过厚、肠道气体过多、羊水过少以及胎盘位于子宫后壁时，超声波的穿透能力会显著降低，诊断结果会受到影响。

（二）盆腔核磁共振检查

超声检查虽然是术前诊断凶险性前置胎盘合并植入的主要手段，但其敏感性受检查者经验等影响存在较大差异，存在一定的局限性。核磁共振检查组织分辨率高，对血流敏感，能更清楚地显示胎盘侵入肌层的深度、局部吻合、血管分布及子宫临近器官侵犯情况，可提供准确的局部解剖层次，指导手术路径。所以近年来核磁共振检查在诊断中的应用逐渐得到重视，是目前产前诊断凶险性前置胎盘合并胎盘植入较为理想的检查手段，成为超声检查的有力补充，已得到临床认可。

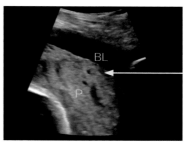

P: 胎盘；BL: 膀胱；箭头所示为子宫前壁下段与相邻的膀胱浆膜层强回声中断

图4-2-4　胎盘植入超声图（3）

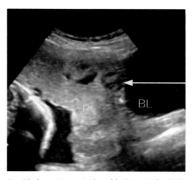

P: 胎盘；BL: 膀胱；箭头所示为胎盘附着处出现子宫局部向外隆起的包块

图4-2-5　胎盘植入超声图（4）

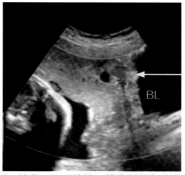

P: 胎盘；BL: 膀胱；箭头所示为子宫浆膜面与膀胱交界区血管过多

图4-2-6　胎盘植入超声图（5）

1. 正常胎盘的MRI特点

正常胎盘的MRI表现如图4-2-7所示。胎盘信号均匀，与周围肌层分界清楚，T1WI胎盘下血管可表现为胎盘与子宫间的流空腔隙；T2WI子宫肌层被分为三层，其中内层和外层呈低信号细条带，中间层较厚，呈中等信号。T2WI可以清晰显示胎盘的三层结构：胎盘绒毛膜板、胎盘实质和胎盘底蜕膜。

2. 胎盘植入的MRI特点

自耻骨联合扫描至宫底部，以同序列子宫外围肌层信号为参照，胎盘呈等信号或略高信号，胎盘粘连表现为胎盘与宫壁融合，结合带完整或轻微变薄。胎盘组织呈三角形、结节状、蘑菇状侵入肌层，结合带局部变薄或中断，则诊断为胎盘植入。

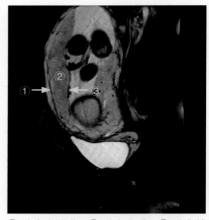

① 胎盘底蜕膜；② 胎盘实质；③ 胎盘绒毛膜板

图4-2-7　正常胎盘三层结构的MRI表现

1）粘连性胎盘植入的特点

粘连性胎盘植入的MRI表现如图4-2-8所示。由图4-2-8可见，胎盘与子宫肌层间分界模糊，子宫壁内侧低信号带消失。

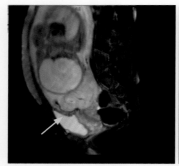 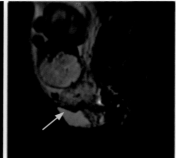 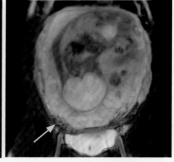

A. 矢状位T2WI图像　　　　B. 矢状位DWI（b=0）图像　　　　C. 冠状位T2WI图像

箭头所示为胎盘与子宫肌层分界模糊，子宫内层低信号线消失

图4-2-8　粘连性胎盘植入的MRI表现

2）植入性胎盘植入的MRI特点

植入性胎盘植入的MRI表现如图4-2-9所示。由图4-2-9可见，胎盘与子宫壁分界不清，局部可见胎盘侵入子宫壁，但子宫表面轮廓光整；子宫前壁下段明显变薄，局部肌层内可见片状稍高信号影，深达肌层。

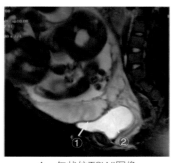 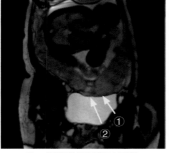 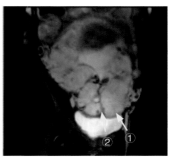

A. 矢状位T2WI图像　　　　B. 冠状位FIESTA图像　　　　C. 冠状位T2WI图像

① 子宫表面浆膜层完整；② 胎盘内可见低信号带并胎盘凹陷

图4-2-9 植入性胎盘植入的MRI表现

3）穿透性胎盘植入的MRI特点

穿透性胎盘植入的MRI表现如图4-2-10所示。由图4-2-10可见，胎盘穿透子宫肌层，子宫壁内、外侧低信号影均中断、消失，子宫旁脂肪间隙变窄、消失，并可累及邻近周围器官如膀胱或直肠。

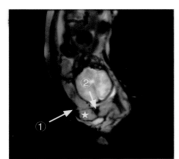 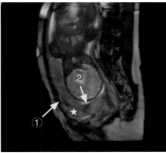 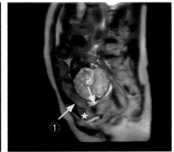

A. 矢状位T2WI图像　　　　B. 冠状位FIESTA图像　　　　C. 冠状位T2WI图像

① 胎盘组织穿透子宫浆膜层，子宫旁脂肪间隙消失；② 胎盘内可见低信号带并胎盘凹陷；★为胎盘向子宫浆膜面隆起

图 4-2-10 穿透性胎盘植入的MRI表现

合并出血时T1WI显示弧形、条片状高信号影，并且T1WI及DWI对于合并出血的显示较T2WI更为敏感。

MRI可以在孕期超声提示胎盘异常时进行，可进一步提供更准确可靠的图像供产科医生参考，以明确凶险性前置胎盘是否合并胎盘植入，并根据诊断选择更加合理的手术方式。MRI利用较强的振荡磁场对人体进行扫描，无任何放射性，完全不必担心对孕妇和胎儿造成辐射损伤。

（三）血液标志物检查

血液标志物检查主要包括检测母体血清中甲胎蛋白（alpha fetoprotein，AFP）、血清肌酸激酶（creatine kinase，CK）、母血中胎儿游离的DNA（cell-free fetal DNA）、胎盘游离的mRNA（placental mRNA）、DNA微阵列（DNA microarray）等。存在胎盘植入危险因素的患者进行上述实验检查可提高产前诊断的水平。这些检查无创、简便，作为筛查手段而言，具有一定的临床价值。以上血液标志物检查中，甲胎蛋白简便无创，但是特异性差；胎儿游离DNA、胎盘游离mRNA、DNA微阵列虽然诊断率高，但成本也较高，一般临床上使用不多，详见分子生物学技术章节。

（四）膀胱镜检查

凶险性前置胎盘合并胎盘植入的植入部分大多位于子宫前壁瘢痕处，以往用膀胱镜对比进行诊断的资料不多。我院近年来对择期手术的超声和核磁共振诊断的凶险性前置胎盘患者常规行术前膀胱镜检查以评估胎盘植入风险。采用OLYMBUS膀胱镜经尿道口进入，观察尿道及膀胱黏膜、两侧输尿管开口位置，膀胱充盈血管，重点观察膀胱后壁的血管隆起情况。正常膀胱镜表现如图4-2-11所示。

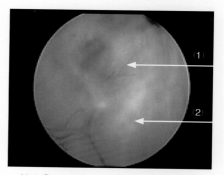

箭头①：正常血管；箭头②：正常黏膜

图 4-2-11　正常膀胱镜表现

胎盘植入患者的膀胱镜镜下所见有些特殊的征象，包括：病灶多位于膀胱的后壁和顶部，该部位的膀胱黏膜明显充血，增厚，较僵硬，表面的单根或多根血管充盈、扩张、迂曲（图4-2-12）。

少数胎盘植入到膀胱者，局部可以表现为该区域整个血管呈现片状"山峦样"的隆起；黏膜下可以透见呈片状紫蓝色的血管湖的改变（图4-2-13）。

膀胱镜检查有定位作用，胎盘植入的部位最多见的是原子宫瘢痕处，即位于膀胱的后壁近顶部区域。少数情况下可以发现超声难以发现的接近子宫侧缘，即前次剖宫产术子宫切口两侧角部区域的植入。这为术前手术方案的制定以及异常情况的处理提供了参考依据。

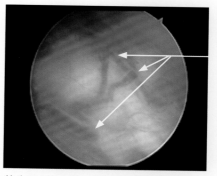

箭头所示为充盈、扩张、迂曲的膀胱壁血管

图 4-2-12　胎盘植入

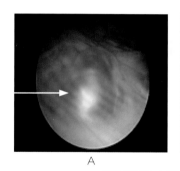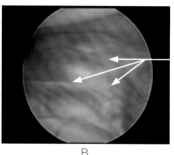

A　　　　　　　　　　B

箭头所示为血管呈"山峦样"隆起

图4-2-13　胎盘穿透植入膀胱肌层

目前临床上多使用超声和核磁共振诊断凶险性前置胎盘合并胎盘植入，但是膀胱镜有其不可替代的优点：图像更清晰、直观、逼真。对于高度怀疑胎盘植入膀胱的患者，可同时放置输尿管支架，帮助术中辨认输尿管，预防损伤输尿管。总之，膀胱镜检查可作为判断是否伴有胎盘植入膀胱的重要辅助检查，临床上应将三种辅助检查结合，从而为制定合适的手术治疗方案提供更多的参考依据。

二　胎盘植入的术中诊断

术中胎盘植入主要表现为：

（1）子宫下端（内口附近）膨大（如图4-2-14）。其中，子宫前壁下段疤痕组织菲薄，触之有海绵感，呈灰蓝色或紫蓝色，甚至可透见胎盘小叶，胎盘床的子宫浆膜面血管增生、怒张，如图4-2-14A所示；子宫后壁下段明显增宽，浆膜下血管增生扩张，触之内口附近饱满，如图4-2-14B所示。

（2）子宫下段膨大隆起，子宫肌层部分缺失，浆膜表面血管丰富、网状增生、怒张（如图4-2-15）。

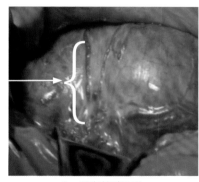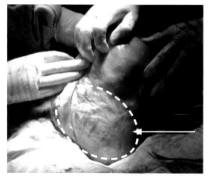

A. 子宫前壁下段　　　　　　　B. 子宫后壁下段

箭头所示为膨大的子宫下段的血管变化

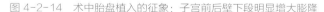

图4-2-14　术中胎盘植入的征象：子宫前后壁下段明显增大膨隆

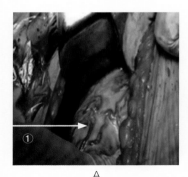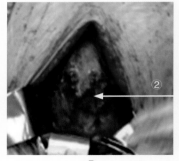

A   B

箭头①：浆膜表面血管弥漫、怒张；箭头②：子宫下段表面部分呈紫蓝色

图 4-2-15 子宫下段表面部分呈紫蓝色，肌层部分缺失，浆膜表面血管弥漫、怒张，有丰富的血窦

（3）子宫疤痕增宽菲薄，子宫下段膨大隆起，大部分肌层缺失，仅有浆膜层，可以透见胎盘小叶（如图4-2-16）。

（4）子宫膀胱间隙分界不清甚至消失（如图4-2-17）。

胎儿娩出后探查子宫下段前后壁可以发现，胎盘不能自行剥离，徒手剥离时可发现胎盘部分或全部与子宫壁相连，剥离困难。剥离后可见到部分胎盘组织植入到子宫肌层内。

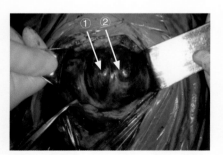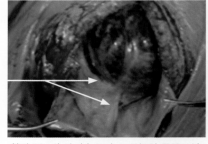

箭头①：透见的胎盘小叶；箭头②：子宫
下段菲薄的疤痕组织

图 4-2-16 子宫瘢痕处肌层菲薄

箭头所示为膀胱与子宫下段间隙界限不清

图 4-2-17 膀胱与子宫下段粘连紧密，
间隙界限不清

⊜ 三 胎盘植入的术后诊断

病理学检查不仅可帮助确诊胎盘植入，还可判定植入性胎盘的类型。根据病理可分型为：胎盘粘连、胎盘植入、穿透性胎盘植入。

胎盘粘连：表现为胎盘绒毛附着子宫肌层，但没侵入肌层，可见绒毛与肌纤维直接附着，中间无蜕膜层。

胎盘植入：表现为镜下可见胎盘绒毛侵入肌层，根据胎盘绒毛植入的程度和范

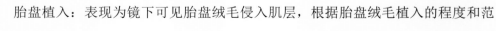

围又分为完全性、部分性及局灶性。

穿透性胎盘植入：表现为胎盘绒毛穿透肌层至浆膜层或植入周围组织器官。

穿透性胎盘植入部位切除后肉眼观如图4-2-18所示。图4-2-18中，子宫下段原瘢痕处胎盘植入部位近梭形被切除，可见胎盘组织穿透子宫瘢痕处及子宫下段浆膜层。

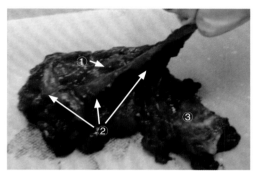

箭头①：原剖宫产手术瘢痕；箭头②：胎盘大面积植入原手术瘢痕；箭头③：胎盘

图 4-2-18　穿透性胎盘植入部位切除后肉眼观

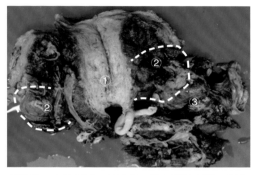

箭头①：宫体后壁；箭头②：子宫前壁大面积穿透性植入；箭头③：胎盘

图 4-2-19　穿透性胎盘植入导致子宫及胎盘同时切除

若胎盘植入程度较深，需将子宫连同胎盘一起切除，如图4-2-19所示。由图4-2-19可见，探查胎盘大部分附着于子宫前壁，向下完全覆盖宫颈内口，延至子宫侧壁及后壁。

若显微镜见前壁胎盘大部分穿透植入达子宫浆膜，如图4-2-20所示，可诊断为穿透性胎盘植入，此种情况下胎盘植入面积及子宫前壁肌层缺损面积大，难以修复子宫，宜行次全子宫切除术。

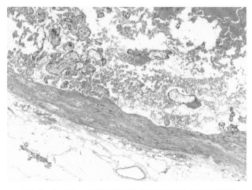

图 4-2-20　显微镜下胎盘穿透植入子宫浆膜

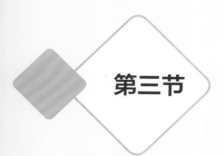

第三节　凶险性中央性前置胎盘
阿氏切口的应用

一　手术前评估

（1）首先通过胎盘定位明确凶险性中央性前置胎盘的类型，判断胎盘位于子宫前壁且附着于子宫瘢痕大概面积（分型及胎盘定位方法详见第一章第三节）。

（2）评估胎盘植入情况：判断是否合并胎盘植入及胎盘植入的类型。常用的方法包括超声影像、MPI以及膀胱镜检查等。

二　不同类型的凶险性中央性前置胎盘剖宫产手术步骤

（一）腹壁手术切口的选择（详见第三章）

（二）子宫切口的选择(详见第二章)

子宫切口的选择原则：避开胎盘，不伤及胎盘和脐带血管，避免在胎儿娩出前出现母胎失血。常用切口有子宫阿氏切口（胎盘边缘切口）、子宫双切口（阿氏切口+原子宫剖宫产疤痕部位切口）等，本节重点介绍子宫双切口。

1. 单纯的子宫阿氏切口

定义：根据胎盘类型的不同，胎盘边缘呈现出不同程度的弧度和不同的走行方向，沿着胎盘边缘做子宫切口（即随机胎盘边缘切口）。如图4-3-1所示，在距胎盘边缘2cm处逐层切开子宫壁肌层，当显露出淡黄色肌化样纤维组织时（图4-3-1C黄色箭头所示），说明切口在胎盘胎膜交界边缘。

适应证：未合并胎盘植入的I型、II型凶险性中央性前置胎盘可选此切口安全娩出胎儿。

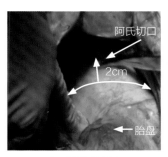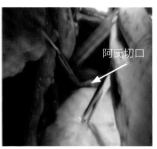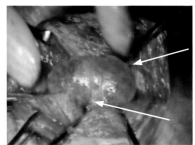

| A. 阿氏点定位 | B. 阿氏切入点 | C. 露出淡黄色肌化样纤维组织 |

图4-3-1　阿氏切口的选择

2. 子宫双切口——阿氏切口+原子宫剖宫产瘢痕部位切口

定义：凶险性前置胎盘患者采用阿氏切口娩胎后，对于原子宫疤痕处可连同植入胎盘一起行子宫瘢痕楔形切除，缝合后子宫前壁呈现上下两道切口，称为"双切口"（图4-3-2、图4-3-3）。

适应证：对于Ⅲ型、Ⅳ型凶险性前置胎盘，子宫阿氏切口位置均较高，于子宫下段瘢痕胎盘植入部位或接近宫颈内口水平部位及宫颈管内的出血点难以暴露，止血操作困难。所以可先取子宫阿氏切口安全娩出胎儿后，缝合阿氏切口，然后再在子宫下段瘢痕处取一切口，暴露宫颈内口附近出血部位，便于缝扎止血。

对中央性PPP患者采取子宫双切口术式剖宫产术有以下优势。

（1）第一个子宫阿氏切口的位置比较高，可避开胎盘和脐带血管，大大减少出胎前的母胎出血，能保证胎儿安全娩出。

（2）避免了经胎盘"打洞"而引发的胎儿娩出前大出血情况。对中央性PPP患者的子宫切口，需尽量避免直接在胎盘上进行切口处理，以免因胎盘"打洞"造成血

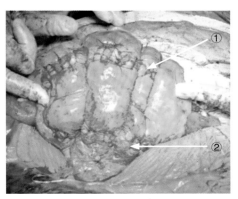

箭头①：子宫阿氏切口；箭头②：子宫瘢痕切口

图4-3-2　子宫双切口手术图

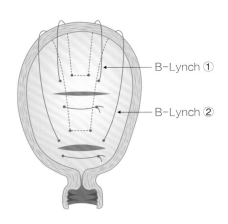

图4-3-3　双切口示意图

窦开放而瞬间大量出血，同时能避免伤到胎盘及脐带导致胎儿失血的风险。若胎盘面积比较大，完全覆盖子宫前壁而无法避开胎盘，可尽量选择在接近胎盘边缘位置做切口或者在胎盘最薄处打洞。

（3）就中央性PPP手术而言，其重难点是如何有效处理患者子宫下段胎盘植入部分剥离面出血的问题，而这种手术方法就在患者子宫下段的一个较低位置处选择行第二个切口，胎盘娩出后就能更好暴露局部出血部位，更方便术者使用局部压迫法缝合或宫腔球囊填塞等各种止血方法，减少了术中出血量。

（三）切开子宫壁操作技巧

于选择的子宫切口阿氏点做子宫弧线切口，长3～4cm，深达胎膜，当切口下见到色黄、质地偏硬肌化样纤维组织时，可以确认切口位于胎盘胎膜交界边缘，如果切口下见到暗红色、质软、厚实的组织，则提示切到了胎盘。此时不切开胎膜，边切边用组织钳钳夹子宫肌层切缘，暴露羊膜囊，切开羊膜囊，吸出羊水，在术者左手食指及中指指引下沿胎盘边缘向两侧剪开子宫切口，长8～10cm，助手于子宫切口活动性出血部位予组织钳钳夹止血；子宫切口完成后，尽量吸出羊水，然后向外托着胎儿先露部并压迫切口，取下（子宫）切口周围所有手术器械后娩出胎儿，避免器械损伤胎儿；然后迅速用组织钳和圈钳钳夹子宫切口上下缘和两端，减少出血。

（四）胎盘娩出时的处理

通过子宫阿氏切口娩出胎儿后，不急于剥离胎盘，先仔细探查宫腔及子宫下段，了解胎盘植入情况。

胎盘植入的直观表现：子宫下段瘢痕部位菲薄，触之海绵感，呈灰蓝色或紫蓝色，甚至可透见胎盘小叶，大量血管增生爬行在子宫表面；子宫下段明显增宽，浆膜下血管增生扩张，当观察到以上情况时，应高度怀疑胎盘植入。

胎盘未植入时的处理：如果未发现明显胎盘植入，基本可以一次性娩出胎盘，缝合子宫阿氏切口。如果胎盘剥离面有渗血，可予"8"字缝合、平行缝合或者B-Lynch缝合止血。

胎盘有植入时的处理：①如果评估有胎盘植入，可在宫腔填塞纱垫压迫胎盘，避免胎盘剥离不全出血，先缝合阿氏切口。②用止血带穿过双侧阔韧带无血管区，尽量靠近宫颈内口拉紧止血带并打结；或者用止血带直接捆绑子宫下段，连带漏斗韧带一起捆绑，能更彻底阻断血供，但是需要注意的是，由于阻断了卵巢供血，捆绑时间不宜太长。③在子宫瘢痕上缘做第二切口，迅速切除胎盘植入部分病灶，取出纱布，再按摩子宫，逐渐娩出未植入部分胎盘，将所有胎盘剥离面活动性渗血点予"8"字或者平行排列缝合止血，没有明显渗血后可撤除止血带。必要时可在娩出胎盘前先行子宫动脉上行支结扎，可减少出血。

1. 小面积胎盘植入灶的处理

若为小面积胎盘植入及胎盘粘连浅层植入，可将植入部分的胎盘连同子宫瘢痕一同行楔形切除并送病理检查，然后行子宫整形修补术。

2. 二明治切除术：大面积胎盘植入灶的处理

如果子宫下段肌层菲薄且面积较大，伴大量血管增生怒张，应高度怀疑子宫瘢痕处胎盘穿透性植入，可暂不剥离胎盘，可暂时宫腔填纱压迫止血，先缝合子宫阿氏切口，再将膀胱反折腹膜剪开，下推膀胱，完全暴露子宫瘢痕，切开子宫瘢痕上缘，并充分剪除子宫瘢痕连同植入的胎盘组织，此即二明治切除术（图4-3-4、图4-3-5），然后按摩子宫于此切口处娩出剩余胎盘。

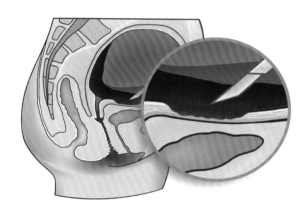

图4-3-4 二明治切除示意图

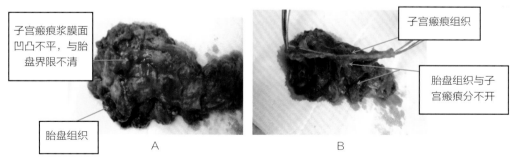

子宫瘢痕浆膜面凹凸不平，与胎盘界限不清

胎盘组织

子宫瘢痕组织

胎盘组织与子宫瘢痕分不开

A B

图4-3-5 二明治切除法实物图

3. 三明治切除法：胎盘穿透性植入膀胱的处理

对于凶险性前置胎盘瘢痕处较大面积的穿透性植入，植入部分侵犯甚至穿透膀胱肌层的情况，可以将植入胎盘组织、子宫瘢痕及部分膀胱壁组织一起切除，此即三明治切除法（图4-3-6），这种方法可保留正常宫颈组织，不伤及膀胱三角，然后行膀胱修补术。如果子宫与膀胱之间的血管非常丰富，子宫与膀胱之间间隙消失，分离困难，出血凶猛，止血困难，则应及时切除子宫，避免发生大出血危及产妇生命安全。对于部分患者在切除子宫过程中仍然会发生大出血，此时应先行髂内动脉结扎，可减少盆腔血供，有效地减少出血；待切除子宫后，再切除有胎盘植入灶的膀胱组织，并修复膀胱，注意应避免损伤输尿管。

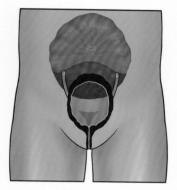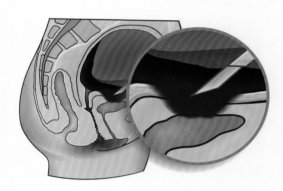

A. 冠状面示意图　　　　　　　　　　B. 矢状面示意图

图4-3-6　三明治切除法

（五）缝合子宫切口技巧

特殊子宫切口的缝合对于操作者要求更高，需严格按照组织分层避开子宫内膜进行缝合，避免穿透内膜或内膜外翻导致盆腔子宫内膜异位，浆膜层需覆盖切口表面以减少子宫与盆腔组织器官的粘连。此外，还应根据子宫肌层的厚薄及长度适当调整缝合间距，对齐切口，保证手术切口缝合的完整性和愈合强度。

1. 间断缝合

此法适用于子宫体部的切口，子宫体部的切口肌层厚、张力大、愈合时间长，在下次妊娠过程中容易出现子宫破裂，尤其是近宫底部的正向弧形切口以及由宫底至其一侧的倒"L"形切口等。

2. 连续缝合

此法适合于子宫下段肌层较薄的、相对整齐的切口。对于子宫瘢痕切除后的切口，需修整对齐切口后，再予连续缝合或者分段缝合。

3. 双向连续缝合

双向连续缝合是指分别从子宫切口两端向中间连续缝合，中间留观察口，以便观察宫腔出血情况。也可经此口放置宫腔球囊，观察球囊止血效果，或者观察B-Lynch缝合后的止血效果。待观察到宫腔出血不多、止血效果良好，再予关闭中间观察口。缝毕，检查宫颈的大小和张力，了解有无宫腔内出血积于宫颈管内，必要时留置腹腔引流管。

（六）关腹

子宫缝合完毕后，重新检查各结扎处和创面有无出血及血肿形成。清点纱布、器械及纱垫，尤其是在手术时间长、手术出血多、手术复杂、纱布用量较多时，必须认真清点，证实无误后方可关腹。在手术复杂、创面大、出血量多、凝血功能异常等情况下，可放置盆腹腔引流管。用2-0可吸收线连续缝合关闭腹膜，再用生理盐水清洗创口，最后用2-0可吸收线连续缝合关闭腹直肌前鞘筋膜。当感染风险高或脂肪液化风险高时，可将脂肪层及皮肤一起间断缝合，必要时可在脂肪层与筋膜层之间放置引流条。术中出血超过1500ml或手术时长大于3h，需加用一次抗菌素预防感染。

三　凶险性前置胎盘并胎盘植入剖宫产术中子宫切除术

（一）凶险性前置胎盘并胎盘植入剖宫产术中子宫切除术的指征

凶险性前置胎盘手术并子宫切除术的指征包括：①患者没有再生育要求；②胎盘植入面积大；③子宫前后壁均有穿透性植入，手术过程中出血速度快且量多，止血困难；④在血源不充足的条件下，当出血达到2000ml仍不能有效止血时，应果断切除子宫，缩短手术时间。但是，当周围粘连严重时，切除子宫也是比较困难的，手术时间长，仍然避免不了严重出血，所以最安全的是宫内转运至有技术条件和血源充足的医疗机构。

（二）子宫切除手术步骤

1. 正常切除子宫术步骤

（1）排垫肠管，以两把大弯钳分别钳夹两侧宫角，包括卵巢固有韧带及输卵管，阻断来自漏斗韧带的血供，上提暴露子宫。切断输卵管峡部及卵巢固有韧带，断端用7号丝线贯穿缝扎一道，结扎一道；同法处理对侧。

（2）于右侧圆韧带外1/3处钳夹、切断，断端用7号丝线贯穿缝合一道，单纯结扎一道；同法处理对侧。

（3）分离阔韧带前后叶及膀胱粘连处，再次下推膀胱，分离宫旁疏松结缔组织，暴露子宫动静脉，钳夹、切断子宫右侧动静脉，断端用7号丝线双重缝扎；同法处理对侧。在处理血管时应注意，妊娠期子宫旁血管和非妊娠期子宫旁血管不同，妊娠期子宫旁血管丰富、粗大，血流速度更快，所以需要分次处理血管。

（4）如果行全子宫切除术，需切断主韧带（次全子宫切除不需切断主韧带），分次钳夹、切断右侧子宫主韧带，断端用7号丝线双重缝扎；同法处理对侧。

（5）纱布围绕宫颈周围，宫颈内口上3cm处环形切除子宫体，可见宫颈黏液栓。钳夹断端，常规消毒。

（6）用1-0可吸收线分层缝合宫颈残端，先连续缝合，再间断加固缝合。

2. 逆向切除子宫步骤

当凶险性前置胎盘并发胎盘植入时，多见膀胱与子宫下段瘢痕处大面积致密粘连或植入，难以分离，如果按照常规切除子宫的步骤由膀胱顶部分离子宫膀胱间隙，可能导致大量出血，且容易伤及膀胱，可采取逆行性分离宫颈膀胱间隙切除子宫的方法。具体操作步骤如下：

（1）以两把大弯钳分别钳夹两侧宫角，钳夹、切断圆韧带外1/3处，用7号丝线贯穿缝合断端。

（2）切断输卵管峡部及卵巢固有韧带，分别予7号丝线贯穿缝扎断端；沿断端打开阔韧带前后叶至子宫峡部区域。

（3）分次钳夹切断子宫动脉及相伴而行的静脉，断端用7号丝线双重缝扎。

（4）钳夹、切断、缝扎双侧骶韧带。

（5）逆行分离宫颈膀胱间隙：沿膀胱侧窝向下分离疏松结缔组织，充分暴露膀胱外侧面及前角，沿前角处断离脐正中韧带。由此逆行向上分离宫颈膀胱间隙，暴露大部分膀胱后壁后直达致密粘连处，继续逆行向上锐性分离宫颈与膀胱间隙之间的致密粘连，直至两者完全分开。

（6）钳夹切断双侧主韧带。

（7）横断阴道前后壁切除子宫。

（8）用2-0吸收线分两层连续缝合阴道残端。

（三）切除子宫的注意事项

（1）子宫分段切除：当子宫周围粘连，整体切除子宫困难时，可先切除部分宫体，因切断了来自卵巢动脉的血供，可减少子宫供血总量1/3的血供，同时扩大了手术视野，更便于操作，如图4-3-7。

（2）子宫与植入的胎盘整体切除：当胎盘大面积植入，保留子宫困难，确定切除子宫时，可不剥离胎盘，将子宫与胎盘整体一并切除，这样可避免胎盘床的出血，减少术中出血量，如图4-3-8。

（3）逆向分离宫颈膀胱间隙时应注意避免损伤两侧输尿管。

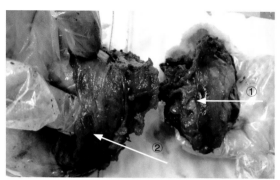

箭头①：子宫下段组织；箭头②：子宫体组织

图4-3-7　子宫分段切除

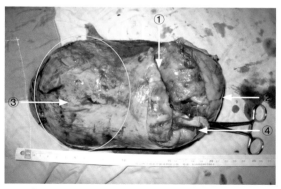

箭头①：阿氏切口；箭头②：子宫底；箭头③：子宫瘢痕
大面积胎盘植入；箭头④：脐带

图4-3-8　子宫胎盘整体切除（子宫次全切）

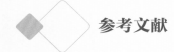

参考文献

［1］LEYENDECKER J R，BOSE D M，HOSSEINZADEH K，et al. MRI of pregnancy-related issues：Abnormal placentation［J］. AJR Am. J. Roentgenol，2012，198（2）：311-320.

［2］李傲霜，张瑛，邓江，等. 凶险型前置胎盘11例临床分析［J］. 华西医学，2009，24（10）：2718-2720.

［3］FITZPATRICK K E，SELLERS S，SPARK P，et al. Incidence and risk factors for placenta accreta/increta/percreta in the UK：A national case-control study［J］. PLoS One，2012，7（12）：e52893.

［4］曹泽毅. 中华妇产科学［M］.北京：人民卫生出版社，2005：196-197.

［5］中华医学会妇产科学分会产科学组. 前置胎盘的诊断与处理指南（2020）［J］.中华妇产科杂志，2020，55（1）：3-8.

［6］2020昆士兰卫生组织发布妊娠期和产褥期静脉血栓塞的预防指南。

［7］刘雁，郭晓玲，曾萌，等. 凶险型前置胎盘并胎盘植入的诊治研究［J］. 中华产科急救电子杂志，2013，2（1）：31-33.

第五章

中央性前置胎盘和凶险性前置胎盘术中出血的处理

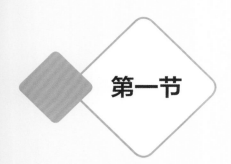

第一节　止血带在前置胎盘剖宫产术中的应用

一　止血带的历史及原理

1. 止血带的诞生

止血带的历史可追溯到古希腊时代。第一个正式设计、制作并被指定使用的止血带是1718年Petit研制的螺旋止血带。在第二次世界大战时，橡皮管止血带因其止血快速、携带方便等特点在战场上被广泛使用，挽救了很多生命。止血带最早由Ikeda等人在2005年运用于前置胎盘剖宫产术中出血的治疗[1]，直到现在，止血带仍然发挥着重要的作用。

2. 止血带止血的解剖学及病理生理学依据

（1）子宫肌层形态上由大量的平滑肌组织、少量弹力纤维与胶原蛋白组成，共分为三层：内层肌纤维是环形排列；中层肌纤维是交叉排列，在血管周围形成"8"字形围绕血管，收缩时可压迫血管，有效制止子宫出血；外层肌纤维是纵行排列。应用止血带对子宫下段进行捆绑可阻断大部分子宫血供，使子宫去血管化，以控制出血量，达到止血的目的，从而利用清晰的术野更进一步进行精准止血。

（2）子宫的倒锥形结构使其峡部形成天然的解剖狭窄部位，即子宫峡部，该处为子宫血液灌注动脉和静脉的必经之路。子宫血供90%来源于子宫动脉，止血带能迅速有效阻断子宫内正常血液灌注，使子宫血流减少，子宫肌层缺血刺激子宫收缩压迫肌层血管，达到进一步止血的目的。

二　止血带在剖宫产手术中应用的背景

妊娠28周以后，胎盘位置低于胎先露部，附着在子宫下段、下缘达到或覆盖宫颈内口的称为前置胎盘。而中央性前置胎盘，指胎盘组织完全覆盖宫颈内口。随着子宫增大或子宫下段不断伸展，附着于子宫下段及宫颈内口的胎盘伸展能力差，与其附着处发生错位分离，血窦即可出现破裂出血。由于妊娠期子宫血流量增加，妊娠足月时子宫血流量可达450～650ml/min，其中80%～85%供应给胎盘。因此，妊娠中晚期或产时胎盘一旦发生错位，即有可能发生难以预计的大出血甚至休克。而凶险性前置胎盘并发的胎盘植入或胎盘粘连是引起产后出血的主要原因，术中通常由于出血直接导致术野模糊，极大地增加了手术难度和风险，医师常难以迅速锁定破裂血窦，即使最后手术艰难成功，患者多已大量失血，甚至仍然无法避免被迫切除子宫的严重后果。

三　止血带使用的指征、方法及注意事项

止血带的使用效果很大程度上取决于使用的时机，有效使用止血带可以对中央性及凶险性前置胎盘术中大出血的发生起到很好的防治作用。根据使用止血带的时机可以分为胎盘娩出前使用及胎盘娩出后使用。

（一）胎盘娩出前使用

1. 适用指征

中央性及凶险性前置胎盘剖宫产术中，胎盘娩出前使用止血带的指征包括：①预计切口难以避开胎盘；②患者术前MRI提示胎盘植入可能性大；③患者术前合并妊娠期贫血，难以承受进一步失血；④预计术中出血严重影响患者生命健康；⑤其他在胎盘娩出前需应用止血带的特殊情况。

2. 使用方法

在胎儿顺利娩出后，沿双侧骨盆漏斗韧带及宫颈穹窿部环形扎紧止血带以暂时阻断血供。收紧止血带方式有两种：①采用外科单结收紧止血带；②双手保持止血带张力在拟打结处螺旋式旋转360°并用弯钳等手术器械固定。根据术中止血效果，助手可再次收紧止血带，待胎盘剥离后再检查胎盘剥离面有无出血，若局部有

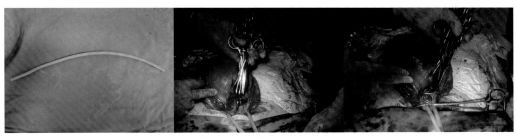

图5-1-1　止血带的使用

出血，用可吸收线间断缝合或采取子宫下段压迫缝合术等方式进行止血。胎儿娩出后可常规性予宫体注射缩宫素20单位，宫缩乏力者可予深部肌肉注射卡前列素氨丁三醇250μg。其他术中加强子宫收缩法及止血方式，本节不再赘述。

（二）胎盘娩出后使用

胎盘娩出后使用止血带的指征包括：①术前未提示胎盘植入，术中发现胎盘粘连严重，预计有大量失血风险；②胎盘娩出后子宫收缩乏力，按摩子宫或使用宫缩剂等措施无效；③无法应对术中突发出血情况，需要为抢救争取时间；④其他在胎盘娩出后需应用止血带的特殊情况。此时应直接将止血带环扎于剖宫产切口下方子宫下段处（具体操作方法同上），可暂时阻断子宫血流从而减少出血，待改善术野后再进行局部止血。

（三）术中止血优势

该法有利于术中快速锁定出血部位进行止血，也有助于检查胎盘植入深度与面积。同时，该法减缓甚至中断了失血性休克的进程，在失血性休克早期即进行干预，可为后续处理争取时间，将子宫切除的可能性降至最低。使用止血带也可缩短手术时间，防止由于手术时间过长引起的继发性子宫收缩乏力。使用止血带治疗前置胎盘剖宫产术中顽固性出血可以达到非常显著的止血效果。

（四）注意事项

使用收紧止血带时可上提子宫，或尽可能下推膀胱，避免结扎时损伤膀胱及输尿管。胎盘娩出后应尽快清理宫腔，使术野清晰，并迅速寻找出血点及血窦进行缝扎止血。使用止血带时应掌握好结扎时间，普遍认为，当预计止血完全或15分钟后，均应立即松解止血带，恢复血供，以减少子宫缺血导致的损伤。

四 止血带的优缺点

1. 优点

优点：①止血带止血相较于其他前置胎盘剖宫产术中止血方法而言，操作方法简便、易行、有效，且耗材价格低廉；②无需使用特殊器械和手术技巧，根据患者病情可以个性化拟定止血带使用方式及时机；③使用止血带短时间内效果明显，可以保证术野清晰，以便高效治疗；④可以为抢救争取更多的缓冲时间。

2. 缺点

缺点：①止血带阻断动脉血流迅速、持久，但容易造成组织、器官缺血坏死；②剖宫产术中使用止血带时容易损伤膀胱、输尿管；③应用范围因人而异，对于一些合并内外科疾病的患者不建议使用止血带止血，如血栓性静脉炎、肺栓塞、明显的周围血管病、严重的高血压及糖尿病、化脓性感染坏死等。

3. 总体评价

临床上合理使用止血带可以降低产褥感染的发生概率，术中使用可以减少抗生素使用量，降低输血比例及输血量，有效缩短手术时间，减少术中出血及手术暴露时间，提高手术成功率，还可减少住院费用，缩短住院时间，尤其适用于在基层医院推广与应用。

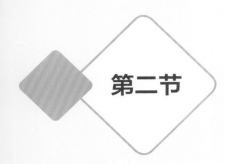

第二节 中央性前置胎盘术中局部止血方法

前置胎盘剖宫产术中出血一直是产科的棘手问题，因胎盘附着于子宫下段，此处肌层薄、收缩力差，影响血窦闭合，单纯通过缩宫剂加强宫缩往往难以止血。针对术中出血点的局部止血，主要有压迫止血、局部缝线结扎止血和局部"8"字缝合等方法。

一 压迫止血

1. 适应证

宫腔内渗血明显时，应立刻用纱布直接填塞宫腔以达到止血的目的。

2. 操作方法

用热盐水纱布按压（图5-2-1）有促进血凝作用，可增强止血效果；亦可用可吸收明胶海绵、止血纱布、止血粉等填塞止血。

3. 注意事项

（1）填塞止血时，应注意取出时间，过早取出可导致再度出血，过晚则易发生感染。

（2）热生理盐水纱布的制备：将纱布或纱布垫在50～60℃热生理盐水中浸湿，拧干后备用。

（3）若用纱布进行按压止血，在手术结束时要将纱布取出，切不可遗留。若出血较多，出现面积较大的渗血时，亦可用纱布填塞，留一布角于宫腔外，在即将缝合完毕时取出。

图 5-2-1 压迫止血

二　局部缝线结扎止血

1. 适应证

结扎的目的是封闭管腔或异常开口，防止其内容物的继续移动。结扎是手术进行过程中最常用的止血方法，不仅可以减少失血，而且还能保持术野清晰。

2. 操作方法

以出血点的结扎为例：出血点夹住后即可开始结扎。助手先把血管钳竖起以便术者将线绕过（图5-2-2），随即放低血管钳使尖端翘起。待第一个结打好后，在助手松开移去血管钳的同时，将结继续扎紧，再打第二个结，打成方结，剪线。

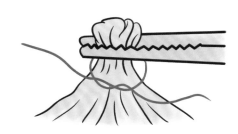

图 5-2-2　结扎止血

3. 优点

此法的优点是简单经济，止血有效可靠。止血应该分层次进行，见明显渗血点即可进行止血。首先用纱布压迫出血点，用血管钳尖端斜着夹住出血点，应尽量减少夹取出血点周围的组织，然后用单纯结扎或缝合结扎的方法止血（图5-2-3）。

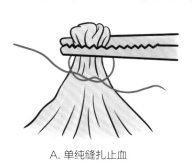

A. 单纯缝扎止血　　　　　　　　　　　　B. "8"字形缝扎止血

图 5-2-3　结扎止血

4. 注意事项

（1）要看清楚出血的血管后再进行钳夹，不宜钳夹血管以外的过多组织。

（2）当看不清血管时，可先用纱布压迫，再用血管钳钳夹，尽可能一次夹住，不应盲目乱夹。

（3）结扎血管时必须牢靠，要防止滑脱。

（4）对较大血管应予缝扎或双重结扎止血。

（5）血管钳的尖端应朝上，以便于结扎。

（6）撤出血管钳时，钳口不宜张开过大，以免撑开或带出部分结在钳头上的线结，或牵动结扎线撕断结扎点而造成出血。

三 局部"8"字缝合止血

1. 定义

"8"字缝合（figure of eight suture），又称双间断缝合，由两个相连的间断缝合组成，缝合线在组织的深面或浅面交叉，打结后形似阿拉伯数字"8"。

2. 适应证

常用于小血管出血点或局部组织渗血的缝扎止血。

3. 操作方法

操作方法（图5-2-4）如下：按从出血部位右上角进针，左上角出针，再从右下角进针，左下角出针的顺序缝合出血口，针距以20 mm为宜。缝合完毕也应检查有无出血。

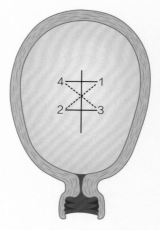

4. 优点

"8"字缝合具有缝扎牢靠、不易滑脱的优点。

5. 注意事项

（1）不同组织及不同创口缝合针

图5-2-4 "8"字缝合

距和边距应该大小不同，缝合过密、过稀均不利于组织愈合。在保证创口闭拢的情况下，缝线愈少愈好，以减少组织异物反应。一般缝合的密度以两针间距不发生弧形裂隙为好。

（2）缝合线结扎张力过大时，易将缝合组织切割，使组织缺血坏死，造成感染或脓肿，愈合后形成明显的十字形缝线瘢痕；结扎过松，使被缝合组织间隙不能闭拢，遗留死腔，形成血肿，易导致感染而影响愈合。

（3）缝合深度过浅易致组织切割，反而引起出血；缝合太深时，组织缝合过多，打结时难以扎紧。缝合宽度太窄止血效果不好；缝合太宽时组织缝合太多致结扎不紧，或过度拉紧时导致缝合组织切割，引起新的出血。

6. "8"字缝合的应用

对于前置胎盘剖宫产术中局部开放血窦的缝合，Hamuro等[2]使用"8"字缝合法对64名前置胎盘的孕妇剖宫产时出血部位的子宫肌层进行缝合，无穿透子宫浆膜层（即使在直肠或盆腔其他内容物粘连到子宫后壁的情况下也可以执行）。如果出血位置位于子宫下段前壁，可进行多重方形缝合。如果出血部位位于子宫下段后壁，缝合止血时应在子宫直肠窝内置纱布，防止误缝肠管。该结果显示，所有进行"8"字缝合的产妇术后几乎没有出血，并且没有一个产妇需要额外的加强宫缩治疗。由于剖宫产术中精确的止血，术后超过93%的产妇能够接受抗凝治疗。关于剖宫产术后患者再次生育问题，有8名妇女再次成功怀孕，其中7例未提示胎盘植入，并顺利进行了剖宫产。总之，"8"字缝合方法在前置胎盘剖宫产术中出血点的局部止血的应用（图5-2-5），不但能在许多紧急情况下做到精确止血，减少术中或术后出血及输血，同时也可保护女性的生育能力。

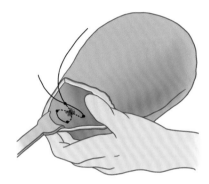

图5-2-5 "8"字形缝合的应用
术者握住子宫以显示子宫后下段的出血点，
以进行精确的术中缝合

第三节 盆腔血管结扎术

前置胎盘剖宫产术中出血不同于子宫收缩乏力，术中常短时间内出血迅猛、止血困难，手术难度大，尤其是伴有胎盘植入时，子宫和胎盘血供极其丰富，胎盘剥离过程中部分血管断裂，若止血措施不得当或不及时，极易造成难治性产后出血、出血性休克，甚至危及生命。盆腔血管结扎主要是通过结扎血管方式阻断出血部位的血供，常作为药物治疗无效后治疗产后出血的一种补充，主要包括子宫动脉及其分支结扎和髂内动脉结扎。

一 子宫动脉结扎术

妊娠期子宫峡部逐渐伸展变长，妊娠末期可达7～10cm，形成子宫下段，成为软产道的一部分。足月妊娠时，随着子宫下段的充分形成，子宫动脉约在子宫下段的中、下1/3处分为上下两支：上支较粗，沿子宫侧壁迂曲上行，称宫体支，供应子宫体及子宫底的血液循环，并与卵巢动脉的输卵管分支及卵巢分支吻合；下支较细，供应子宫下段、宫颈及阴道上1/3的血液循环。其中，子宫90%的血供来源于子宫动脉，其余来自卵巢、宫颈、阴道等处的血供。

1952年，Waters首次报道采用子宫动脉结扎术治疗产后出血，该方法是将子宫动静脉分离后结扎子宫动脉，成功率为80%～100%。1966年，O'Leary提出将动静脉整体结扎的双侧子宫动脉结扎法（O'Leary缝合），该法简单快捷，效果良好，成功率达96%。因止血迅速，效果明显，且术后血管很快可以再通及建立侧支循环，对以后月经、再次妊娠与分娩无影响，该技术作为宫旁血管结扎术得到大力推广应用。

子宫动脉结扎又包括子宫动脉主干结扎和子宫动脉上行支结扎。子宫动脉主干支的结扎适用于阴道分娩后的子宫收缩乏力出血，一般经腹膜外缝扎，但因子宫动脉管径细、部位深，难以暴露，宫颈部位游离输尿管困难、易出血，手术费时，操作困难，不利于抢救患者，该法目前已被双侧髂内动脉结扎所取代。

双侧子宫动脉上行支结扎在临床中最为常见，也较容易操作，多作为治疗产后出血的二线治疗方案，其成功率可达92%，是妇产科急性大出血止血的有效方法之一。子宫动脉上行支结扎多作为常规药物治疗无效后进行手术方法治疗产后出血的第一选择。

（一）子宫动脉上行支结扎术

子宫动脉来自于髂内动脉前干的分支，经阔韧带达子宫峡部分为子宫上行支及宫颈支。妊娠子宫体的血液90%由子宫动脉上行支供给，故结扎子宫动脉上行支后，可使子宫局部动脉压降低，血流量减少，子宫肌壁暂时缺血，子宫迅速收缩而达到止血目的，适用于宫体部出血的止血。子宫有丰富的侧支循环，结扎子宫动脉上行支后，子宫不会发生组织坏死；并且采用可吸收缝合线结扎，数日后缝线吸收、脱落，结扎血管可再通，不影响以后的月经功能及妊娠分娩。

1. 适应证

子宫动脉上行支结扎术的适应证如下：①前置胎盘或植入性胎盘者；②宫腔胎盘附着面广泛出血者；③因宫缩乏力或胎盘因素的出血，使用各种药物、按摩子宫保守治疗无效者；④剖宫产术中，切口撕裂、局部缝合止血困难者。

2. 手术步骤

子宫动脉上行支结扎术（图5-3-1）的步骤如下：将子宫提出腹腔，向对侧牵拉，下推膀胱返折，在子宫切口下2～3cm处，从子宫侧缘用手触摸到子宫动脉搏动后，用大号圆针带1号可吸收线从前向后距子宫侧缘2～3cm处穿过肌层，再由后向前穿过子宫侧缘静脉丛最外侧的无血管区出针打结。出针前一定先用手触摸输尿管，防止将其缝入。一般情况下，在常规子宫切口水平向下2cm的高度结扎，很少会伤及输尿管。结扎前应探查子宫膀胱、肠管以防意外损伤。

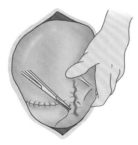　　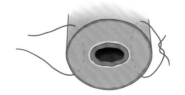

A. 将子宫提出腹腔　　　　　　　　　B. 缝合结扎方法

图5-3-1　子宫动脉上行支结扎

3. 注意事项

子宫动脉上行支结扎术的注意事项如下：①腹腔内有粘连时，应先彻底分离，避免误缝周围组织；②妊娠晚期子宫动脉上行支的位置高于膀胱反折以上，结扎时无需再剥离膀胱，结扎的部位高于输尿管进入膀胱的部位；③结扎动脉前，用手触摸确认无输尿管后方可结扎，结扎时应包括一部分子宫肌层组织，但一般不要穿透子宫内膜层；④不做"8"字缝合，以免扭曲血管，发生动-静脉瘘，如有需要，可在其下1cm处再加扎第二道。

（二）卵巢相关动脉结扎术-子宫卵巢动脉吻合支

1. 适应证

卵巢相关动脉结扎术-子宫卵巢动脉吻合支结扎术适用于难治性产后出血中子宫动脉上行支结扎后或/和髂内动脉结扎后，子宫体仍出血者。若胎盘附着部位较高，近宫角部，需辅助子宫动脉结扎止血。

2. 手术步骤

在近子宫侧壁输卵管下无血管区进针，在卵巢固有韧带上下，用7号丝线缝扎以阻断来自卵巢子宫动脉吻合支的子宫血流。如胎盘位于一侧宫底，其子宫输卵管动脉吻合支、子宫卵巢动脉吻合支粗大时，用7号丝线缝扎骨盆漏斗韧带，以阻断卵巢动脉总支血流（图5-3-2）。

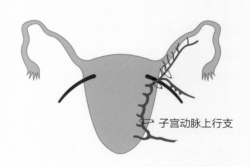

子宫动脉上行支

图5-3-2　子宫卵巢动脉吻合支结扎

二　髂内动脉结扎术

髂内动脉结扎术（internal iliac artery ligation, IIAL）治疗产后出血大致可追溯至20世纪50年代，最初该法是用于宫颈癌术中出血，后来被用于治疗产后出血。子宫的供血主要来自卵巢动脉、子宫动脉、阴道动脉及阴道内动脉，除卵巢动脉来自腹主动脉外，其余均来自髂内动脉的分支。研究表明，单侧髂内动脉动脉结扎仅能减少同侧血液供应的48%，其结扎后使远端动脉压下降80%～85%，由于远端动脉系统血流不能被完全阻断，且盆腔侧支循环很快建立，其有效率仅为42%。髂内动脉止血效果确切，能有效争取手术时间，对于难以控制的胎盘植入的术中大出血，既能达到治疗目的，又能保留患者的生育功能。髂内动脉结扎治疗产后出血的成功率多低于50%。迄今尚无比较髂内动脉结扎术与其他止血方法治疗产后出血效果的临床随机对照研究。

由于髂内动脉位置较深，其下方有血管壁较薄的髂内静脉伴行，该静脉极易损伤，一旦操作失误，将造成严重后果。且妊娠期盆腔充血时，术中常须延长切口以充分暴露术野，难度远大于子宫动脉结扎术，并可伴有输尿管损伤及其他并发症，其止血效果并无想象中好，病情危急时需在输血补充血容量条件下进行该手术。髂内动脉结扎术一般不作为产后出血的一线手术治疗方法。近年来，血管栓塞技术较成熟，已逐渐取代髂内动脉结扎术，但在无血管栓塞设备的医院仍比较常用。髂内动脉结扎术由于操作复杂、手术难度较大、操作时间长，通常需要盆底手术经验丰富的妇产科医师进行操作。

1. 适应证

适用于严重胎盘早剥、子宫破裂、子宫卒中、植入性胎盘等导致术中发生大出血而难以控制者。对于术中怀疑胎盘大面积植入患者，娩出胎盘后可能大量出血，止血困难，可在娩出胎盘前用止血带环绕剖宫产切口下方，环形捆扎子宫下段后行预防性髂内动脉结扎术，再逐步娩出胎盘。这样既能减少术中的出血，又能为剥离胎盘和输血争取时间，增加保留生育功能的机会。

其他适应证包括：①阴道手术宫颈裂伤延长至子宫下段者；②阔韧带血肿难找到出血点者；③严重阴道裂伤止血困难者；④子宫颈或盆底渗血、子宫颈或阔韧带出血、腹膜后血肿、保守治疗无效的产后出血。

2. 手术步骤

髂内动脉结扎可分为腹膜外和腹膜内两种术式，产科止血多采用腹膜内术式，此术式可观察盆腔内病理变化。腹膜内术式手术步骤如下：

（1）暴露髂内动脉：推开脏器，使用深拉钩充分暴露手术视野。寻找髂总动脉及髂内、髂外动脉的分叉处，一般先触及骶岬上缘，以此为指示点沿髂耻线向左或者向右3～4cm，即可触及髂内、外动脉的分叉点，然后再触清髂内动脉与输尿管，在输尿管外侧与髂内动脉内侧纵行切开腹膜，长4～6cm。

（2）分离髂内动脉：将输尿管和腹膜瓣向内侧推开，钝性分离髂总动脉及髂内动脉周围的疏松结缔组织，游离出髂内动脉，长3～4cm。

（3）使用巴氏抓钳夹持髂内动脉，将其轻提出血管床，再用直角钳小心分离其后方组织，分离髂内动脉与髂内静脉。分离髂内动、静脉后，将4号或7号双折丝线由内向外引出，剪短丝线，进行双重结扎，第一道线于距髂总动脉分叉点2cm处扎线，两道线间隔0.5cm，不切断血管。

（4）检查手术创面无活动性出血后，以1号丝线连续缝合后腹膜切口，不可牵拉过紧，靠拢即可，以防输尿管扭曲。

3. **注意事项**

（1）胎盘植入患者往往术中出血汹涌，因此在行髂内动脉结扎前，应严密监测患者生命体征，尽早纠正休克、凝血功能障碍等。

（2）由于产科出血多，情况紧急时容易误扎髂外动脉，术中应清楚暴露并仔细辨认。髂内动脉向下向内走行，髂外动脉直径较髂内动脉稍粗，其起始不远处即可见分支。结扎髂内动脉前，可先行血管暂时阻流，嘱台下助手先摸清被阻血流侧的足背动脉或腘动脉搏动、皮温等，确认髂外动脉未被阻断后方可结扎血管。

（3）结扎前应准确辨认，切勿损伤其下方的髂内静脉，否则可导致严重的盆底出血。

4. **手术并发症**

由于盆腔脏器血管分布有较多的侧支循环，髂内动脉结扎后侧支循环可在1～2h内迅速重建，不会发生相应的组织器官缺血坏死，不影响再次孕育及妊娠结局。少部分患者可出现术后下腹疼痛、恶心、发热等不适；偶有因膀胱侧支循环建立较晚而发生排尿困难；极少数发生膀胱、结肠及臀大肌坏死等。

三 子宫去血管化

子宫去血管化是指在结扎双侧子宫动脉基础上逐步结扎子宫的供血血管及卵巢血管，直至止血为止，使子宫去血管化从而治疗产后出血。此法止血成功率高，包括AbdRabbo逐步法（stepwise sequential ligation）、Tsirulnikov三步法、O.Morel五步法等。Abdrabbo逐步法在结扎子宫动脉及其分支后再结扎双侧卵巢动脉，产后容易出现卵巢早衰及宫腔粘连、子宫缺血坏死等并发症，已被逐渐淘汰。1974年Tsirulnikov提出了三步结扎法，首先结扎离断圆韧带及其内在血管，打开膀胱子宫返折腹膜，按O'Leary法结扎子宫动脉上行支，再结扎子宫卵巢动脉吻合支，该方法主要针对宫体的出血。O.Morel在Tsirulnikov的基础上提出了五步结扎法（图5-3-3），其步骤包括：双侧子宫动脉上行支结扎；双侧圆韧带结扎；双侧卵巢固有韧带结扎；双侧子宫动脉近端结扎；双侧髂内动脉结扎。

子宫动脉主干结扎虽止血效果显著，可起到快速止血作用，但需打开后腹膜，暴露困难；且在前置胎盘手术中，子宫峡部血管丰富，主要为子宫下段出血，故笔者团队选择结扎子宫动脉下行支替代主干，仍有很好的止血效果，但同样容易损伤输尿管。目前关于子宫去血管化的相关报道较少，是否存在

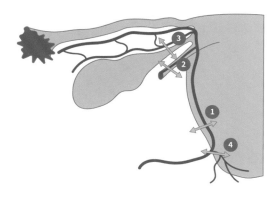

图5-3-3　O.Morel 五步法

子宫缺血坏死，影响卵巢功能、月经及再生育能力等目前还不确切，手术方式应根据术中出血部位、植入情况及术者经验等决定。

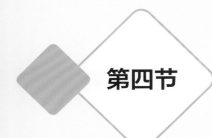

第四节 子宫压迫式缝合术

子宫压迫式缝合术（uterine compression suture, UCS)是20世纪90年代后期兴起的治疗产后出血的一系列新方法。1996年，德国Schnarwyler等首先提出宫底压迫缝合术治疗宫缩乏力性产后出血。用双手加压子宫后出血减少是决定此方法有效的第一步，确认有效后应立即果断采取此方法(缝合子宫切口前后均可)。其中，使用最多的是B-Lynch和改良式B-Lynch缝合术。

一、适应证、方法及优缺点

1. 适应证

UCS适用于难以控制的子宫收缩乏力、胎盘因素（前置胎盘、胎盘粘连）和凝血功能异常导致的产后出血，尤其适用于剖宫产术中子宫收缩乏力、使用宫缩剂效果不佳的情况。完全性及凶险性前置胎盘术中子宫下段胎盘覆着处血窦开放，会造成迅速的、难以预测的严重出血，甚至引起产妇失血性休克，导致产妇死亡。而UCS的合理使用可以减少完全性及凶险性前置胎盘子宫上段宫腔出血，有助于准确辨别出血位置，及时处理子宫下段开放的血窦，精准止血，同时也能有效压迫子宫下段，减少产后出血。

2. 方法

首先，通过纵向机械性压迫子宫，促使子宫平滑肌受压，子宫产生被动收缩，子宫壁血管被有效挤压，从而达到子宫血流明显减少、局部血栓形成而止血的目的；紧接着宫腔缩小胎盘剥离面的出血减少；同时，用两条绑带压迫子宫利于阻止部分卵巢动脉、子宫动脉分支向中央血流分布，继而达到快速止血目的，获得更满意的治疗效果。

3. 优缺点

此方法操作简单、有效、安全，能减少被迫切除子宫的可能，保留生育功能，即使止血失败，也能迅速改用其他方式，不耽误抢救时机。其缺点是可能出现缝线滑脱引起肠管套叠、肠梗阻，增加感染、盆腔粘连、宫腔粘连等并发症的风险，临床上应该注意掌握手术指征。

二 各种压迫式缝合方法

（一）B-Lynch缝合术

B-Lynch缝合术适用于有子宫收缩乏力、双胎、巨大胎、妊娠期高血压疾病、胎盘早剥等产后出血高危因素的完全性和凶险性前置胎盘，可预防术后再次出血。具体操作为：将子宫自腹部切口取出，行子宫压迫试验，若出血减少，下推膀胱腹膜反折，进一步暴露子宫下段。用1号可吸收线进行缝合，从一侧距子宫边缘约4cm、切口下缘3cm的前壁进针，从距切口上缘3cm的前壁出针，绕过宫底至子宫背侧相应的部位，横向进出针，再绕过宫底至前面切口处，于切口上缘3cm前壁进针，切口下缘3cm前壁出针，打结（图5-4-1）。检查缝线各进出针处有无渗血、子宫及阴道出血是否被控制，以判断缝合是否有效。

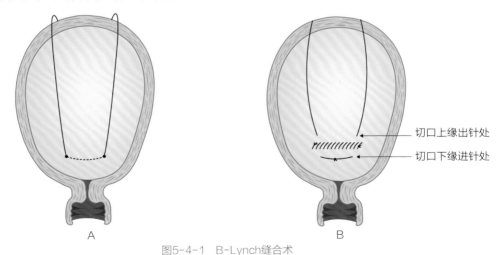

切口上缘出针处
切口下缘进针处

A　　　　　B
图5-4-1　B-Lynch缝合术

（二）Hayman缝合术

Hayman缝合术适用于子宫收缩乏力的情况。具体操作为：将子宫自腹部切口取出，行子宫压迫试验后下推膀胱腹膜反折，暴露子宫下段。用1号可吸收线进行缝合，从子宫切口右侧下缘2cm、子宫内侧3cm的前壁进针，至后壁出针，然后绕到宫底打结；左侧采用同样方法操作（图5-4-2）。检查各进出针处有无渗血、阴道出血是否被控制，以判断缝合是否有效。

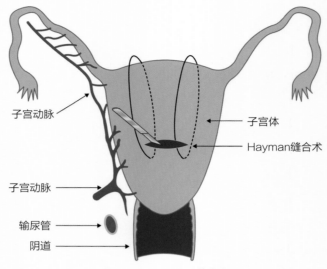

图5-4-2　Hayman缝合术

（三）改良的B-Lynch缝合术和Hayman缝合术

根据临床需求，我院将B-Lynch缝合术和Hayman缝合术简化和改良为简化B-Lynch缝合术、改良B-Lynch缝合术、双B-Lynch缝合术和改良双Hayman缝合术，缝合原则与前相同。

1. 简化B-Lynch缝合术

简化B-Lynch缝合术适用于完全性和凶险性前置胎盘伴胎盘植入的阿氏切口剖宫产，术中采用"二明治"或"三明治"法切除部分子宫前壁下段组织，剩余子宫下段组织较少。具体操作为：将子宫自腹部切口取出，行子宫压迫试验后下推膀胱腹膜反折，暴露子宫下段。用1号可吸收线进行缝合，于距子宫切口右侧下缘3cm、子宫边缘约4cm处垂直进针，于距子宫切口左侧下缘3cm、子宫的边缘约4cm处垂直出针；于子宫切口左侧下缘2cm处垂直进针，于子宫切口左侧上缘3cm处垂直出针，绕过宫底至子宫背侧相应的部位，横向进出针，然后缝线由后经子宫绕至前壁，再于子宫切口右侧上缘上方3cm处垂直进针，于子宫切口右侧下缘下方2cm处垂直出针，拉紧线两端打结（图5-4-3）。

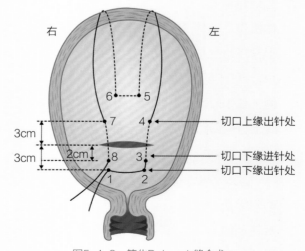

图5-4-3　简化B-Lynch缝合术

2. 改良B-Lynch缝合术

改良B-Lynch缝合术适用于完全性和凶险性前置胎盘阿氏切口剖宫产术，胎盘剥离后子宫下段组织较薄、收缩欠佳，应折叠加固缝合子宫下段组织。具体操作为：将子宫自腹部切口取出，下推膀胱腹膜反折，暴露子宫下段。用1号可吸收线进行缝合，于膀胱底上1cm、子宫左侧边缘3cm处垂直进针，于子宫切口下缘4cm处垂直出针，再于子宫切口下缘2cm处垂直进针，于子宫切口上缘上方3cm、子宫左侧缘4cm处垂直穿出，将下段折叠加固，余同B-Lynch缝合术（图5-4-4）。

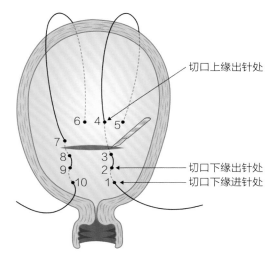

图5-4-4 改良B-Lynch缝合术

3. 双B-Lynch缝合术

双B-Lynch缝合术适用于完全性和凶险性前置胎盘伴胎盘植入，此种情况下子宫体收缩欠佳，应减少子宫体部出血，待子宫下段止血处理完毕、缝合子宫切口后再行经典B-Lynch缝合术。具体操作为：将子宫自腹部切口取出，行子宫压迫试验，加压后子宫体部出血减少。于子宫左侧边缘4cm、子宫切口左侧上缘3cm处垂直进针，于子宫切口上缘上方5cm垂直出针，越过宫底，余同B-Lynch缝合术。（图5-4-5）。

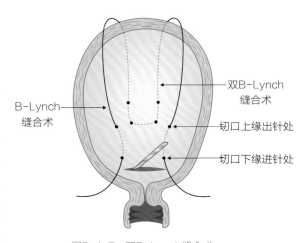

图5-4-5 双B-Lynch缝合术

4. 改良双Hayman缝合术

改良双Hayman缝合术主要适用于完全性和凶险性前置胎盘伴胎盘植入上段宫体部阿氏切口剖宫产术，阿氏切口上段子宫体收缩欠佳，可先行Hayman缝合术减少子宫体部出血。具体操作为：压迫试验后下推膀胱腹膜返折，进一步暴露子宫下段。用1号可吸收线于子宫切口右侧下缘2cm、子宫内侧3cm处垂直进针贯彻子宫下段前后壁，绕到宫底将子宫纵向压缩捆绑打结；左侧采用同样方法操作。检查各进出针处有无渗血、子宫体部出血是否被控制，以判断缝合是否有效。待子宫下段处理完毕，缝合子宫切口后再行Hayman缝合术（图5-4-6）。

　　总之，B-Lynch缝合术较Hayman缝合术操作简单，容易掌握，尤其适用初学者。但B-Lynch缝合术若拉紧缝线时用力方向不对或用力过猛，易造成子宫肌壁损伤；前后壁进针的变化也容易致子宫过度前倾或后屈，影响恶露排出。Hayman缝

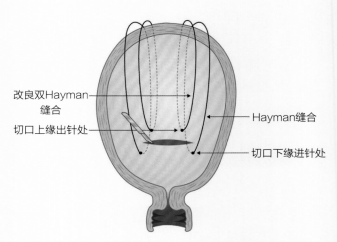

图5-4-6　改良双Hayman缝合术

合贯穿子宫前后壁，缝合组织多，不易撕裂子宫肌壁，但是Hayman缝合术贯彻子宫下段前后壁，宫腔流出道减少，导致恶露排出不畅，可能增加术后宫腔积血、宫腔感染，可能延长产后恶露时间，尤其是对于宫口未开者，术者需根据临床具体情况灵活运用。

第五节　其他缝合止血法

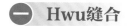

1. 定义

Hwu缝合：由Yuh-Ming Hwu先生在2005年首次提出。对14例前置胎盘行剖宫产的孕妇行该术后，止血效果明显，预后良好，无远期并发症，是一种相当不错的止血技术。

2. 优点

（1）止血效果：1min内可完成，而且止血效果立竿见影。

（2）技术操作：简单快捷，在急诊剖宫产中年资不高的医生也可以使用。

3. 缺点

（1）尚无大样本研究证明此与月经来潮、宫腔粘连等远期及近期并发症发生的相关性。

（2）其是否会造成严重的ASherman综合征仍需进一步的研究。

4. 操作要点

（1）常规采用Pfannestiel切口进入腹腔，娩出胎儿及胎盘。

（2）胎盘娩出后，暴露子宫下段。

（3）采用铬制羊肠线、40mm圆针，在子宫下段距宫颈口2～3cm、右缘约3cm处进针，垂直穿出宫腔，穿过子宫下段后壁中肌层处，但不穿透子宫后壁全层。

（4）穿过子宫后壁中肌层后沿着中肌层向上1～2cm处垂直穿出子宫后壁，再从离子宫切口下缘2～3cm处穿出。进出针位置可选择在有明显活动性出血附近的位置，以利于止血。

（5）另一侧操作同。在离子宫左缘3cm处进针，穿过后壁中肌层，向上至子宫切口下2～3cm处穿出。平行于第一针。

（6）结扎后，结要尽可能打紧，将子宫前后壁一起压迫从而达到止血目的。

（7）常规关闭子宫切口。

Hwu缝合操作见图5-5-1、图5-5-2。

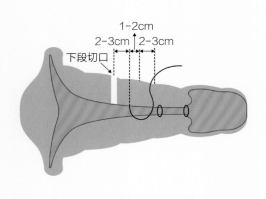

图5-5-1　Hwu缝合操作（1）

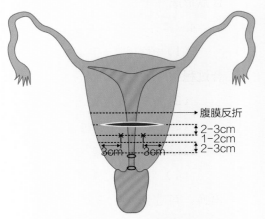

图5-5-2　Hwu缝合操作（2）

二　Cho缝合

1. 定义

Cho缝合：通过缝合压迫子宫，使子宫前后壁尽量接近，直至宫腔腔内间隙消失，从而达到压迫止血目的。

2. 适应证

Cho缝合适用于子宫宫腔内创面出血，尤其是前置胎盘下段出血、宫角处胎盘附着面出血，以及使用间断缝合、"8"字缝合等缝合方式效果不佳时。但是，Cho缝合不适用于宫缩乏力的宫腔内出血。

3. 操作方法

选取整个出血部位的子宫前壁和后壁，充分压迫子宫腔。使用7号或8号手术缝合针与1号防止损伤的铬肠线，在严重出血区域选择任意点，从子宫前壁浆膜层进针，穿过宫腔从后壁浆膜层出针，此进针点为第一缝合点（图5-5-3）。第二缝合点可选择第一缝合点上方或下方外侧2～3cm的任意点，将整个子宫从后至前再次缝合。第三缝合点，即第二缝合点上方或下方2～3cm处，再次从前向后穿透子宫壁。第四缝合点，即第三缝合点一侧2～3cm处，从后到前穿透子宫壁。四个缝

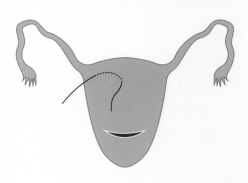

图5-5-3　Cho缝合操作示意

合点形成一个正方形，从而压迫出血面。

4. 操作要点

（1）缝合过程中应采用长直针，长直针可充分穿透子宫前后壁，可避免在缝合过程中反复穿刺。

（2）选取缝合面积不宜过大，过大的缝合面积会影响压迫效果。

（3）四个缝合点间应充分预留引流通道，有利于引流积血。

5. 缝合位置的选择

（1）对于因子宫收缩乏力所致的出血，可选择从子宫底部到子宫下段均匀地使用多个Cho缝合来压迫止血。

（2）对于因胎盘植入，胎盘分离面处的出血，缝线位置选择集中在2～3个出血严重的区域（图5-5-4）。

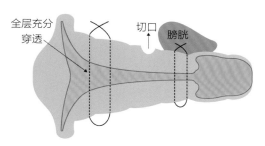

图5-5-4 缝合位置选择

（3）对于因前置胎盘导致子宫横切口下段的出血，可通过下推膀胱进行多次Cho缝合止血（图5-5-5）。

6. 缝合方式缺点

（1）子宫中上段肌层较厚，普通缝针操作相对困难，而子宫下段Cho缝合可能影响恶露排出，且穿透宫腔的Cho缝合有宫腔粘连的潜在风险。

（2）对子宫潜在或继发出血部位不具备压迫止血作用。

（3）局部缝扎增加了宫腔引流不畅而致感染的风险，甚至可能导致子宫局部坏死。

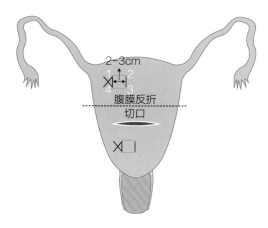

图5-5-5 下推膀胱行Cho缝合止血

7. 缝合方式的改进

考虑到子宫血窦不规则、管腔较大等特点，部分研究者将改良Cho缝合法进行多样式创新，在非贯穿缝合的基础上，可根据血管走向或血窦形态、面积调整进出针位置，每个位置为1～3cm不等；在局部进行立体式压迫，表面观可为菱形、等腰梯形、直角梯形等。尤其是在切口顶端血窦丰富时，多样式改良Cho缝合可阻断子宫动脉上行支部分分支血供，以减少关闭切口过程中损伤血管的风险。近年来，人们开始对Cho缝合进行改良，取其止血优势，去其引流劣势。如将双层宫壁组织缝合改为单层宫壁组织缝合，但单层缝合可能减弱止血效果，故将缝合间距缩短为2cm左右，止血效果明显。

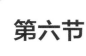

第六节 宫腔填塞止血术

宫腔填塞压迫止血法是通过外源性压力直接压迫子宫壁的动静脉和毛细血管来阻止出血，还可以通过刺激子宫壁肌层引起反射性收缩进行止血。宫腔填塞止血法包括宫腔球囊填塞止血法和纱布条填塞止血法。

一 宫腔球囊填塞法

宫腔球囊压迫止血原理是产生一种由宫腔内向宫腔外的静水压，该压力大于子宫动脉压可有效减少流入到子宫中的血液流量；另外还可以刺激子宫产生内源性前列腺素，引起子宫收缩。对于凶险性前置胎盘并伴胎盘植入的患者，根据其出血的部位可选用不同类型的宫腔填塞球囊，其中应用广泛的有COOK球囊和Bakri球囊。

1. COOK球囊和Bakri球囊填塞的适应证

（1）COOK球囊填塞适应证：①PPP子宫前壁下段大面积切除；②CPP宫颈内口附近出血，经缝合后仍有少量渗血；③胎盘剥离面出血，由于出血位置较低且组织较脆，缝合止血困难；④怀疑宫颈管出血。

（2）Bakri球囊填塞适应证：①胎盘大面积植入子宫中上段切除术后；②子宫上段经缝合止血后仍有少许渗血；③合并子宫粘连，难以缝合止血。

2. 球囊放置方法

（1）COOK球囊放置法（图5-6-1）：术中仔细辨认子宫和阴道球囊导管（分别标有"U""V"，颜色为红色和绿色），将其经子宫切口插入宫颈内口，仔细确认两支球囊均进入宫颈管，向子宫球囊注入无菌生理盐水40ml，待子宫球囊扩张后轻轻向外牵拉导管，使子宫球囊紧贴宫颈内口、阴道球囊位于宫颈管外口。然后向阴道球囊内注入无菌生理盐水40ml。确保两个球囊位于宫颈内外口两侧后，可根据宫颈出血部位高低向两个球囊内分别注入无菌生理盐水至80ml。

（2）Bakri球囊放置法（图5-6-2）：先将子宫切口由两侧向中间缝合。中间留3～4cm孔以间断缝合，留线不打结。经此孔将球囊放入子宫腔内，引流管通过宫颈内口、阴道导出外阴，助手经阴道取出引流管并重新安装阀门，用胶布将导管末端固定在患者大腿上，阴道消毒后填塞纱布防止球囊脱落。子宫预留孔为球囊止血效果的观察孔，通过阴道外的注液管向球囊内推注生理盐水300～500ml后，根据观察孔流血的多少再决定继续注入液体的量直至止血，最后收紧留线。

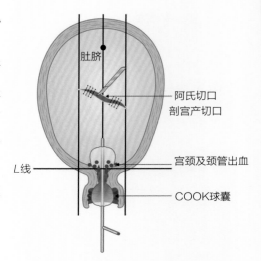

图5-6-1　COOK球囊止血

3. COOK球囊和Bakri球囊填塞的优缺点

（1）COOK球囊填塞的优点：①对于宫颈内口及附近部位的出血效果明显；②球囊内注入生理盐水较少，组织压力相对较小，发生组织坏死的可能性低。缺点：①没有引流管，不能实时观察宫腔内出血情况；②对于子宫位置较高的出血，COOK球囊并不适用，仅适用于宫颈内口附近出血。

（2）Bakri球囊填塞的优点：①设计符合子宫形态，膨胀后容积能满足产后子宫大小需要，术中可根据子宫出血部位的高低来决定放置球囊的位置；②球囊填塞宫腔后，可根据球囊引流管引流出的积血量判断宫腔内是否还有持续性出血，且可以根据宫腔内出血情况调整球囊的注水量以增加或减少球囊对子宫腔内壁

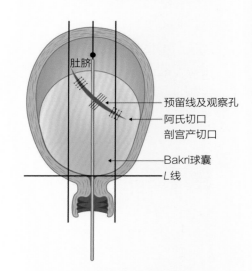

图5-6-2　Bakri球囊止血

的压力，合理压迫宫腔出血部位；③技术简单易学，操作方便，止血成功率较高，球囊填塞时只需将球囊送入宫腔内，确保球囊完全位于子宫颈内口以上，再通过球囊注水管将球囊充盈起来压迫子宫内壁，直至宫腔内出血停止。缺点：①价格较高，难以普及应用；②对于宫颈内口的止血效果不及COOK球囊；③经产妇宫颈内口肌肉较松弛，易致球囊滑脱至阴道，达不到止血效果。

4. 球囊填塞后注意事项

（1）避免按摩子宫或宫底加压，防止球囊脱落。

（2）常规使用缩宫素持续静脉滴注24h，以维持有效宫缩；常规使用抗生素24h以预防感染。

（3）每小时记录引流管的引流血量。

（4）观察宫底高度、子宫大小和张力，判断球囊是否存在经阴道脱出或者水阀漏水甚至球囊破裂的可能。

（5）球囊一般留置8～24h，最长留置时间不超过48h。取出球囊时，先打开阀门令充盈液自然流出或者用注射器抽出液体；当液体完全排空后，再将球囊经子宫颈口从阴道轻轻抽出。

5. 特殊处理

当子宫上下段都有少许渗血时，仅放置Bakri球囊后通过观察孔发现仍有渗血，尤其是渗血来自子宫下段的时候，可采用Bakri球囊+B-Lynch缝合法。具体做法是：先行B-Lynch缝合（详见本章第四节），但是留线不打结，然后按照上文所述放入Bakri球囊后注入生理盐水至宫腔上段止血；由助手慢慢拉紧B-Lynch缝合预留线两端以确保张力，通过观察孔及球囊引流孔观察渗血情况，如无渗血可将B-Lynch缝合预留线打4～5个结防止松散滑脱，并收紧观察孔的预留线。

二　宫腔纱布条填塞法

1. 宫腔纱布条填塞法适应证

适应证：①胎盘剥离后因子宫收缩欠佳出血汹涌时；②在凶险性前置胎盘中，更常用于术中暂时性宫底压迫止血。当附着于子宫内壁上段的胎盘剥离出血，而子宫内壁下段胎盘植入大出血时，常常先用纱布条压迫子宫内壁上段出血，防止出血干扰术野的处理。

2. 放置方法

术前准备好200cm×8cm的无菌纱布条，助手固定子宫底部，术者先用左手将患者子宫下部固定，用右手或者卵圆钳放入纱布。放置时需要将纱布条沿着患者的整个子宫底呈"Z"字形左右来回填塞，直至将子宫腔上半部分填满，且应松紧适宜（图5-6-3）。但由于凶险性前置胎盘出血汹涌，术中可使用2～3块手术血垫（20cm×40cm）填满宫腔上段，放置时可把血垫折叠成1/4大小放入。

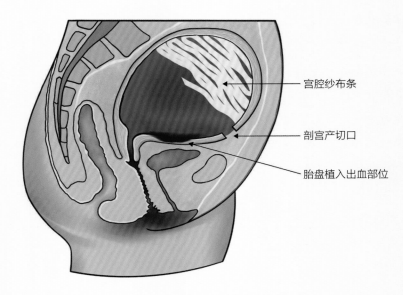

　　宫腔纱布条

　　剖宫产切口

　　胎盘植入出血部位

图5-6-3　术中宫腔纱布条填塞术

　　3. 纱布条填塞优缺点

　　纱布条填塞的优点：①可以快速止血，减少出血；②通过压迫可以间接增强子宫收缩；③有效保护创面，减少血栓的形成。缺点：①创面较大或者组织切除过多的非闭合性组织无法通过纱布条压迫止血；②隐匿性出血被掩盖，延误抢救时机。

　　4. 纱布填塞后注意事项

　　注意事项：①警惕内松外紧，纱布条的填塞必须将狭窄的宫腔完全填紧，内松外紧容易导致止血不彻底；②纱布条填塞的速度一定要快，因纱布条具有很强的吸血作用，当完全意识到有继续反复出血的现象时则为时已晚，而且很难准确判断狭窄的宫腔是否完全填紧；③放置宫腔纱布条压迫时间为24～36h，其间需要观察宫底高度、阴道流血情况，严密监测患者生命体征；④纱布条取出时需要动作轻缓，切忌暴力拉取导致闭合的伤口再次开放出血，取出后需要核对纱布的数量及完整性。

第七节 凶险性前置胎盘所致严重产后出血的血管介入治疗

中央性凶险性前置胎盘伴胎盘植入在产科中是严重疾病之一，存在术中出血量大、术后并发症较多等风险，会导致休克、脏器损伤，严重威胁患者健康及生命安全，是目前导致产后出血及产科子宫切除的重要原因之一。对于难治性产后出血，常常需行子宫切除术以挽救患者生命。但子宫不仅是一个生育器官，而且具有重要的内分泌功能，卵巢血供50%～70%来源于子宫动脉卵巢支，切除子宫势必影响卵巢的内分泌功能。针对中央性凶险性前置胎盘引发严重产后出血的介入干预，主要有髂内动脉栓塞术（internal iliac artery embolization, IIAE）、子宫动脉栓塞术（uterine artery embolization, UAE）、子宫动脉导管预置、腹主动脉球囊封堵术及髂总/髂内动脉球囊封堵术。

一　血管内介入的定义及分类

血管内介入技术（vascular interventional technique, VIT）是在医学影像设备的引导下，利用穿刺针、导丝、导管等器械经血管途径进行诊断与治疗的操作技术。VIT应用于PPP所致的产后出血的治疗，包括经导管动脉栓塞术（transcatheter arterial embolization, TAE）及腹主动脉/髂内动脉球囊预置术（temporary abdominal aorta or internal iliac artery occlusion, TAAC）；其中TAE又可分为经皮髂内动脉栓塞术（IIAE）和子宫动脉栓塞术（UAE）。

二　血管内介入止血原理

盆腔为双重血管供血，髂内动脉及子宫动脉有广泛的吻合支。产后出血患者的血供多来源于子宫动脉。子宫动脉呈明显单侧性，平时宫体中部丰富的交通支大部分关闭，在对侧子宫动脉无法供血的情况下，交通支即开放，可使盆腔器官保持正常功能。介入治疗是有选择地栓塞出血动脉，并且从出血动脉的末梢开始栓塞至整条出血动脉的血管腔，即使有交通支恢复子宫供血，血流量也只够维持子宫正常营养。同时，栓塞可使子宫动脉压明显下降，降低血流速度，有利于血栓形成。此外，由于子宫供血减少，子宫平滑肌纤维缺血缺氧、收缩加强，一定程度上可以减少出血。

三 介入性干预的时机

美国妇产科医师学会（ACOG）在2017年产后出血指南中建议[6]，当使用较小侵入性治疗后患者仍有持续性缓慢出血，应在血流动力学稳定后及时采用介入治疗。介入治疗在产后出血发生发展的各个时期，均可发挥一定的积极作用。

四 凶险性前置胎盘介入的适应证及禁忌证

1. 适应证

PPP介入的适应证包括：①胎盘植入、前置胎盘及胎盘粘连导致保守治疗无效的各种难治性产后出血；②PPP产后出血一次出血量达1000ml以上，经积极保守治疗仍有出血倾向者；③处理胎盘植入前，为控制出血、预防再次出血、避免切除子宫，可进行预防性栓塞；④PPP术中经子宫动脉结扎和子宫切除后仍有活动性出血者。

2. 禁忌证

PPP介入的禁忌证包括：①PPP术中生命体征极度不稳定者；②严重凝血功能异常者；③严重心、肝、肾、凝血功能障碍及造影剂过敏者。

五 血管介入治疗的方法

1. 解剖学基础

腹主动脉在第4腰椎水平分为左、右髂总动脉，沿腰大肌内侧向外下方斜行至骶髂关节前方处分为髂内动脉和髂外动脉。子宫动脉、阴道动脉、阴部内动脉均为髂内动脉分支，而股动脉为髂外动脉的分支。股动脉体表定位为：屈髋并稍外展、外旋位，髂前上棘至耻骨联合连线的中点，划一条直线至股骨内收肌结节，此线的上2/3即为股动脉的体表投影。腹股沟韧带的下方0.5cm可扪及股动脉的搏动处，此处穿刺容易成功。

2. Seldinger技术

1953年，Seldinger首创了经皮穿刺、导丝引导下动脉管造影技术，该穿刺插管方法具有操作简便、安全、损伤小、无需缝合血管、合并症少等优点，因而得到广泛应用，并取代了以前直接穿刺血管造影或手术切开暴露血管插管造影的方法。具体步骤如下：

（1）扪及股动脉搏动，确定穿刺部位。用尖角解剖刀刺开皮肤3～5mm，将血管钳进入皮肤切口，钝性分离皮下组织。

（2）穿刺针纵轴与皮肤夹角呈30°～45°斜行进针，刺入血管前壁。拔出针芯可见回血或稍退针鞘可见回血，可确定已刺中血管。

（3）向针鞘内插入导丝至血管腔内，插入足够长度的导丝退出针鞘。

（4）压迫血管穿刺点，将带有扩张管的鞘管沿导丝旋转插入血管。

（5）拔出导丝和扩张管，鞘管留置于血管腔内。经鞘管支臂注入肝素生理盐水5～10ml，防止鞘管内血栓形成。

3. 栓塞材料的选择

（1）导管的选择：妇产科血管介入导管常选用直径5F系列导管，也可使用罗伯特子宫动脉导管（RUC）、RH导管等，应根据介入医师的操作习惯和患者的血管结构灵活选用合适的导管（图5-7-1）。

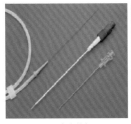　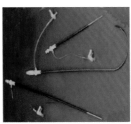　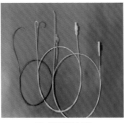　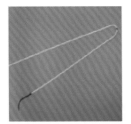

A. 穿刺针　　　　　　B. 导管鞘　　　　　　C. 造影导管　　　　　D. 子宫动脉导管

图5-7-1　导管种类

（2）导丝的选择：临床多选用直径0.035英寸的超滑导丝，导丝前端有135°的弯头。

（3）栓塞剂的选择：常用栓塞剂为新鲜的明胶海绵颗粒，将明胶海绵裁成直径0.5～1mm的小颗粒，与生理盐水均匀混合；用2ml注射器间断推注明胶海绵颗粒，并用生理盐水缓慢冲管，使明胶海绵颗粒进入子宫动脉远侧分支，堵塞出血血管，避免过早栓塞子宫动脉主干或引起导管堵塞。

六 产后出血动脉栓塞术的选择

对于病情危重患者，可选择IIAE；对于部分一般情况较好的产后出血患者，或在术者插管技术熟练、团队配合默契的情况下，可选择UAE或其他责任动脉行精细栓塞，以减少并发症的发生。由于子宫供血呈双侧性，因此，若仅栓塞一侧子宫动脉或髂内动脉前干，将导致介入治疗失败。这里对IIAE的步骤进行介绍，具体如下（图5-7-2、图5-7-3）：

（1）体位：患者取平卧位，双下肢外展，一般在一侧腹股沟部常规消毒，铺洞巾。

（2）麻醉与穿刺：在股动脉搏动最强处下方约2cm处，用质量分数为1%普鲁卡因5～8ml行局部麻醉。切开0.5cm的小口，用血管穿刺针(Seldinger穿刺针)穿刺股动脉。

（3）插入金属导丝及Cobra导管：待穿刺针尾部有血液喷出时，经穿刺针尾部插入金属引导钢丝，将穿刺针向上插入40～50mm，拔出穿刺针，将导丝留在动脉内，再经导丝插入Cobra导管后拔出导丝。

（4）X线监测：导管插入动脉后，需在X线透视下行选择性插管。Cobra导管可双弯曲，第一弯曲到管端较短，适用于进入腹主动脉分支。导管含金属铝，不透X线，易于行X线透视监视。

（5）寻找髂内动脉：导管进入腹主动脉后，最好在电视屏透视监视下将导管置于腹主动脉下段的第4腰椎水平。先试行下侧髂总动脉，导管进入髂总动脉后，行髂总动脉造影，以了解髂内动脉解剖关系、供血及出血情况。

（6）注入栓塞剂：明确病变部位及出血动脉后，再改变Cobra导管方向，在导丝引导下将导管插入髂内动脉或其供血分支(如子宫动脉总支)。经试验造影剂确认导管位置后，即经导管注入栓塞剂。

（7）栓塞剂应选择：产后出血动脉栓塞术的栓塞剂应选择可吸收的中效栓塞剂。新鲜明胶海绵是可吸收的中效栓塞剂，因其取材容易、价格低廉、疗效确切、并发症少而被广泛应用。它在栓塞后2～3周即可被吸收，使血管复通，而此时出血血管已形成血栓得到修复，子宫收缩力恢复。

（8）拔管及其后的处理：栓塞后可拔管，压迫穿刺局部15～20min后，再用纱布绷带压迫止血。患者取半卧位，穿刺侧大腿伸直，压迫穿刺部位2h以防股动脉穿刺点出血，24h后可下床活动。

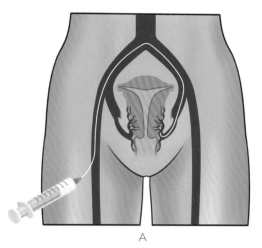
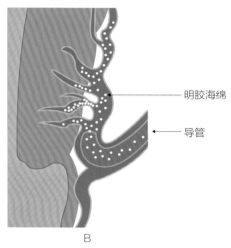

明胶海绵

导管

A B

图5-7-2　子宫动脉栓塞术示意图

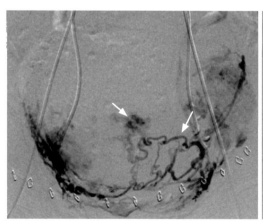
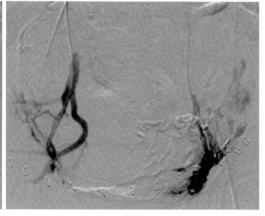

A. 栓塞前　　　　　　　　　　　　　　　　B. 栓塞后

图5-7-3　经股动脉穿刺将导管插入子宫动脉后栓塞

七　腹主动脉/髂内动脉球囊预置术

腹主动脉/髂内动脉球囊预置术是指通过鞘管引导在动脉内放置可充盈的球囊暂时性阻断动脉，从而达到控制出血的一种方法。

（一）适应证及禁忌证

（1）适应证：适用于可能发生大出血的孕妇，如胎盘植入或者中央性前置胎盘等。

（2）禁忌证：①严重的凝血功能障碍；②控制不良的高血压及血管病变；③术前彩色多普勒超声检查发现双侧股动脉、髂总动脉及腹主动脉动脉粥样硬化或血管畸形。

（二）术前评估及术前准备

由于动脉内暂时性球囊阻断技术本身为有创性操作，且可能引起相关的并发症，因此应对考虑实施此技术的孕妇进行详细的评估，权衡可能存在的风险与益处，与患者及家属进行良好的沟通。此类手术最好在手术室进行，需做充分的术前准备以及术程安排，同时需要产科、麻醉科、放射科、儿科等多科协作共同完成。此外，最好获得血管外科支持以便于发生血管破裂等严重并发症时能及时有效地进行抢救处理。术前应常规行彩色多普勒超声检查双侧股动脉、髂总动脉及腹主动脉，排除动脉粥样硬化或血管畸形，并准备相应大小的球囊导管及动脉鞘管。

（三）手术步骤

（1）麻醉与监测：孕妇实施全麻或局麻后，行桡动脉和足背动脉穿刺置管，监测动脉血压；术中持续监测孕妇ECG、SPO_2、BP、尿量情况，持续行胎儿胎心监测。

（2）检查球囊：在使用球囊之前应对球囊进行仔细检查，并使用盐水排空球囊内空气。

（3）经皮动脉内球囊导管植入术：穿刺部位消毒铺巾，Seldinger法行双侧股动脉穿刺，置入8F鞘管，取出扩张子，通过鞘管将合适的球囊导管（常用直径为12~16mm）送入双侧髂内或者髂总动脉内，使用X线透视定位球囊。注意，为避免母体和胎儿暴露在辐射之下，应尽量减少透视的时间和次数。球囊定位后要妥善将导管固定于皮肤上，避免球囊导管术中移位。

（4）术中管理：剖宫产切口一般选择纵切口，在取出胎儿并且钳夹脐带之后，用盐水充盈球囊以阻断双侧髂内动脉或者髂总动脉；术中使用压力监测仪监测球囊内压力，避免球囊内压力过高损伤动脉；在球囊阻断动脉的条件下行子宫切除术，切除子宫后排空球囊中的盐水，术毕拔出鞘管；在手术过程中应向鞘管及球囊顶管持续或间断泵入小剂量肝素抗凝。

（5）术后管理：术毕拔除动脉内球囊导管，压迫穿刺处2h，加压包扎髋关节，制动24h。

髂内动脉球囊预置术示意见图5-7-4。

图5-7-5所示为双侧髂内动脉预置球囊后子宫动脉主干血流缓慢。

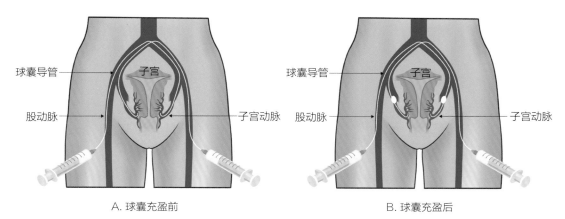

A. 球囊充盈前　　　　　　　　　　　　　　B. 球囊充盈后

图5-7-4　髂内动脉球囊预置术示意图

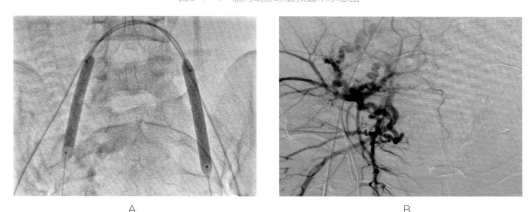

A　　　　　　　　　　　　　　　B

图5-7-5　双侧髂内动脉预置球囊后子宫动脉主干血流缓慢

（四）并发症防治

1. 术中即时并发症

（1）球囊破裂致阻断失败：术中球囊破裂会导致阻断失败，无法控制术中出血，因此，根据影像学测量并选用合适的球囊、避免球囊内压力过高是关键。同时，建议使用最小有效阻断量阻断血管，即向球囊内注入刚好能阻断血管所需的盐水量（使用量8～10ml），最小有效阻断量可以通过预阻断实验测量。

（2）术中球囊移位：球囊定位以后要妥善固定球囊导管并避免改变患者体位，一旦术中球囊移位，可能会影响阻断效果。

（3）穿刺处血管破裂、假性动脉瘤形成：这是任何血管操作都可能出现的并发症，因此要求操作者具备熟练的技巧以及丰富的经验。

2. 延迟的相关并发症

（1）感染：穿刺局部严格消毒铺巾并且术中使用抗生素。

（2）卵巢功能失调，阴道、直肠、膀胱壁缺血坏死，下肢缺血损伤：盆腔脏器大部分的血液供应来源于髂内动脉，阻断髂总动脉还会影响到下肢的血供，所以应尽量减少动脉阻断的时间；每次阻断不超过60min，如果超过60min，最好开放球囊15min后再行二次阻断。

（3）血栓形成：孕晚期孕妇的血液处于高凝状态，行动脉阻断会使血栓形成的概率更高，建议尽量缩短球囊阻断时间，术后严密观察，一旦发现血栓形成应及时治疗。

八 介入治疗的并发症防范

减少栓塞并发症发生的主要措施有：

（1）栓塞前进行全面的腹主动脉、髂内/髂外动脉造影评估。

（2）插管准确，选择合理的栓塞剂，避免用永久性和粒径过小栓塞剂。

（3）操作轻柔，避免穿刺引起血肿、导管损伤血管（如血管破裂、夹层等）。

（4）合理规范的导管使用原则及无菌管理是减少导管相关并发症的关键。提倡在治疗6～8h后解除患者股动脉压迫，并令其及时下床活动。对于因产科因素不适合下床活动的患者，应鼓励其适当活动或按摩下肢。封堵器、压迫器、血管闭合装置（球囊封堵）等的应用可进一步缩短制动时间，减少穿刺点血肿、下肢动脉栓塞及血栓形成风险。

九 介入技术干预策略

介入技术的干预策略如下：

（1）成立产后出血快速反应小组，制定多学科协作规范，有利于进一步优化产后出血患者管理。介入医师在产后出血救治团队中应承担起相应的责任。

（2）患者经产道损伤修补、药物促宫缩、输血及宫腔球囊压迫等对症对因处理后，如仍有活动性出血，应及时介入干预。有时因某些原因未能在第一时间行介入干预，在选择子宫压迫缝合、血管结扎、子宫局部切除等外科有创处理后，如患者仍有多量活动性出血，行补救性介入干预仍然可行。即使发生严重产后出血，如具备迅速实施介入操作的硬件条件（如复合手术室等）和技术熟练的介入团队，仍可在决定子宫切除术前尝试介入治疗。由于存在潜在的侧支血管，手术结扎子宫动脉或髂内动脉有时无法获得满意的止血效果，且紧急子宫切除存在死亡率高、使患者永久丧失生育能力等严重弊端，因此，在有条件的医疗机构，介入治疗可作为处理产后出血的一线方案。

参考文献

［1］IKEDA T，SAMESHIMA H，KAWAGUCHI H，et al. Tourniquet technique prevents profuse blood loss in placenta accreta cesarean section ［J］. J Obstet Gynaecol Res，2005，31（1）：27-31.

［2］HAMURO A，TACHIBANA D，WADA N，et al. On-site hemostatic suturing technique for uterine bleeding from placenta previa and subsequent pregnancy. Arch Gynecol Obstet，2015，292（6）：1181-1182.

［3］YILDIZ C，AKKAR O B，KARAKUS S，et al. Hypogastric artery ligation for obstetrical hemorrhage：clinical experience in a tertiary care center ［J］. Turk J Med Sci，2015，45（6）：1312-1316.

［4］吕艳红，刘朵朵，白璐，等. 腹主动脉阻断术与双侧髂内动脉结扎术在凶险性前置胎盘剖宫产术中应用及比较研究［J］. 中国实用妇科与产科杂志，2018，12：1389-1392.

［5］YUH-MING H，CHIE-PEIN C，et al. Parallel vertical compression sutures：a technique to control bleeding from placenta previa or accrete during caesarean section. 2005，112：1420-1423.

［6］POSTPARTUM HEMORRHAGE. Practice Bulletin No. 183. American College of Obstetricians and Gynecologists ［J］. Obstet Gynecol，2017，130：168-186.

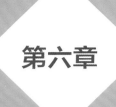

第六章

中央性前置胎盘和
凶险性前置胎盘超声诊断

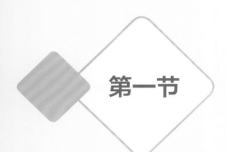

第一节 正常胎盘的超声图像

对胎盘进行超声检查时，应注意胎盘的位置、数目、形态、实质回声表现、脐带入口位置、与宫颈的关系、胎盘后间隙情况及与邻近组织器官的关系等。

一、正常胎盘与宫颈内口

胎盘是由胎儿的叶状绒毛膜和母体的子宫底蜕膜共同组成的圆盘形结构，分为胎儿面、母体面及胎盘实质部分，胎儿面可见脐带附着（图6-1-1）。

正常宫颈回声较子宫肌层高，纵切时在宫颈线周围为梭形低回声，横切时呈椭圆形（图6-1-2）。正常宫颈内口闭合的形态呈"T"形，内口上方无胎盘组织，同时要运用彩色多普勒及频谱多普勒判断宫颈内口上方有无脐带血管走行（图6-1-3）。

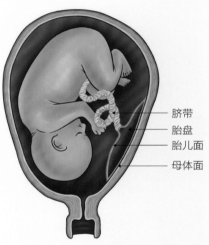

图6-1-1 胎盘解剖示意图

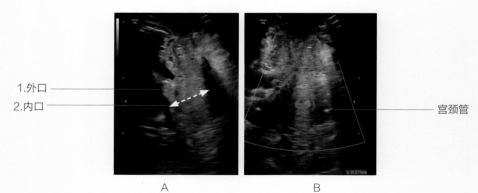

图A中1为宫颈内口，2为宫颈外口，测量线所示为宫颈管内、外口的距离，即宫颈长度

图6-1-2 经会阴检查正常宫颈正中矢状切面（A）及横切面（B）

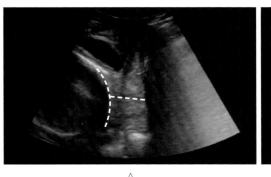
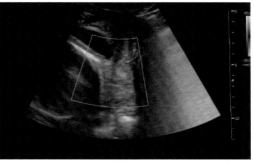

A   B

图6-1-3 虚线显示"T"形的为正常宫颈内口（A），运用彩色多普勒判断有无血管前置（B）

二 胎盘位置

妊娠12周后，超声可清楚显示胎盘轮廓，分辨大部分胎盘的位置。妊娠16周即可评估胎盘位置，胎盘可附着于子宫前壁、后壁、左侧壁、右侧壁，或者同时存在于几个位置。图6-1-4至图6-1-8为胎盘附着于子宫不同位置的超声图。妊娠18～20周可评估胎盘下缘与宫颈内口的关系（图6-1-9）。

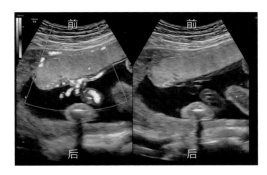

图6-1-4 胎盘位于前壁及脐带入口显示

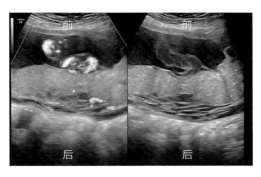

图6-1-5 胎盘位于后壁及脐带入口显示

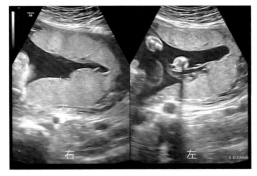

图6-1-6 胎盘位于左侧壁及脐带入口显示

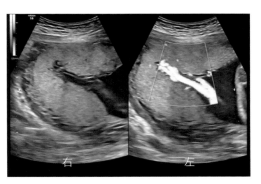

图6-1-7 胎盘位于右侧壁及脐带入口显示

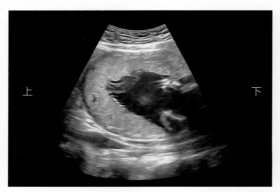

图6-1-8　胎盘位于宫底壁及脐带入口显示

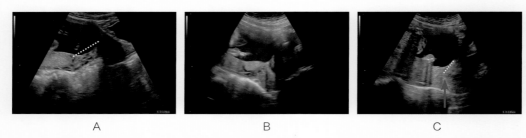

A　　　　　　　　　　B　　　　　　　　　　C

图A 胎盘下缘至宫颈内口的距离为3.79cm；图B 胎盘下缘达宫颈内口边缘；图C 胎盘下缘部分覆盖宫颈内口（箭头所指为宫颈内口）。

图6-1-9　胎盘下缘至宫颈内口的关系

三 胎盘脐带入口

　　正常的胎盘脐带入口位于胎盘实质的中央或偏中央胎盘胎儿面（图6-1-10）。

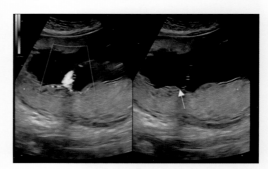

箭头所示为脐带入口

图6-1-10　脐带入口位于胎盘实质中央胎儿面

四 正常的胎盘形态

　　妊娠9周时，胎盘呈月牙状高回声；妊娠10～12周时，胎盘边缘可清晰显示；正常妊娠至足月时，胎盘呈圆形或椭圆形（图6-1-11）。通常来说，胎盘厚度与胎儿妊娠周数相关，正常胎盘的厚度在孕中期一般不超过40mm，在孕晚期一般不超过60mm。

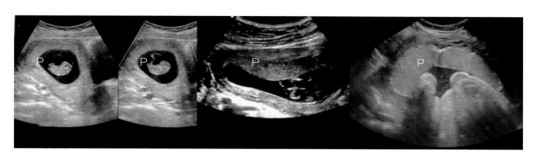

A.9周胎盘　　　　　B.12周胎盘　　　　　C.足月胎盘

P：胎盘

图6-1-11　正常胎盘形态

五　胎盘实质表现

随着孕周增加，胎盘回声亦会发生不同变化，按照其成熟度可分为0～Ⅲ级（图6-1-12）。0级胎盘常出现于29周前，此时绒毛膜板光滑、平整、清晰，胎盘实质回声均匀，基底膜分辨困难。Ⅰ级胎盘绒毛膜板有轻微的起伏，胎盘实质有散在强光点，基底膜呈无回声。Ⅱ级胎盘常见于36周后，绒毛膜板出现切迹达胎

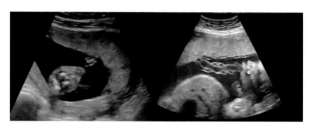

A.0级胎盘　　　　　B.Ⅰ级胎盘

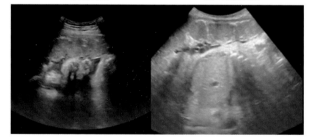

C.Ⅱ级胎盘　　　　　D.Ⅲ级胎盘

图6-1-12　胎盘实质表现

盘实质内，实质强光点增多，基底层出现增强光点。Ⅲ级胎盘绒毛膜板切迹深达基底膜，胎盘实质出现环状强回声，基底光点增大并融合相连，可见声影，常见于38周后。

六　胎盘后间隙

胎盘后方可见由蜕膜、子宫肌层、子宫血管形成的胎盘后复合体（图6-1-13），又称为胎盘后间隙。妊娠18周后，胎盘与子宫肌壁间见一带状无回声分隔，此为静脉丛。

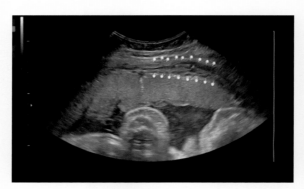

虚线中间为带状无回声分隔

图6-1-13　胎盘后复合体

七　胎盘邻近组织器官

　　子宫前方毗邻膀胱,后方靠近肠管,尤其是直肠。胎盘附着于前壁下段时,与子宫壁及膀胱壁相邻。正常情况下,膀胱边界为线状强回声,回声清晰、连续,与子宫浆膜层、肌层分界清晰(图6-1-14 A)。多普勒监测下,膀胱壁与胎盘间无相通血流信号(图6-1-14 B)。

　　子宫后壁与肠管的关系显示困难,但通过MRI检查同样可以见到子宫浆膜层、肌层与肠管各边缘连续、分界清晰、无粘连。

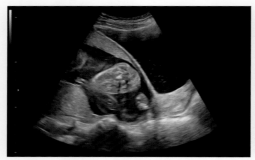
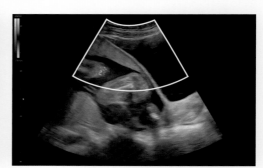

A. 二维灰阶图　　　　　　　　　　　　　　　B. 多普勒图

图6-1-14　胎盘邻近组织器官超声图

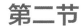

第二节　中央性前置胎盘和凶险性前置胎盘的超声图像分析

妊娠28周后，胎盘附着于子宫下段，胎盘下缘甚至达到或覆盖宫颈内口，位置低于胎先露部，此为前置胎盘。中央性前置胎盘是指胎盘组织附着于子宫下段，完全覆盖宫颈内口。前置胎盘通常根据胎盘下缘与宫颈内口的关系来分类，当伴有胎盘植入时，可根据植入深度及范围再进行细分。

一　前置胎盘的超声图像分析

（1）中央性前置胎盘（complete placenta previa）：胎盘下缘完全覆盖宫颈内口（图6-2-1A、B）。

（2）部分性前置胎盘（partial placenta previa）：胎盘组织部分覆盖宫颈内口（图6-2-1C、D）。

（3）边缘性前置胎盘（marginal placenta previa）：胎盘组织达到宫颈内口边缘（图6-2-2A、B）。

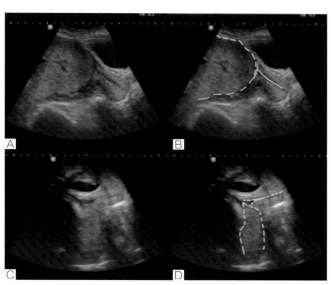

A、B：胎盘下缘完全覆盖宫颈内口；C、D：胎盘下缘部分覆盖宫颈内口，宫颈内口稍扩张

图6-2-1　中央性/部分性前置胎盘超声图像

（4）低置胎盘（low-lying placenta previa）：胎盘下缘在距离宫颈内口2cm以内，但未覆盖宫颈内口任何部位（图6-2-2C、D）。

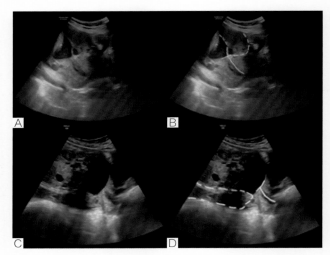

A、B：胎盘下缘达宫颈内口；C、D：胎盘下缘距宫颈内口＜20mm

图6-2-2　边缘性前置胎盘及低置胎盘超声图像

二　中央性前置胎盘的超声图像分析

中央性前置胎盘的详细超声检查及图像分析建议包含胎盘的位置、胎盘下缘覆盖并越过宫颈内口的距离、胎盘边缘三点定位、检查脐带插入口的位置及是否合并胎盘植入等，详细见本章第三节内容。

三　凶险性前置胎盘的超声图像分析

1. 凶险性前置胎盘的分类

结合凶险性前置胎盘与经典的前置胎盘分类，可将凶险性前置胎盘分为四类。

（1）凶险性中央性前置胎盘或中央性凶险性前置胎盘：既往有剖宫产史或子宫下段手术史（如肌瘤剔除史），此次妊娠为完全性前置胎盘（中央性前置胎盘），胎盘部分附着于原手术瘢痕部位者。

（2）凶险性部分性前置胎盘：既往有剖宫产史或子宫下段手术史（如肌瘤剔除史），此次妊娠为部分性前置胎盘，胎盘附着于原手术瘢痕部位者。

（3）凶险性边缘性前置胎盘：既往有剖宫产史或子宫下段手术史（如肌瘤剔除史），此次妊娠为边缘性前置胎盘，胎盘附着于原手术瘢痕部位者。

（4）凶险性低置胎盘：既往有剖宫产史或子宫下段手术史（如肌瘤剔除史），此次妊娠为低置胎盘，胎盘附着于原手术瘢痕部位者。

2. 凶险性前置胎盘伴胎盘植入的分类

凶险性前置胎盘伴胎盘植入时，凶险性前置胎盘的分类不变，但植入部分按浸润深度来划分。胎盘植入性疾病谱（PAS）最早由Luke等[1]进行定义，包含异常胎盘黏附和侵袭性胎盘两大类。根据绒毛侵入子宫肌层深度的不同，现代组织病理学将该疾病分为3个亚型。根据前置胎盘的分类及伴发植入的病理类型，凶险性前置胎盘又可分为12个类别。

（1）粘连性胎盘：绒毛直接附着于子宫肌层表面，并未侵入肌层。

凶险性前置胎盘合并粘连性胎盘时可分类如下：凶险性中央性前置胎盘伴胎盘粘连、凶险性部分性前置胎盘伴胎盘粘连、凶险性边缘性前置胎盘伴胎盘粘连、凶险性低置胎盘伴胎盘粘连。

（2）植入性胎盘：绒毛侵入部分子宫肌层或全层，但未达浆膜层。

凶险性前置胎盘合并植入性胎盘时可分类如下：凶险性中央性前置胎盘伴胎盘植入、凶险性部分性前置胎盘伴胎盘植入、凶险性边缘性前置胎盘伴胎盘植入、凶险性低置胎盘伴胎盘植入。

（3）穿透性胎盘：绒毛侵入子宫肌层并穿透子宫肌壁达浆膜层，甚至还累及邻近盆腔器官。

凶险性前置胎盘合并穿透性胎盘时可分类如下：凶险性中央性前置胎盘伴穿透性胎盘、凶险性部分性前置胎盘伴穿透性胎盘、凶险性边缘性前置胎盘伴穿透性胎盘、凶险性低置胎盘伴穿透性胎盘。

上述分类仅仅是理论上的分类，实际上同一病例中可存在多种植入深度[2]，因此，编者认为可以按该病例存在的植入深度中最严重的类型来归类。

胎盘植入的病例也经常根据所植入的范围而分为局限性胎盘植入和弥漫性胎盘植入。局限性胎盘植入时，胎盘植入的范围仅限于子宫壁，无宫外侵袭。弥漫性胎盘植入时，胎盘植入的范围超出子宫，伴发宫外侵袭。

3. 凶险性前置胎盘的分型

凶险性前置胎盘尤其是凶险性中央性前置胎盘的患者，容易出现产后出血、失血量大、输血量多的情况。因此，在术前对其进行分型以指导手术治疗是非常有必要的。其分型与中央性前置胎盘相同，详见第一章。

四 前置胎盘伴胎盘植入的超声图像分析

胎盘植入是胎盘与子宫的异常粘连，主要表现为娩出后胎盘无法与子宫分离。胎盘的滋养细胞具有侵袭性，当着床区域蜕膜发育不良或缺乏时，滋养细胞可穿透蜕膜或直达肌层。前置胎盘及剖宫产手术史是胎盘植入的两个重要危险因素，因此，前置胎盘及凶险性前置胎盘均可伴发胎盘植入，凶险性前置胎盘更应警惕胎盘植入的发生。

（一）孕早期超声表现

胎盘植入性疾病谱（PAS）的超声特征最早可能在孕早期出现，包括植入在剖宫产瘢痕内或附近的孕囊、菲薄的子宫下段前壁肌层、不规则的胎盘-子宫肌层和膀胱-子宫肌层界面[3]。剖宫产术后子宫瘢痕妊娠（cesarean scar pregnancy，CSP）是PAS的早期表现，孕囊种植在子宫肌层缺损（菲薄或缺如）的剖宫产术后子宫切口瘢痕内，彩色多普勒可见高流速（峰值速度＞20cm/s）和低阻抗（脉动指数＜1）的胎盘血流。若孕囊种植在瘢痕附近，则可在严密观察下继续妊娠，但须注意其后续的监测，因其可大大增加胎盘植入的概率。在妊娠后期，早期诊断为瘢痕妊娠的胎盘可发展为PAS。

（二）中、晚孕期的超声表现

1. **二维超声表现**

1）胎盘后间隙（清晰区）消失

胎盘后间隙（清晰区）消失是指胎盘着床部位与子宫肌层之间的低回声区缺失或不规则（图6-2-3），为胎盘植入中最常见的超声声像之一。该PAS超声特征被认为是胎盘绒毛通过基底膜进入子宫肌层的异常延伸，致使两者界限消失。由于胎盘

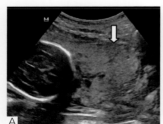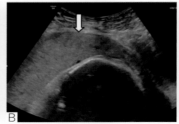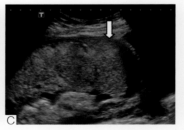

A：26岁孕妇，孕4产1孕35周，既往剖宫产手术史1次；B：39岁孕妇，孕4产1孕32周，既往剖宫产手术史1次；C：25岁孕妇，孕3产2孕35周，既往剖宫产手术史2次。图中箭头所示为胎盘与子宫肌层间的低回声胎盘后间隙（透亮带）消失。以上3例病例均于术中被诊断为胎盘植入

图6-2-3 胎盘后间隙消失

和子宫之间空隙的消失是角度相关的，在正常的前置胎盘中亦可见到，且其外观会随着妊娠的进展而变化。此外，它也会随着胎盘在子宫腔内的位置、超声探头的直接压力和（或）膀胱的充盈而改变。因此，该特征不能单独使用，应与其他超声特征结合使用。

2）异常胎盘陷窝

异常胎盘陷窝是指胎盘内存在很多大而不规则的陷窝，灰阶下即可见到湍流（图6-2-4），这种声像亦被描述为"沸水征"。灰阶超声成像下，胎盘呈"虫蛀"样，为多个小无回声区（即血池），占据胎盘基板到绒毛板的全层，加大帧频后可见脉冲式或层流式血流。胎盘陷窝也可能存在于正常胎盘中。PAS也存在没有多个胎盘陷窝的情况。

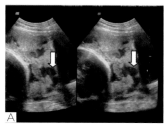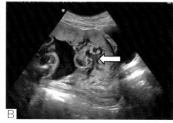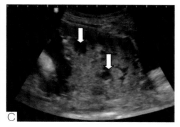

A：30岁孕妇，孕5产3孕32周，既往剖宫产手术史2次；B：34岁孕妇，孕4产2孕26周，既往剖宫产手术史2次；C：31岁孕妇，孕2产1孕29周，既往剖宫产手术史1次。图中箭头所示为胎盘实质内出现多个无回声陷窝。以上3例病例均在术中被确诊为胎盘植入

图6-2-4　异常胎盘陷窝

在一部分胎盘低置的患者中，胎盘边缘可能存在边缘陷窝（血窦）（图6-2-5）。超声声像呈界限分明的低回声区域，可见静脉流动。它的实质是胎盘边缘不连续的静脉窦，充满了母体血液，因此，需与异常胎盘陷窝相鉴别。

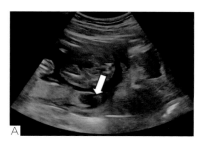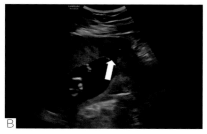

A：42岁孕妇，孕2产1孕20周，既往无宫腔操作史；B：37岁孕妇，孕3产1孕17周，既往无宫腔操作史。箭头所示为胎盘边缘血窦，呈片状无回声区。以上2例均经阴道分娩，产后无特殊情况

图6-2-5　胎盘边缘陷窝

3）膀胱壁回声中断或消失

膀胱壁回声中断或消失是指子宫浆膜与膀胱腔之间高回声带或"线"中断或缺失（图6-2-6）。出现这种声像可能是绒毛侵入膀胱后壁肌层的直接结果，从而改变了其回声性，但也有可能是由于子宫前壁和膀胱后壁之间腹膜褶内出现大量新生血管而引起的超声假象。

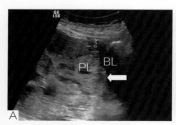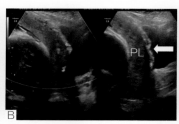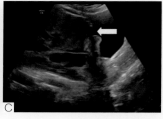

A：35岁孕妇，孕2产1孕35周，既往剖宫产手术史1次；B：38岁孕妇，孕5产1孕34周，既往剖宫产手术史1次；C：31岁孕妇，孕2产1孕29周，既往剖宫产手术史1次。图中箭头所示为膀胱后壁回声迂曲、不连续。以上3例病例均在术中被确诊为胎盘植入

图6-2-6　膀胱壁回声中断或消失

4）子宫肌层变薄

子宫肌层变薄是指胎盘覆盖下的子宫肌层厚度＜1mm或不能探及其厚度（图6-2-7）。在正常妊娠中，孕晚期及分娩时，子宫下段肌层变薄。既往有剖宫产史的患者的子宫下段肌层亦较薄，有时也可能将极端的子宫肌层变薄错误地诊断为绒毛组织异常浸润，致使假阳性率增加。子宫肌层的厚度会受到超声探头直接压力和母体膀胱充盈程度的影响。

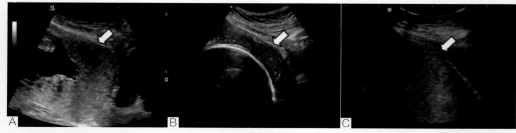

A：35岁孕妇，孕2产1孕34周，既往剖宫产手术史1次；B：26岁孕妇，孕4产1孕33周，既往剖宫产手术史1次；C：34岁孕妇，孕4产2孕34周，既往剖宫产手术史2次。图中箭头所示为正常子宫肌层低回声消失变薄。以上3例病例均在术中被确诊为胎盘植入

图6-2-7　子宫肌层变薄

5）胎盘隆起

胎盘隆起是指异常突出的胎盘组织进入邻近器官（通常是膀胱）所致的子宫浆膜层突出，浆膜层完整但界限已变形，走行扭曲（图6-2-8）。它很可能是绒毛浸润深入和（或）通过子宫肌层导致周围子宫肌层的结构完整性丧失，使胎盘向外膨出，进入邻近器官组织。

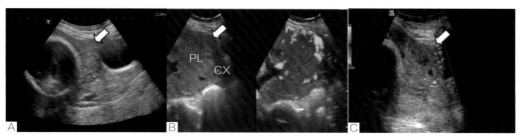

A：38岁孕妇，孕2产1孕36周，既往剖宫产手术史1次；B：36岁孕妇，孕3产2孕35周，既往剖宫产手术史2次；C：31岁孕妇，孕5产2孕39周，既往剖宫产手术史2次。图中箭头所示为胎盘膨出，子宫浆膜层外突。以上3例病例均在术中被确诊为凶险性中央性前置胎盘合并胎盘植入（穿透型）

图6-2-8　胎盘隆起

6）胎盘局部组织外生性肿块

胎盘局部组织外生性肿块是指胎盘组织突破子宫浆膜层，延伸至子宫浆膜层外的邻近器官，通常是膀胱（图6-2-9）。出现这种声像则提示该病例为穿透性胎盘植入。

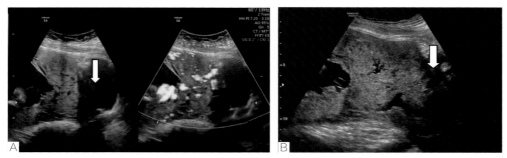

A：34岁孕妇，孕3产1，既往剖宫产手术史1次，孕25周；B：同一病例，孕30周，可见箭头所示绒毛组织进行性突破子宫肌层和浆膜层，并有侵入膀胱的趋势。术中见胎盘组织穿透子宫浆膜层

图6-2-9　胎盘局部组织外生性肿块

2. 彩色多普勒超声表现

1）子宫膀胱间高度血管化

子宫膀胱间高度血管化是指子宫与膀胱交界处血管过多（图6-2-10），这是螺旋动脉之外的子宫胎盘循环过度扩张所致。超声声像呈现为子宫肌层和膀胱后壁之

间可见大量血流信号，提示该区域可能有大量、密集、扩张的血管。这也是产前超声检查中PAS的一个显著特征。

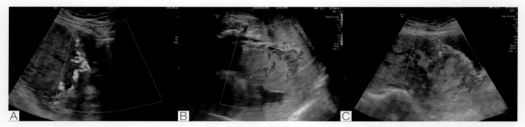

A：33岁孕妇，孕5产2，既往剖宫产手术史2次，孕24周；B：同一病例，孕29周；C：同一病例，孕32周，子宫肌层和膀胱后壁之间见大量血流信号，且在相同检查条件下，随孕周的增加，血流信号逐渐丰富。该病例在术中被诊断为凶险性中央性前置胎盘

图6-2-10　子宫膀胱间高度血管化

2）胎盘后高度血管化

胎盘后高度血管化是指胎盘基底（胎盘下）血管过多（图6-2-11）。彩色多普勒显示正常的胎盘下静脉丛为无搏动和低流速的静脉血流波形。在PAS病例中，胎盘下血管大量扩张，超声声像呈现为胎盘床有大量多普勒信号，呈静脉搏动型。随着妊娠的进展，植入区下方和周围血管床的特征也会随之发生变化。

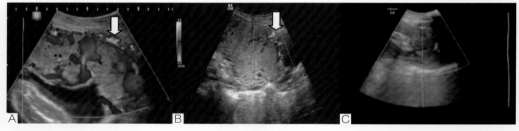

A：36岁孕妇，孕4产2孕28周，既往剖宫产手术史2次；B、C：34岁孕妇，孕3产1孕33周，疤痕子宫。图A、B箭头所示为胎盘下血管回声明显增加。图C提示静脉搏动型血流频谱。以上3例病例均在术中被诊断为凶险性中央性前置胎盘

图6-2-11　胎盘后高度血管化

3）桥接血管

桥接血管是指血管从胎盘延伸至子宫肌层，并超越浆膜层进入膀胱或其他器官，通常与子宫肌层方向垂直（图6-2-12）。桥血管为正常种植在胎盘连接区域以下的大而深的子宫肌层血管扩张所致。

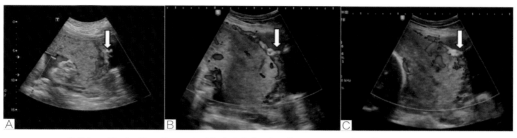

A、B、C：34岁孕妇，孕4产2孕34周，既往剖宫产手术史2次；箭头所指为胎盘血管越过浆膜层侵入膀胱，子宫与膀胱间可见扭曲、变形的血管，CDFI可见丰富血流信号。该病例在术中被确诊为凶险性前置胎盘合并胎盘植入

图6-2-12　桥接血管

4）胎盘陷窝支流血管

胎盘陷窝支流血管是指高流速血流从子宫肌层进入胎盘陷窝，在入口处引起湍流（图6-2-13）。这些血管具有高流速的特点，来自子宫肌层深动脉并供给陷窝。

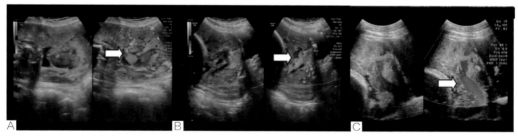

A：30岁孕妇，孕3产1孕22周，既往剖宫产手术史1次；B：32岁孕妇，孕3产2孕32周，既往剖宫产手术史1次；C：30岁孕妇，孕5产3孕32周，既往剖宫产手术史2次。箭头所示为胎盘陷窝分支血管，CDFI血流信号较丰富。以上3例病例均在术中被确诊为胎盘植入

图6-2-13　胎盘陷窝与其分支血流

3. 三维超声表现

1）胎盘内高度血管化（富血供）

三维超声表现胎盘内高度血管化（富血供）是指三维超声声像见胎盘内存在大量交错、口径不一、不规则、排列混乱的血管（图6-2-14）。由于三维超声对操作者要求更高，需要大量专业知识及时间来进行胎盘体积采集和操作，因而在筛查PAS方面存在不足之处，三维超声未能被广泛应用。

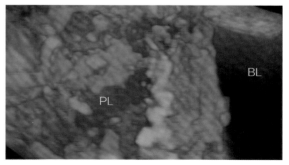

31岁孕妇，孕3产1孕23周，既往剖宫产1次，引产1次。BL为膀胱，PL为胎盘。该病例在术中可见胎盘组织穿透达到子宫浆膜层，病理诊断为胎盘植入

图6-2-14　三维能量多普勒超声示胎盘内高度血管化

（三）凶险性前置胎盘伴胎盘植入的超声评估方法

目前，国内有关超声对胎盘植入程度分级的准确诊断仍在探讨中，尚无统一的标准。国际上有不少学者强调了使用标准化循证方法进行进一步前瞻性研究的必要性，包括胎盘植入的超声征象与分娩时详细的临床和病理检查之间的系统相关性。根据国际文献中提出的各种超声征象，我院建立了胎盘植入的超声评估方法（图

疑似 PAS 病例的超声评估报告模板

超声所见：

二维灰阶超声：**有/无/不确定**胎盘后间隙消失（胎盘着床部位与子宫肌层之间的低回声区缺失或不规则）；**有/无/不确定**异常的胎盘陷窝（胎盘内很多大而不规则的陷窝，灰阶下即可见到湍流—"沸水征"）；**有/无/不确定**膀胱壁回声中断或消失（子宫浆膜与膀胱腔之间高回声带或"线"中断或缺失）；**有/无/不确定**子宫肌层变薄（胎盘覆盖下的子宫肌层厚度<1mm或显示不清）；**有/无/不确定**胎盘隆起（异常突出的胎盘组织进入邻近器官，通常是膀胱，所致的子宫浆膜层突出，浆膜层完整但界限已变形，走行扭曲）；**有/无/不确定**局灶性外生性肿块（胎盘组织突破子宫浆膜层，延伸至子宫浆膜层外的邻近器官，通常是膀胱）。
彩色多普勒：**有/无/不确定**子宫膀胱间高度血管化（子宫与膀胱交界处血管过多）；**有/无/不确定**胎盘后高度血管化（胎盘基底（胎盘下）血管过多）；**有/无/不确定**桥接血管（血管从胎盘延伸至子宫肌层，并穿越浆膜层进入膀胱或其他器官，通常与子宫肌层方向垂直）；**有/无/不确定**胎盘陷窝供应血管（来自子宫肌层动脉血管中高速湍流）。
宫颈：**有/无**胎盘与宫颈正常分界面消失，正常的宫颈形态消失、宫颈血窦
前壁/右前壁/左前壁/后壁/左后壁/右后壁侵入性胎盘植入：**有/无/不确定**有

有/无/不确定累及子宫邻近器官：**膀胱/宫颈**

超声提示：
具有/不具有/不确定有临床意义的侵入性胎盘异常可能性：**高/中/低**
侵入性胎盘异常的范围**局限/弥漫**（范围局限是指无宫外侵袭，范围弥漫是指有宫外侵袭）

注：1. 加粗字体为可选项，根据实际情况进行描述
 2. 描述中括号内容为补充说明文字。

图6-2-15　疑似PAS病例的超声评估报告模板

6-2-15）并应用于临床工作中，以期能对院级标准化胎盘植入的超声评估及对胎盘植入的临床研究有所裨益，待经验成熟后作为一种临床技术予以推广使用。

（四）凶险性前置胎盘不伴胎盘植入的超声图像分析

凶险性前置胎盘不伴胎盘植入的超声表现同前置胎盘超声的超声图像分析。

（五）胎盘植入的面积的超声评估

目前，对于胎盘植入面积尚无超声标准予以评估，当结合MRI时，MRI可评价穿透性胎盘侵犯盆腔器官的程度，具有一定的临床意义。我们希望未来超声技术有所进步（特别是三维超声断层扫描的应用），结合其他影像学手段可进一步研究和探索，弥补现有影像学技术对PAS诊断的不足，以提高诊断准确率，更便于临床处理。

五 孕期动态检查

在整个妊娠过程中，胎盘的位置不是固定不变的。胎盘可以在子宫内迁移，远离子宫颈。这种迁移是由于子宫通过子宫肌纤维拉长和肥大、子宫颈峡部的伸展扩大以适应胎儿的生长而引起的。在妊娠晚期，子宫下段进一步延长，宫颈消失。这些变化使子宫在远离子宫内腔的方向上相对迅速地扩大。它们的作用是将最初前置胎盘的边缘从宫颈内口迁移到子宫底部。妊娠期间，胎盘存在一个动态"迁移"的过程（图6-2-16），因此除常规超声检查外，还应根据孕周、胎盘边缘距子宫颈内口的距离及临床症状来确定超声随访的次数。

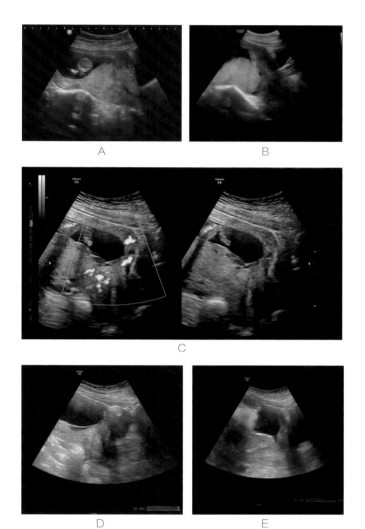

图6-2-16 胎盘动态"迁移"过程

1. 16周前

在妊娠早期，有相当一部分胎盘是前置或低置的。此时发现的病例若有前置胎盘和胎盘植入的危险因素，其发展为前置胎盘、凶险性前置胎盘的风险增加，应在超声报告中描述胎盘情况。

2. 16～28周

对于>16周的孕妇，当胎盘边缘距宫颈内口的距离<20mm或覆盖宫颈内口时，超声报告可描述为"胎盘低置/前置状态"，以引起临床重视。

3．28～32周

前置/低置胎盘可在妊娠28周后做出诊断。对于持续性低置或前置胎盘的病例，建议在妊娠32周时进行经阴道超声在内的后续超声检查，以重新评估胎盘的位置。

4．36周后

胎盘在妊娠32周后仍可能"迁移"。妊娠32周仍为持续前置胎盘且无症状的女性（胎盘边缘距宫颈内口＜20mm或覆盖内口＜20mm），建议于妊娠36周左右行经阴道超声复查，以确定最佳的分娩方式和时机。

剖宫产术后子宫瘢痕妊娠是PAS的早期表现。此类孕妇子宫切除等严重并发症的发生风险均较高，应酌情考虑早期终止妊娠。若继续妊娠，则按PAS随访程序继续监测，必要时应增加随访次数。

第三节　超声胎盘边缘三点定位技术

一　中央性前置胎盘分型的量化指标

中央性前置胎盘分型的量化指标如图6-3-1所示。

1. *L*线

在宫颈内口水平设定一条与人体纵轴垂直的线，此为宫颈内口水平线，称*L*线。

2. *A*线、*A*点、*A*段

经宫颈内口中点垂直于*L*线的线，为*A*线，*A*线与子宫前壁胎盘边缘的交点为*A*点，*A*点至*L*线的垂直距离为*A*段。

3. *B*线、*B*点、*B*段

以A线为中心向右旁开4cm，取一条与*A*线平行的线，为*B*线。*B*线与子宫前壁胎盘边缘的交点称为*B*点，*B*点至*L*线的垂直距离为*B*段。

4. *C*线、*C*点、*C*段

以A线为中心向左旁开4cm，取一条与*A*线平行的线，为*C*线，其与子宫前壁胎盘边缘的交点为*C*点。*C*点至*L*线的垂直距离为*C*段。

5. 阿氏弧和阿氏切口

连接*A*、*B*、*C*三点，形成一条不同弧度、不同行走方向的弧线，这个弧线依据中央性前置胎盘的不同类型而有所不同，可以呈现出不同程度的弧度和不同的走行方向，称为"阿氏弧"，依据"阿氏弧"而设计的手术切口称为"阿氏切口"。

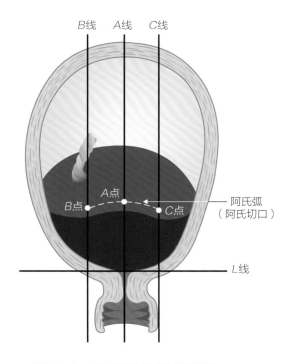

图6-3-1　CPP的量化指标和阿氏切口

二 定义及适应证

1. 定义

超声胎盘边缘三点定位是一种通过术前超声检查胎盘的大体位置，寻找腹正中线（A线）、腹正中线右侧4cm线（B线）、腹正中线左侧4cm线（C线）上胎盘边缘A点、B点、C点，通过测量胎盘边缘A点、B点、C点至宫颈内口水平线（L线）的距离或脐水平线的距离（A段、B段、C段）来确定胎盘边缘的体表位置，以此作为中央性前置胎盘分型的量化指标，同时寻找胎盘脐带入口位置，排除前壁胎盘边缘性脐带入口或帆状胎盘，以指导产科医生选择剖宫产术中子宫切口的准确位置，避免因胎盘或胎儿脐带血管损伤导致医源性母婴失血的超声技术。

2. 适应证

绝对适用：中央性前置胎盘。

部分适用：胎盘位于前壁的边缘性前置胎盘或低置胎盘。

不适用：胎盘位于后壁的边缘性前置胎盘或低置胎盘。

三 检查流程

1. 全面扫查获得整个胎盘位置的大致印象

确定患者是否为前置胎盘，胎盘大部分位于子宫哪个壁，同时确定中央性前置胎盘分型（具体分型详见第一章）。

2. 胎盘边缘三点定位

测量三条线段A段、B段、C段的长度。经腹部超声观察及测量再次确认中央性前置胎盘的分型。

3. 寻找胎盘脐带入口的位置

探头沿着胎盘胎儿面寻找脐带入口，脐带正常附着时，可见胎盘表面的脐血管呈"人"字形，并可见分支进入胎盘实质。超声显示脐带插入部后，应以脐带插入部为中心旋转探头进行360°扫描，以判断脐带插入部与胎盘边缘的关系、观察是否有边缘性脐带入口或帆状脐带入口、测量脐带入口至胎盘边缘的最短距离。彩色多普勒血流显像较二维超声而言，能更好地显示脐带插入部。

正常情况下，脐带附着于胎盘胎儿面的近中央胎盘实质内（图6-3-2）。胎盘脐带入口异常（abnormal placental cord insertion）时，脐带附着于胎盘的边缘部位或胎盘以外的胎膜，称为边缘性脐带入口或帆状胎盘。边缘性脐带入口是指脐带胎盘入口靠近胎盘边缘，距胎盘边缘2cm以内，亦称球拍状胎盘（图6-3-3）。帆状脐带入口是指脐带血管附着在胎盘以外的胎膜，脐血管呈扇形于胎膜内行走一段距离后才进入胎盘边缘，亦称帆状胎盘（图6-3-4、图6-3-5）。彩色多普勒可观察到胎膜下走行的脐血管无脐带螺旋（图6-3-6）。前置胎盘伴胎盘脐带入口异常，且脐带入口靠近宫颈内口时，容易合并前置血管。脐血管表面缺乏华通氏胶，仅由一层羊膜包裹着，又得不到胎盘的保护，因此容易受压或破裂。如果这些"裸露"的血管位于胎儿先露部前和从宫颈内口经过，就是前置血管（图6-3-7）。

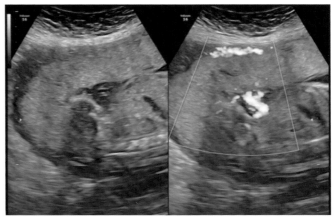

A. 二维灰阶成像　　　　B. 多普勒成像

图6-3-2　脐带正常附着于胎盘实质中央

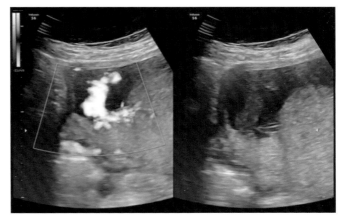

该病例脐带入口位于胎盘右侧边缘

图6-3-3　边缘性脐带入口

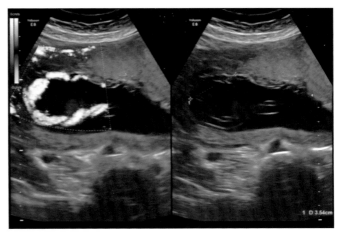

脐带附着于距胎盘边缘约35mm的胎膜下

图6-3-4　帆状脐带入口

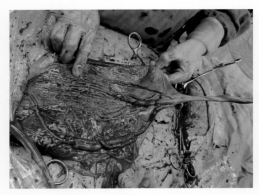

图 6-3-5 帆状胎盘的大体图片

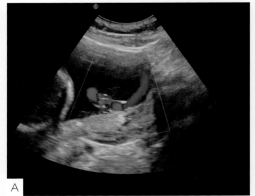

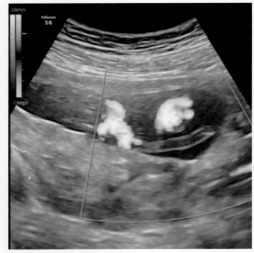

图6-3-6 帆状胎盘胎膜下走行的脐血管无脐带螺旋

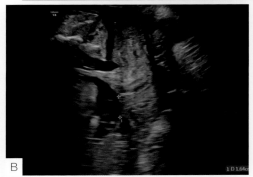

孕妇29岁，孕3产0，既往自然流产1次，宫外孕1次。图A为孕24周，超声见胎盘下缘至宫颈内口边缘，脐带附着于胎盘下缘的边缘，见一粗大血管于脐带根部分出，走行于胎膜上，横跨宫颈内口；图B为孕32周，胎盘下缘至宫颈内口约16mm。该病例术后见低置胎盘、血管前置、球拍状胎盘

图6-3-7 低置胎盘合并前置血管

4. 胎盘脐带插入口位置测量

以两个轴的坐标进行脐带插入口的定位（X、Y），X点为该点至腹正中线的距离，Y点为该点至宫颈内口水平的距离。

根据超声检查的胎盘脐带入口附着状态及脐带插入口位置，可分为以下4种情况进行描述：

（1）脐带入口正常（需描述是哪个壁的胎盘实质内），例如脐带插入口位于距腹中线3cm、距宫颈内口水平60mm处子宫前壁胎盘实质内。

（2）边缘性脐带入口（近胎盘边缘者需描述脐带入口处与胎盘边缘距离），例如脐带插入口位于距腹中线3cm、距宫颈内口水平50mm处子宫左前壁胎盘实质内，距胎盘边缘约12mm。

（3）帆状脐带入口（需描述脐带入口处与胎盘边缘距离），例如脐带插入口位

于距腹中线3cm、距宫颈内口水平40mm处子宫右前壁胎膜下，距胎盘边缘约20mm。

（4）胎盘脐带入口显示不清（需扫查前壁胎盘边缘是否有脐带插入），例如胎盘脐带入口显示不清，前壁胎盘边缘未探及脐带插入口。

5. 选择相应的模板书写报告

超声胎盘边缘三点定位报告模板

超声所见：
1. 胎盘
   大部分位于**后壁/右后壁/左后壁/右前壁/左前壁/前壁**，小部分位于**前壁/右前壁/左前壁/右后壁/左后壁/后壁**，厚度　mm，成熟度0度。胎盘下缘完全覆盖宫颈内口，越过宫颈内口约　mm。
2. 胎盘三点定位
   腹正中线上胎盘上缘距离宫颈内口约　**mm/未见明显前壁胎盘组织回声**，正中线左侧4cm胎盘上缘距离宫颈内口水平约　**mm/未见明显前壁胎盘组织回声**，腹正中线右侧4cm胎盘上缘距离宫颈内口水平约　**mm/未见明显前壁胎盘组织回声**。
3. 脐带插入口
   (1)脐带插入口**显示不清，前壁胎盘边缘未见明显脐带插入**。
   (2)脐带插入口位于**腹中线上/右侧/左侧**　cm、距离宫颈内口水平约　mm **前壁/后壁/左侧壁/右侧壁/宫底壁 胎盘实质内/胎盘边缘/胎膜下**，距胎盘边缘约mm（**胎盘位于前壁的病例要描述脐带入口距离胎盘边缘最短的距离**）。

超声提示：
中央性前置胎盘（**I/IIA/IIB/IIIA/IIIB/IV 型**）未除。

注：1. 加粗字体为可选项，根据实际情况进行描述。
　　2. 脐带插入口中（1）和（2）是可选项，根据实际情况进行描述。

图6-3-8　超声胎盘边缘三点定位报告模板

6. 导入相应的示意图

导入相应的中央性前置胎盘示意图，并附图于报告上。我院一例超声胎盘边缘三点定位报告如图6-3-9所示。

佛山市妇幼保健院
超声检查报告单

姓名：	性别： 女	年龄： 39岁	检查号： 210524770
科室：	床号： A-44	来源： 住院	病历号： 452817
部位： cpp胎盘三点定位			超声号： 191207051

检查图像：

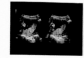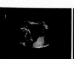

I 型CPP及阿氏沟

超声所见：
胎盘：大部分位于后壁、厚约25mm，小部分位于左前壁及左侧宫底，厚约18mm，成熟度0度，两胎盘相隔55mm，脐带入口位于左前壁胎膜处、两处胎盘之间，分支沿胎膜间进入两处胎盘实质。目前后壁胎盘下缘完全覆盖宫颈内口，越过宫颈内口约45mm，宫颈内口上方胎盘表面可见脐血管分支走行。

胎盘三点定位：腹正中线上胎盘上缘距离宫颈内口约45mm，腹正中线左侧4cm胎盘上缘达左侧宫底，距离宫颈内口水平约230mm，腹正中线右侧4cm胎盘上缘距离宫颈内口水平约80mm。脐带插入口位于腹中线左侧4cm距离宫颈内口水平约7mm左前壁胎膜处，距前壁胎盘边缘约10mm，距后壁胎盘边缘约45mm。

超声提示：
1、中央型前置胎盘（I型）状态。
2、分叶状胎盘，帆状胎盘未除。

图6-3-9　我院一例超声胎盘边缘三点定位报告

四 特殊情况下的胎盘三点定位

（1）胎盘位于前壁的边缘性前置胎盘或低置胎盘若需要三点定位，则除常规三点定位（胎盘上缘距宫颈内口的距离）及脐带插入口测量外，需同时描述胎盘下缘距宫颈内口的距离，即胎盘下缘（A'点、B'点、C'点）至L线的距离（图6-3-10、图6-3-11）。

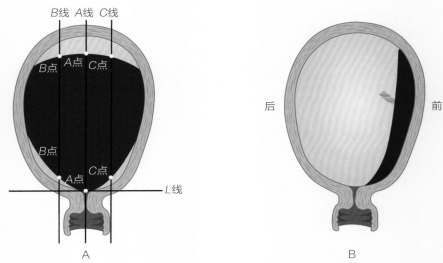

图6-3-10　胎盘位于前壁的边缘性前置胎盘三点定位示意图

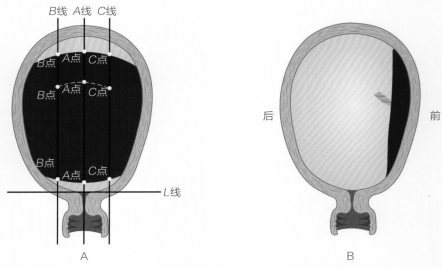

图6-3-11　胎盘位于前壁的低置胎盘三点定位示意图

（2）胎盘边缘位置或脐带入口位置高于孕妇脐水平时，可测量胎盘边缘（A点、B点、C点）距脐水平线的距离（图6-3-12）。

（3）当B线或C线上胎盘前壁未探及胎盘组织时，可不予以测量，可描述为腹正中线左侧4cm子宫前壁未见胎盘组织覆盖或腹正中线右侧4cm上子宫前壁未见胎盘组织覆盖（图6-3-13、图6-3-14）。

（4）胎盘位于后壁的边缘性前置胎盘或低置胎盘不做三点定位。

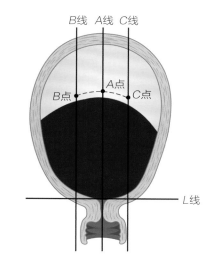

图6-3-12　胎盘边缘位置或脐带入口位置高于孕妇脐水平时三点定位示意图

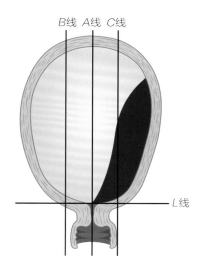

图6-3-13　腹正中线右侧4cm子宫前壁无胎盘组织覆盖三点定位示意图

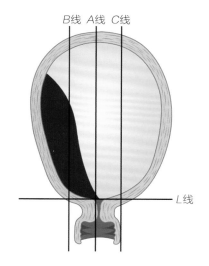

图6-3-14　腹正中线左侧4cm子宫前壁无胎盘组织覆盖三点定位示意图

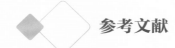

参考文献

［1］LUKE R K, SHARPE J W, GREENE R R. Placenta accreta: the adherent or invasive placenta［J］.Am J Obstet Gynecol, 1966, 95（5）: 660-668.

［2］ZOSMER N, JAUNIAUX E, BUNCE C, et al. Interobserver agreement on standardized ultrasound and histopathologic signs for the prenatal diagnosis of placenta accreta spectrum disorders［J］.Int J Gynaecol Obstet, 2018, 140（3）: 326-331.

［3］COMSTOCK C H, BRONSTEEN R A. The antenatal diagnosis of placenta accreta［J］. BJOG, 2014, 121（2）: 171-182.

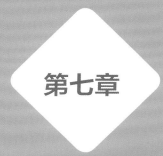

第七章

中央性前置胎盘及凶险性前置胎盘的MRI诊断

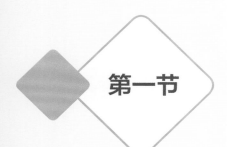

胎盘植入MRI图像分析

胎盘植入的MRI判读主要从以下11项进行：胎盘内T2低信号带、胎盘/子宫膨出、胎盘后T2低信号线消失、子宫肌层变薄/中断、膀胱壁侵犯、局部外生性团块、胎盘床异常血管、胎盘内信号不均匀、胎盘不对称增厚、胎盘缺血性梗死和胎盘内血管异常。其中前7项为专家共识[1]推荐水平，后4项虽已被认为是PAS疾病的预测指标，但专家共识未达到推荐水平，这可能与这些征象的主观性质和观察者间不一致性有关。根据专家共识和团队临床经验，本节将对以上11项MRI征象及"胎盘突出征"这一编者团队实际工作中常用的PAS植入诊断征象进行描述。

一 胎盘内T2低信号带

（一）影像学定义及病理基础

胎盘内T2低信号带，是在T2加权图像上显示的一个或多个低信号强度的随机线形或多边形条带，通常与胎盘母体面相连。其确切成因尚不清楚，组织病理学研究提示可能是侵入子宫肌层的胎盘组织供血不足，使胎盘内反复出血或缺血梗死从而导致纤维素堆积。植入深度越深，更容易发生缺血坏死，纤维素及钙化更多。与正常胎盘间隔相比，低信号条带往往更厚、更不规则，而胎盘间隔通常都较薄、边缘光滑且分布规则（图7-1-1）。

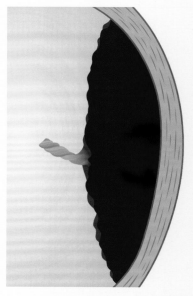

PAS孕妇胎盘边缘不规则的低信号条带，通常与胎盘母体面相连

图7-1-1　T2WI胎盘内低信号带示意图

---

[1]2020年2月，腹部放射学会（Society of Abdominal Radiology，SAR）和欧洲泌尿生殖放射学会（European Society of Urogenital Radiology，ESUR）在《欧洲放射学杂志》（*European Radiology*）发布《腹部放射学会和欧洲泌尿生殖放射学会关于胎盘植入性疾病MRI检查的联合共识声明》。

（二）与PAS的相关性

现有研究已证实胎盘内T2低信号带是PAS孕妇预后不良的重要预测指标，且胎盘侵袭深度和低信号带大小之间有良好的相关性，与术中失血和产科子宫切除有关[1]。

（三）临床应用

编者团队的研究发现，T2WI上低信号带总体积越大，发生胎盘植入的可能性越高，植入程度越深[2]。目前，编者团队以T2WI序列测量低信号带最大长径≥2cm作为客观阳性指征用于PAS的评估。在胎盘植入程度较重和范围较大的病例中，胎盘内出现T2低信号带的概率、数量和面积均较有所增加（图7-1-2、图7-1-3）。然而，在成熟的无胎盘植入的病例中，也可观察到小的胎盘内低信号条带，但通常发生在胎盘的胎儿面（图7-1-4）。

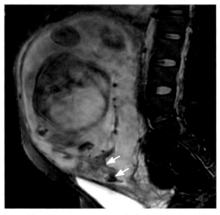

孕36⁺³周，T2WI显示胎盘内低信号带（箭头所示），与胎盘母体表面接触，部分与胎儿面接触。术中发现子宫前壁下段疤痕处植入，术中出血约3500ml，植入面积约3cm×3cm

图7-1-2 严重PAS患者的T2WI胎盘内低信号带

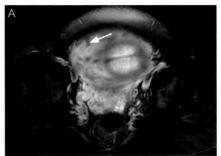

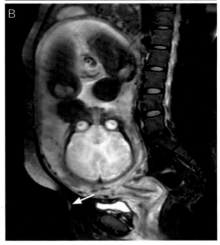

孕37⁺¹周，T2WI胎盘内不规则低信号带（箭头），与胎盘母体表面接触，长径23mm，术中未发现胎盘植入，术中出血约1000ml

图7-1-4 无植入患者的T2WI胎盘内低信号带

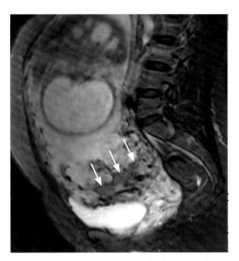

孕46周，胎盘中存在多个T2低信号条带，局部甚至与胎儿面接触。图像同时显示PAS疾病的其他影像学特征，包括胎盘内异常血管。术中诊断子宫前壁下段疤痕处穿透性胎盘植入，术中出血10 000ml，植入面积约7cm×6cm

图7-1-3 严重PAS患者的T2WI胎盘内低信号带

二 子宫局部膨隆

（一）影像学定义及病理基础

子宫局部膨隆是指PAS导致的局部胎盘组织膨出，使子宫浆膜偏离正常位置。关于子宫局部膨隆的术语尚未形成统一规范，多数研究采用子宫隆起（uterine bulge）或胎盘隆起（placental bulge）两种描述（图7-1-5）。其病理基础可能是剖宫产切口使得子宫蜕膜缺乏，阻止了胎盘继续向上生长，故胎盘"堆积"在子宫下段，甚至侵入子宫肌层内生长，导致子宫下段膨隆征象。

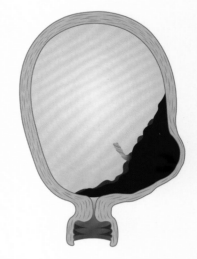

PAS胎盘组织异常膨出，使得子宫浆膜偏离正常位置，通常伴有膨出区域的子宫肌层变薄

图7-1-5　胎盘/子宫局部膨隆示意图

（二）与PAS的相关性

子宫膨隆可能与胎盘侵犯子宫肌层导致的肌层异常紧张有关，但该征象偶尔也会在正常的胎盘中出现。在没有子宫外胎盘组织或邻近结构受累的情况下，胎盘隆起Ⅱ型是鉴别穿透性胎盘植入与其他植入性前置胎盘最可靠的MRI特征，且胎盘隆起Ⅱa型（有桥血管形成）发生大出血的风险大于Ⅱb型，但子宫异常隆起和胎盘隆起Ⅰ型并不能作为识别前置胎盘的可靠变量。

（三）临床应用

根据编者团队的经验，胎盘局部膨隆必定会挤压相应部位的子宫肌层，造成子宫轮廓的变形，因此，没有必要把胎盘隆起和子宫异常隆起作为两个独立的征象进行判断。沿胎盘-肌层界面想象一条虚线，当胎盘组织向外突出，破坏了子宫平滑的弧形，可出现子宫外轮廓扭曲。编者团队前期以观察者主观经验判断子宫局部膨隆为阳性指征对72例CPP患者进行观察研究，发现子宫局部膨隆的敏感性较低（17.3%），而特异性和阳性预测率却达100%。目前，编者团队以胎盘组织向外挤压子宫肌层，使子宫局部轮廓外缘超出正常肌层弧线≥5mm作为客观阳性指征用于PAS的评估（图7-1-6至图7-1-8）。

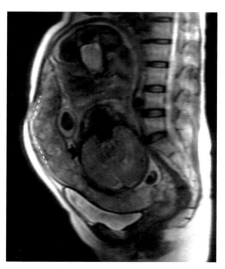

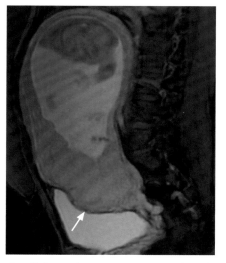

孕37⁺³周，矢状面T2加权像显示前壁下段轮廓稍隆起，局部可见肌层连续（虚线轮廓）。虽然局部胎盘与子宫肌层分界不清，但缺乏其他特征，如明显的T2暗带和血管增多等。剖宫产术中观察胎盘无植入，前壁子宫下段呈紫蓝色，有血管怒张，无膨隆。回顾分析，可能是子宫肌层静脉淤血导致了肌层膨隆

图7-1-6　无PAS患者的子宫局部膨隆

孕24⁺³周，胎盘矢状位FIESAT脂肪抑制序列，可见胎盘组织异常膨出（箭头），使子宫浆膜偏离正常位置，轮廓形状变形。沿矢状位子宫肌层−胎盘界面画线，显示胎盘的外部轮廓是呈小叶状的，而不是平滑的弧形。手术及病理证实子宫前壁下段疤痕处植入，术中出血约4500ml，植入面积2cm×4cm

图7-1-7　严重PAS患者的子宫局部膨隆

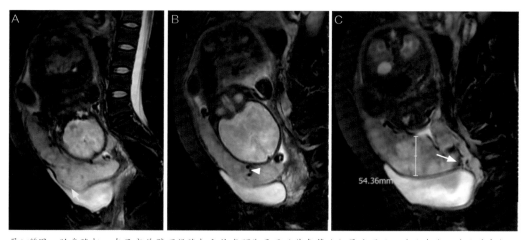

孕34⁺⁶周，胎盘隆起，在子宫前壁下段隆起和偏离预期平面（黄色箭头）最为明显。膀胱膨隆，膀胱壁中断。此外，其他特征还包括胎盘内血管增粗（三角号）、肌层中断（黄色箭头）和T2−胎盘内低信号带（白色箭头），产前MRI怀疑PAS伴膀胱穿透。手术及病理证实胎盘组织穿透子宫前壁下段肌层全层，浆膜局部破坏并与膀胱粘连，在分离过程中出现膀胱破裂，行子宫修补整形术，术中出血约3500ml

图7-1-8　严重PAS患者的子宫局部膨隆

三 T2W胎盘下低信号线消失

（一）影像学定义及病理基础

　　胎盘下低信号线消失是指由于PAS病例的胎盘—肌层界面被中断，导致T2加权图像上显示的胎盘下低信号线局部缺失（图7-1-9）。正常子宫胎盘界面在 HASTE 和 True FISP 序列上显示为三层结构：胎盘与子宫肌层之间的内层低信号代表蜕膜化的子宫内膜和内肌层，中层高信号代表弓状血管的外肌层，外层低信号代表子宫浆膜（图7-1-10）。

（二）与PAS的相关性

　　这一发现通常与其他征象有关，如局灶性肌层缺损和肌层变薄。部分研究发现，正常妊娠中也出现低信号线消失的情况，单纯低信号线消失并不能预测PAS，因此认为这是一种不可靠或灵敏度不够的征象。若PAS孕妇胎盘子宫界面低信号线消失，同时合并子宫肌层变薄等其他异常表现，则可增加MRI辅助诊断PAS的敏感度。

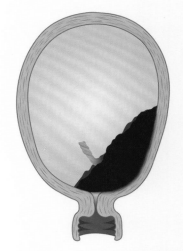

T2低信号的胎盘−内肌层界面消失

图7-1-9　胎盘后低信号线消失示意图

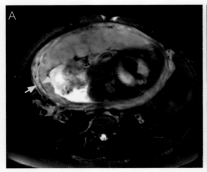 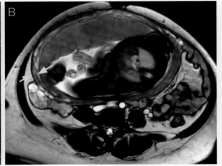

　　孕36+6周，图A轴向SSFSE序列及图B轴向FIESTA序列，均清晰显示胎盘后壁和正常子宫胎盘界面三层结构（短箭头=内层低信号的蜕膜层和子宫内肌层；箭头间区=中间高信号的子宫外肌层；长箭头=外层低信号的子宫浆膜层）

图7-1-10　正常子宫胎盘界面三层结构

（三）临床应用

根据编者团队经验，即使MRI扫描平面垂直于胎盘肌层界面，正常妊娠晚期也常出现胎盘下低信号线缺失（图7-1-11），而出现胎盘下低信号线缺失的PAS患者常合并不同程度的子宫肌层变薄或中断（图7-1-12）。因此，胎盘下低信号线缺失作为一个独立征象用于PAS诊断的意义不大，编者团队前期并未对此征象进行系统研究。

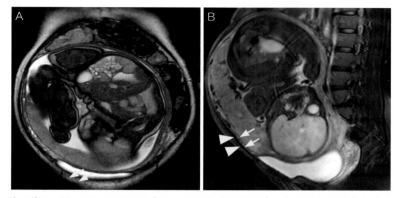

孕40^{+1}周，图A冠状位FIESTA序列，显示子宫肌层很薄，相对均匀的胎盘与子宫肌层形成光滑连续的弯曲界面，局部内层低信号线消失（短箭头）。图B矢状位SSFSE序列，显示内层低信号线局部消失（短箭头），中间高信号强度的外肌层及外层低信号的子宫浆膜完整（粗箭头）

图7-1-11　妊娠晚期健康胎盘的胎盘下低信号线消失

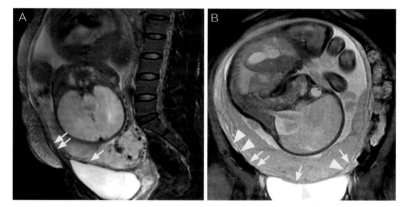

孕38^{+3}周，图A矢状位T2WI序列，显示子宫前壁下段肌层明显变薄和不规则，内层低信号线消失（短箭头）。图B垂直于可疑植入部位斜冠状位脂肪抑制FIESTA序列显示胎盘内低信号线局部消失（短箭头），合并不同程度的子宫肌层（粗箭头）变薄

图7-1-12　PAS患者的胎盘下低信号线消失

（四）子宫肌层变薄或中断

（一）影像学定义及病理基础

子宫肌层变薄或中断是指胎盘附着部位的子宫肌层厚度小于1mm甚至变得难以察觉（图7-1-13），这是提示PAS的最早MRI征象。

（二）与PAS的相关性

正常胎盘附着部位的子宫肌层，其MRI检查见胎盘子宫界面外层T2WI低信号线消失或中断的可能性很小，但考虑到晚孕期也可出现子宫肌层变薄的情况，因此我们认为这一MRI征象不能用于独立诊断PAS，当检测到肌层变薄时，应寻求额外的影像学特征来帮助诊断PAS。

（三）临床应用

在编者团队的研究中，胎盘MRI检查同时采集矢状位和轴位DWI多b值成像序列，提高了胎盘和子宫肌层的识别能力，降低了图像受孕妇呼吸、胎动等因素的影

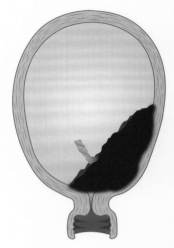

胎盘植入区子宫肌层厚度变薄，子宫肌层可能变薄到小于1mm，甚至看不见

图7-1-13　PAS孕妇的子宫肌层变薄示意图

响，使子宫肌层变薄或中断的敏感性和特异性提高到67.3%和85%（图7-1-14）。但是，肌层是很难可视化的，特别是在以前的外科手术或剖宫产术瘢痕的位置，或者腰椎前曲压迫子宫肌层的位置，肌层变薄的判断受观察者的影响较大，仅依赖这种征象可导致假阳性的解释（图7-1-15）。为了提高这一征象的可靠性和可重复性，编者团队不常规测量肌层厚度，而是以两个以上MRI序列显示肌层连续性消失作为阳性指征。并且，对于可疑PAS的产妇，建议尽可能在妊娠期35周前进行MRI检查。对370例胎盘MRI的回顾性研究发现，当子宫肌层成像良好时，在胎盘植入部位可以看到肌层的局灶性中断（图7-1-16）。在胎盘穿透的病例中，可以看到可见前置胎盘孕妇的子宫肌层局部T2W低信号线消失或中断，胎盘组织穿过子宫肌层延伸到周围组织结构（图7-1-17）。

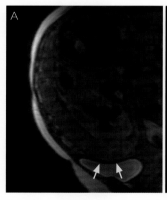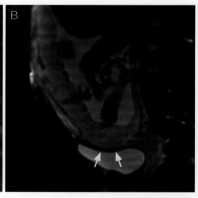

孕36+6周，矢状位SSFSE显示子宫前壁下段局部肌层变薄(箭头)，可疑侵犯子宫肌层。DWI轴位（b=0）显示子宫下段前壁胎盘—子宫边界不清，局部肌层变薄（箭头）。手术及病理证实子宫下段胎盘粘连紧密，术中出血4500ml

图7-1-14　DWI序列显示子宫肌层局部变薄

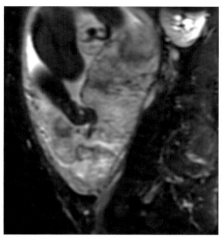
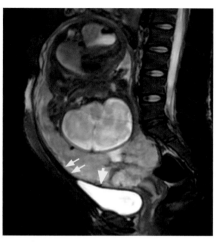

孕37⁺²周，子宫后壁肌层受孕妇腰椎前曲挤压，影响肌层与胎盘分界面的观察，术前MRI判断子宫后壁肌层局部变薄。手术及病理证实子宫右后壁发现子宫下段胎盘粘连，术中出血1000ml

图7-1-15　正常妊娠晚期产妇的子宫肌层局部变薄

孕36⁺⁴周，矢状位T2WI显示中央性前置胎盘，在膀胱和子宫交界面的子宫肌层明显变薄并局部中断（细箭头），沿子宫壁可见血管增生（粗箭头），与正常的子宫前壁和后壁肌层形成对比。手术及病理证实子宫前壁下段胎盘植入，术中出血2700ml

图7-1-16　PAS产妇的子宫肌层局部变薄

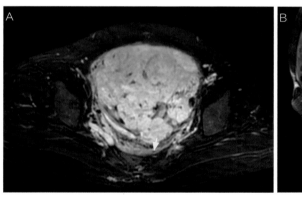
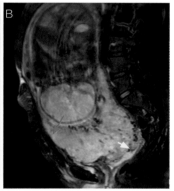

孕35⁺³周，图A轴位图像显示T2低信号肌层（黄色箭头）由于胎盘浸润而中断。图B矢状面T2WI图像清晰显示中央性前置胎盘和子宫下段灶性隆起（红色箭头），子宫后壁胎盘浸润伴占位效应，甚至延伸到子宫浆膜外直肠前间隙（黄色箭头）。经膀胱镜检查、手术及病理证实子宫后壁胎盘穿透，术中出血5600ml

图7-1-17　PAS产妇的子宫肌层局部中断

五　膀胱壁侵犯

（一）影像学定义及病理基础

MRI检查很难直接看到膀胱腔内的胎盘组织，因此，膀胱侵犯主要包括膀胱壁中断、膀胱底帐篷样隆起、子宫和膀胱交界面血管增多紊乱等间接征象。虽然从病理诊断技术上讲，胎盘组织附着在膀胱壁上或者胎盘血管进入膀胱壁并不是真正的膀胱壁侵犯，但是分娩过程中的分离会导致严重的出血并导致膀胱壁撕裂。因此，编者团队认为膀胱侵犯可根据临床结局采用广泛的定义。

（二）与PAS的相关性

膀胱壁侵犯是MRI独立诊断胎盘植入的最可靠的指标，但这一征象只出现在极少数前置胎盘患者中。膀胱血管征对MRI辅助诊断PAS的敏感度也较好。

（三）临床应用

编者团队前期研究发现膀胱帐篷样改变或结节样突起对胎盘植入的特异性高达95%，其中4例为穿透性胎盘植入，膀胱壁的改变除了由胎盘组织或异常血管直接侵入导致，还可能由局部增厚、膨凸的胎盘组织挤压、牵拉膀胱壁形成。膀胱帐篷征易受膀胱充盈程度、瘢痕子宫腹壁粘连等因素影响，缺乏特异性，容易出现假阳性（图7-1-18）；目前多以膀胱肌层可见胎盘或血管组织、膀胱壁低信号连续性中断作为客观阳性指征用于PAS的评估（图7-1-19、图7-1-20）。

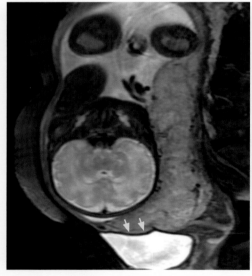

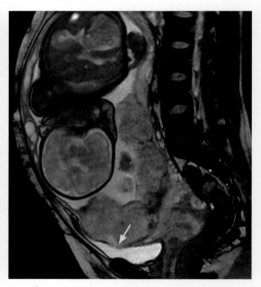

孕35^{+6}周，矢状SSFSE图像显示膀胱顶局部呈尖角样突起(箭头)。术前内镜未见胎盘膀胱植入征象。术中发现子宫前壁原切口瘢痕处与膀胱后壁有粘连，未见胎盘组织植入子宫肌层，徒手剥离完整胎盘，术中出血700ml。回顾分析，考虑膀胱顶局部变形为子宫瘢痕与膀胱壁粘连所致

图7-1-18 胎盘帐篷征假阳性

孕35^{+4}周，矢状FIESTA图像显示低信号的膀胱壁不规则破坏(箭头)，手术发现子宫下段菲薄，胎盘组织已穿透子宫浆膜层，植入面积约5cm×7cm，行子宫次全切除术，术中出血8000ml，病理证实为穿透性胎盘植入

图7-1-19 膀胱壁中断

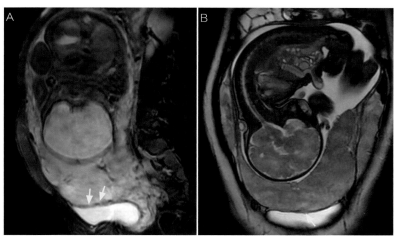

孕36^{+2}周，A：矢状位T2WI显示低信号膀胱壁不规则破坏（箭头），B：冠状位 FIESTA显示胎盘组织局部突入膀胱腔（箭头）。术中发现胎盘组织已穿透子宫下段浆膜及膀胱浆膜层，面积约10cm×5cm，行子宫植入部位梭形切除术，术中出血4100ml，病理证实为穿透性胎盘植入

图7-1-20　膀胱壁中断并胎盘组织突入膀胱腔内

六　局部外生性团块

（一）影像学定义及病理基础

PAS孕妇胎盘组织穿透子宫壁向外突出，向前突向膀胱或向两侧突向宫旁组织，呈子宫壁外突团块状外观，被称为局部外生性团块（图7-1-21）。其病理基础是胎盘组织突破子宫浆膜层，并直接侵入周围脂肪间隙或子宫外器官。

（二）与PAS的相关性

该征象不出现在胎盘粘连和植入型病例中，因此，综合考虑PAS疾病的整体检出情况时，这一征象的敏感性较低。MRI对于诊断PP具有较高特异度，若同时出现外生性团块和膀胱帐篷征，提示与前置胎盘密切相关。

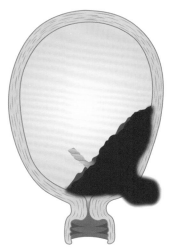

PAS胎盘组织穿透子宫壁向外突出，常见于充盈良好的膀胱侧面和膀胱周围

图7-1-21　局灶外生性团块示意图

（三）临床应用

MRI对于显示局部外生性团块的位置和范围有明显的优势。编者团队以子宫外组织器官可见胎盘组织作为客观阳性指征用于PAS的评估，这是特异性最高的独立征象（图7-1-22、图7-1-23）。

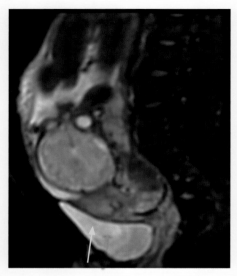

孕35⁺⁶周，矢状DWI图像（b=0）显示胎盘组织突出，局部呈团块状向充盈的膀胱腔内突出（箭头）。手术及病理证实子宫前壁下段瘢痕处植入，术中出血2500ml

图7-1-22　局部外生性团块

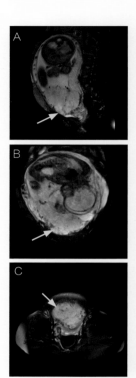

孕35周，矢状位（A）、冠状位（B）及轴位（C）T2WI图像同时显示胎盘组织突出于子宫右前壁下段并向外延伸（箭头）。手术及病理证实子宫下段右侧壁穿透性胎盘植入，行子宫切除术，术中出血7000ml

图7-1-23　局部外生性团块

七　胎盘床异常血管

（一）影像学定义及病理基础

目前尚缺乏对胎盘植入孕妇的胎盘-母体界面血管结构的精确定义。一般认为，胎盘床的异常血管位于胎盘和子宫的不同区域，包括胎盘内血管分布、子宫浆膜血管，以及垂直地穿过胎盘和子宫浆膜层的桥血管（图7-1-24）。其病理基础尚未明确，可能是胎盘绒毛及其间质血供充足而发生过度增殖反应，导致胎盘绒毛血管异常增多、增殖，甚至穿透胎盘进入子宫肌层内。

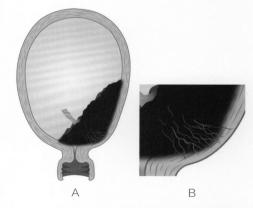

胎盘床血管突出，子宫胎盘界面破坏。异常血管可不同程度地从胎盘下方的肌层延伸至子宫浆膜，并可伴膀胱、子宫和阴道周围广泛的新生血管形成

图7-1-24　胎盘床异常血管化的示意图

（二）与PAS的相关性

总的来说，胎盘床异常血管对诊断PAS有极高准确性，但血管丰富本身并不是胎盘植入的可靠指标，膀胱和子宫间的血管丰富也并不一定表明膀胱侵犯。

（三）临床应用

PAS孕妇胎盘床血管异常与术中失血增加及其他并发症有关。PAS孕妇常可见到子宫周围的血管增多，但其特异性不高，因为在一些正常妊娠中也可以看到子宫与胎盘交界面血管增多以及盆腔血管分布增多（图7-1-25）。因此，我们前期研究并未对胎盘床的血管进行独立分析。目前，我们以胎盘床单一血管直径≥6mm作为客观阳性指征用于PAS的评估（图7-1-26、图7-1-27）。

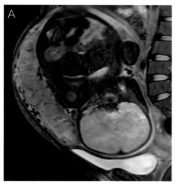

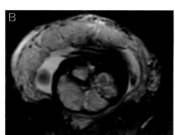

孕40⁺¹周，在非植入性胎盘的MRI图像中，仅在胎盘的胎儿面和母体表面见到明显的血流信号，位于子宫肌层—胎盘界面的母体螺旋动脉平行于绒毛膜动脉的绒毛分支，垂直于蜕膜表面。在MRI上可以看到胎盘下血管流空，这是正常的表现

图7-1-25　妊娠晚期正常胎盘床的血管

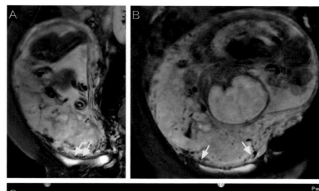

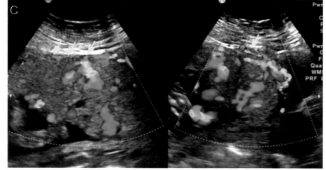

孕35⁺³周，矢状位（图A）及冠状位（图B）T2加权自旋回波图像显示子宫胎盘界面破坏，胎盘床异常血管不同程度地延伸至子宫肌层，直至子宫浆膜（箭头），伴膀胱、子宫和阴道周围广泛的新生血管形成。产前超声检查（图C）发现子宫周围广泛的新生血管形成。膀胱镜检查可见后壁粘膜下血管扩张隆起，并见血管搏动。术中可见膀胱顶部血管充盈怒张，胎盘组织植入右侧子宫下段肌层，面积约6cm×5cm，术中出血5000ml，病理证实胎盘植入

图7-1-26　PAS患者胎盘床异常血管

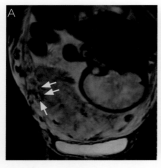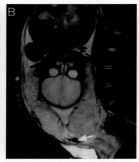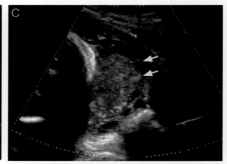

孕37⁺³周，冠状位（图A）及矢状位（图B）T2加权自旋回波图像显示胎盘床异常粗大的血管延伸至子宫肌层浆膜层（箭头），形成桥状血管。产前超声检查（图C）显示胎盘床血流丰富，子宫浆膜血管突起。术中发现子宫下段及膀胱顶端浆膜下可见多条怒张血管突出于子宫表面，经病理证实子宫前壁下段疤痕处胎盘植入，术中出血3000ml

图7-1-27 PAS患者胎盘床异常血管

八　胎盘内信号不均

（一）影像学定义及病理基础

由于胎盘内出血、胎盘内低信号带和低信号血管流空之间的相互作用，胎盘组织在MRI图像上可能出现不同程度的信号不均匀（图7-1-28）。

（二）与PAS的相关性

正常和异常胎盘中均会出现轻度或中度信号不均，但所有胎盘植入患者的胎盘信号均为中度或显著不均匀。因此，研究认为，如果胎盘在T2WI图像上是信号均匀的，它极有可能是正常的胎盘；如果胎盘信号明显不均匀，则很可能是侵袭性的；而在胎盘信号出现轻度或中度不均匀的情况下，依据胎盘信号判断胎盘是否植入的价值有限。编者团队前期研究发现胎盘内信号不均对PI的总体特异性达

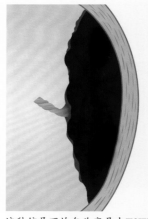

这种信号不均匀改变是由T2W低信号带及异常血管以外的因素造成的

图7-1-28 胎盘内信号不均示意图

75%[2]。但遗憾的是，胎盘信号不均是一种较为主观的判断，难以进行量化评价，需要一定程度的临床经验才能恰当地应用。随着胎盘的成熟和逐渐老化，正常胎盘也会出现不同程度的信号不均，因此这一征象对信号变化较轻的粘连型胎盘诊断价值不高（图7-1-29）。

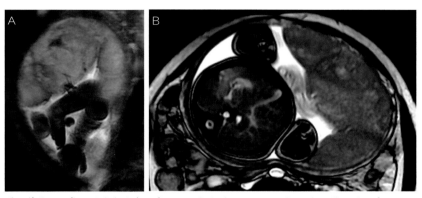

孕38⁺¹周，正常妊娠晚期胎盘，在SSFSE（图A）及FIESTA（图B）图像上均可表现为信号不均，但信号不均的程度较轻

图7-1-29　妊娠晚期正常胎盘的信号不均匀

（三）临床应用

由于PAS不太可能在信号均匀的胎盘中发生，因此，多数研究倾向于采用胎盘内显著信号不均作为PAS的一项诊断指标。为了规范胎盘内信号不均的评价标准，编者团队以除T2W低信号带及异常血管以外的因素导致的胎盘内信号在T1及T2序列同时表现为信号不均作为客观阳性指征用于PAS的评估（图7-1-30）。

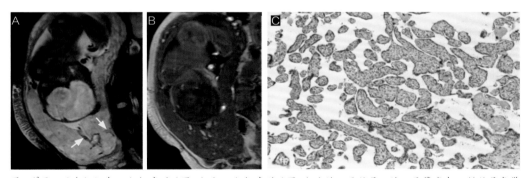

孕36⁺²周，胎盘组织在T2加权序列（图A）和T1加权序列（图B）上均可见信号不均。尽管存在T2低信号条带（箭头）和胎盘内异常血管增生导致的整体不均匀性，但PAS患者胎盘组织中除这些结构外也表现出信号不均匀。病理检查（图C）发现胎盘绒毛间质血管多，胎盘绒毛合体细胞结节增多，绒毛膜羊膜炎Ⅰ期Ⅰ级

图7-1-30　PAS患者的胎盘内信号重度不均匀

九　胎盘不对称增厚

（一）影像学定义及病理基础

目前尚缺乏对胎盘增厚的明确定义，多数研究采用50mm作为胎盘增厚的阈值（图7-1-31）。关于PAS患者中胎盘异常增厚发生率较高的原因尚不清楚，可能是

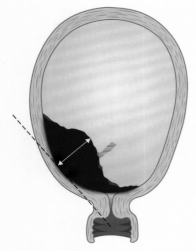

胎盘增厚发生在受胎盘植入谱系疾病影响的区域，可同时伴有其他特征，如在增厚区域出现T2低信号条带的PAS疾病

图7-1-31 胎盘不对称增厚

由于胎盘在剖宫产瘢痕的位置着床，限制了胎盘的迁移，导致疤痕缺损处的胎盘呈蘑菇状增厚，与正常胎盘在子宫黏膜上呈薄饼状扩散不同。这可能解释了胎盘植入孕妇常常于子宫下段发生胎盘增厚的原因。

（二）与PAS的相关性

关于胎盘厚度与植入的相关性研究甚少。子宫下段胎盘厚度增加是PAS的独立预测因素，这一客观标志可能对提高子宫下段胎盘植入妇女PAS的产前检测具有临床价值。

（三）临床应用

我们前期研究取胎盘最厚处厚度≥5cm作为胎盘增厚的标准，常常出现测量胎盘厚度的位置与胎盘植入的位置不相匹配的情况，影响胎盘厚度与PAS相关性的分析（图7-1-32）。最新研究对于正常胎盘取胎盘最厚处、可疑植入的PAS患者取子宫下段胎盘最厚处进行胎盘厚度测量，以胎盘厚度≥5cm为胎盘增厚阳性指征，发现PAS组子宫下段的胎盘厚度与正常胎盘组之间有明显统计学差异（图7-1-33、图7-1-34）。

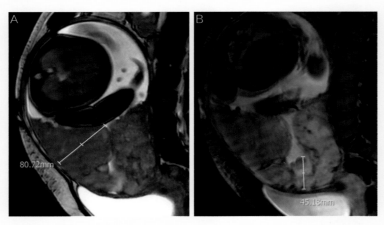

孕37周，胎盘最厚处位于前壁上段胎盘，垂直于胎盘子宫的分界面测量胎盘厚度约81mm（图A）。术中及病理发现植入位置位于子宫下段前壁原切口瘢痕处，测量该处胎盘厚度约45mm（图B）

图7-1-32 胎盘厚度的测量

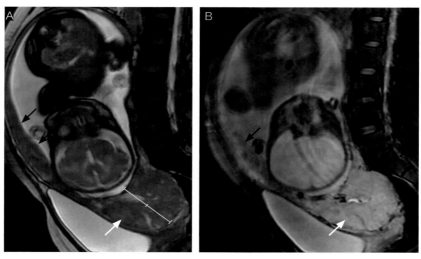

孕35周，胎盘不对称增厚（白色箭头）发生在PAS区域，与胎盘组织的其余部分（黑色箭头）相比厚度明显增加且信号显著不均匀。术中证实胎盘植入位于宫颈内口周围，植入面积约为5cm×5cm

图7-1-33　PAS患者胎盘不对称增厚

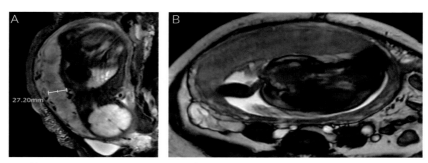

孕36⁺⁶周，胎盘呈圆盘状，中央厚两边薄，胎盘厚度均匀，边缘光滑，测量最厚处厚度约30mm

图7-1-34　正常胎盘的厚度测量

➕ 胎盘缺血性梗死

（一）影像学定义及病理基础

　　胎盘凹陷征被定义为伴随T2低信号带出现的胎盘表面和子宫外缘收缩，导致胎盘厚度减少，外形呈楔形改变。有的研究还测量了伴有T2暗带的胎盘凹陷处的胎盘厚度和正常胎盘厚度的比值（图7-1-35），发现胎盘凹陷的阳性预测值高于T2暗带，对诊断胎盘植入具有较高的观察者间一致性和准确性。组织病理学对照研究发现，与凹陷征对应的大体组织较硬，在显微组织病理学上与胎盘绒毛梗塞和坏死相对应，推测胎盘凹陷形成可能是胎盘灌注异常导致胎盘坏死及胎盘体积损失，牵拉胎盘表面和子宫外缘收缩而成。

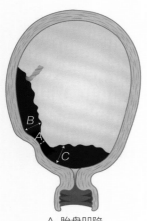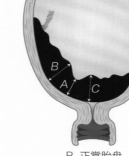

A. 胎盘凹陷　　　　　　　　B. 正常胎盘

考虑到正常胎盘表面常出现凹凸不平，研究测量了伴有T2暗带的胎盘凹陷的厚度与正常胎盘厚度，并通过公式计算了两者的厚度缩短比。厚度的比值=2A/（B+C）。在图A，A代表PAS病例胎盘凹陷处缩短的厚度，B和C代表正常胎盘上的厚度。在图B，A代表正常胎盘厚度相对凹陷的厚度，B和C代表正常胎盘上相对隆起的厚度

图7-1-35　胎盘凹陷和正常胎盘厚度的测量

（二）与PAS的相关性

目前，关于胎盘缺血性梗死和胎盘凹陷征的研究较少。在使用胎盘凹陷征作为MRI诊断PAS的一个指征时，具有较高的观察者间一致性和准确性。此外，胎盘凹陷征的灵敏度低于T2低信号带，但阳性预测值高于T2低信号带，这一征象的出现有助于多学科团队做好充分仔细的分娩前准备，如全身麻醉、血液制品准备或紧急的放射学介入治疗等。

（三）临床应用

目前尚未见胎盘凹陷的程度与植入深度之间的相关性研究，对于胎盘凹陷与胎盘内低信号带之间的关联无明确定论，胎盘内同时出现多处凹陷的评价方法未见报道。因此，胎盘凹陷征的临床应用尚未形成统一规范。编者团队参考Tomomi的方法，以胎盘内低信号带伴局部厚度缩短率≤0.9为阳性指征，当胎盘内同时出现多处凹陷时，以胎盘厚度缩小最严重的比率进行计算（图7-1-36至图7-1-37）。

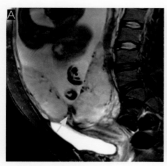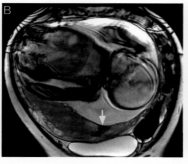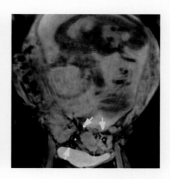

孕35⁺³周，胎盘缺血性梗死是指伴有慢性梗死部位的不对称胎盘变薄（箭头）。此部位仍有一小部分变薄的胎盘，因此可排除副胎盘可能性

图7-1-36　胎盘缺血性梗死

孕35⁺¹周，冠状位T2加权成像（T2WI）显示胎盘表面收缩（箭头），伴有两条T2暗带（星号）

图7-1-37　胎盘缺血性梗死

胎盘内血管分布异常

（一）影像学定义及病理基础

目前对胎盘内血管异常的定义尚缺乏统一标准。

（二）与PAS的相关性

临床普遍认为胎盘内异常血管对于PAS的诊断具有极高的可靠性，并且血管紊乱的程度可能与胎盘的侵袭程度相关。

（三）临床应用

目前，关于胎盘内异常血管的病理基础和定义尚未明确。编者团队前期研究以胎盘内血管直径≥5mm定义为异常血管，发现胎盘内异常血管对PAS的敏感性和特异性分别为50%和85%。在最新的研究中，我们以胎盘内单一血管直径≥6mm为阳性指征，对本院370例胎盘MRI进一步回顾性分析研究，发现在植入范围广、程度深的病例中，多数可见胎盘实质内绒毛血管增多、粗大、扭曲并延长至胎盘母体面外缘，甚至与子宫壁相延续（图7-1-38）；在非植入性胎盘中，多数病例仅在胎盘-子宫交界面或脐带插入口附近见到流空血管（图7-1-39）。除了与PAS的范围和程度相关，胎盘内异常血管尚与术中出血量存在显著的相关性，也就是胎盘内异常血管越严重，术中发生大出血的可能性越大（图7-1-40）。

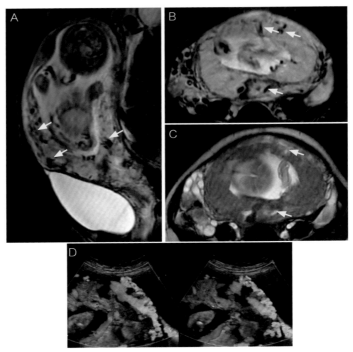

孕27^{+5}周，胎盘的矢状位T2-FSE（图A）、轴位T2-FSE（图B）和T2-FIESTA（图C）图像显示胎盘内异常增多、扩大的血管（箭头），注意胎盘内血管在T2-SSFSE序列表现流空信号，在T2-FIESTA序列显示高信号。经腹能量多普勒三维血管造影（图D）显示胎盘内血管呈动脉瘤样扩张。术中发现子宫下段血管丰富怒张，诊断穿透性胎盘植入，术中出血8500ml

图7-1-38 胎盘内异常血管

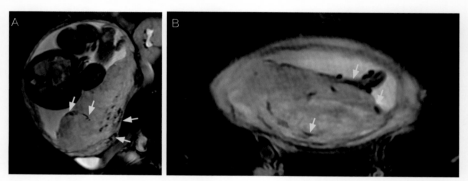

孕36周，在非植入性胎盘中，多数病例仅在胎盘-子宫交界面或脐带插入口附近见到流空血管，在胎盘的深处只看到一些散在的血管，最大直径不超过5mm

图7-1-39　胎盘内正常血管

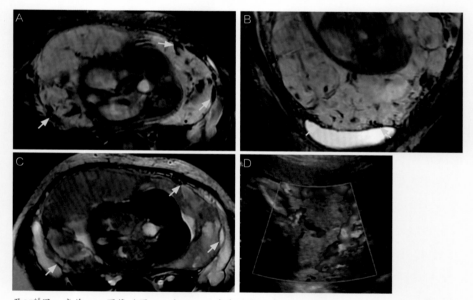

孕35⁺⁵周，产前MRI图像（图A-C）显示胎盘实质内血管（箭头）异常增多、粗大、扭曲，部分延长至胎盘母体面外缘，甚至与子宫壁相延续。彩色超声（图D）显示子宫浆膜下大量迂曲粗大血管呈团簇状。术中发现胎盘组织穿透子宫下段浆膜层并植入膀胱、子宫左侧壁及子宫后壁，行子宫全切术+膀胱后壁部分切除术，术中总失血量21 000ml

图7-1-40　胎盘内异常血管

十二　胎盘突出征

（一）影像学定义及病理基础

关于这一征象的诊断价值尚未形成共识。研究者推测其病理基础可能是宫颈内口上方子宫蜕膜缺乏，胎盘绒毛的增殖不受控制，过度增殖的胎盘组织突出到宫颈管内部并侵入宫颈肌层。

（二）与PAS的相关性

胎盘突出并进入宫颈管内是提示前置性胎盘植入的一个良好的指征，且在MRI上显示宫颈正常但宫颈内口边界不清的情况下也可能提示胎盘植入的发生。胎盘突入宫颈管内不能作为诊断胎盘植入的唯一征象，而胎盘组织突入宫颈肌壁内才是胎盘植入侵犯宫颈的直接征象，并且可能是特异性最高的征象。

（三）临床应用

结合临床实践，编者团队认为胎盘植入侵犯宫颈的MRI征象可能为宫颈缩短、宫颈管内口扩张、胎盘突入到宫颈管内口、胎盘组织突入宫颈肌壁内等。因此，我们以胎盘组织向宫颈内口方向突出并进入宫颈管内，致使宫颈管长度≤2cm作为客观阳性指征用于PAS的评估（图7-1-41至图7-1-43）。

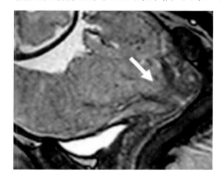

图7-1-41　胎盘突出征示意图

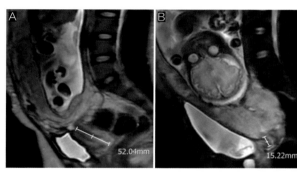

图A为妊娠35周的28岁女性非侵入性前置胎盘图像；图B为妊娠35周的32岁女性宫颈内口周围子宫肌层胎盘植入图像。图示宫颈长度的测量

图7-1-42　子宫颈长度的测量

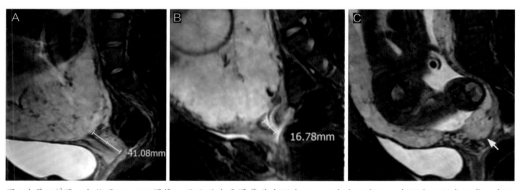

图A为孕37⁺²周，矢状面T2-FSE图像，显示胎盘平滑覆盖宫颈内口，不向内口突入，宫颈内口形态正常，宫颈管长度正常，突出征被定义为阴性。图B为孕35⁺¹周，矢状面T2-FSE图像，显示胎盘向外推并向内口延伸，宫颈内口扩大，宫颈缩短，胎盘突出征被定义为阳性。图C为孕37⁺⁶周，矢状面T2-FSE图像，显示胎盘组织向内口延伸，宫颈正常解剖结构消失，胎盘突出征被定义为阳性

图7-1-43　胎盘突出征

第二节　超声与MRI的应用价值比较

一 不同植入风险人群的检查方法选择

在孕妇首次怀疑PAS时获取影像学和临床数据，可在制定适当的分娩策略和应急计划方面发挥重要作用。在理想的情况下，在孕妇初步诊断PAS后，高危患者应由经验丰富的医疗中心密切跟踪，以便紧急动员多学科团队进行计划或非计划的分娩。根据怀疑的PAS风险严重程度选择不同的影像学检查方案。

（一）低风险PAS人群初次影像检查方法选择

在18～22周的常规超声检查中，没有任何临床危险因素和没有前置证据的妇女可以遵循ACOG临床指南[5]执行。

在没有已知临床危险因素的PAS低风险患者中，通常应用经腹超声检查作为初次影像学检查方法（表7-2-1）。

表7-2-1　无已知临床危险因素的PAS低风险人群检查方法选择

检查方法	恰当性	相对辐射水平
妊娠子宫经腹部超声检查	通常是合适的	0
妊娠子宫彩色多普勒超声检查	可能是合适的	0
妊娠子宫经阴道超声检查	可能是合适的	0
腹盆部磁共振平扫检查	通常是不合适的	0
腹盆部磁共振平扫和增强检查	通常是不合适的	0

（二）高风险PAS人群初次影像检查方法选择

根据临床病史和/或超声的发现，高风险的妇女应考虑转诊到专科影像学检查机构进行MRI平扫检查以确认或排除该诊断。

对于已知既往有剖宫产史和/或低胎盘或前置胎盘的患者，应特别注意在前三个月进行胎儿颈项透明层厚度检查，以确定是否有着床位置低或剖宫产疤痕妊娠等与PAS风险增加相关的因素。

总而言之，妊娠子宫超声多普勒检查、经腹超声检查、经阴道超声检查通常适用于PAS高风险患者的初次成像检查。这些检查方法是互补的，多个检查方法可作为一个集合同时或排序进行（表7-2-2），其结果能为临床治疗和护理方案提供有价值的参考信息。

表7-2-2　高风险PAS人群初次影像检查方法选择

检查方法	恰当性	相对辐射水平
妊娠子宫彩色多普勒超声检查	通常是合适的	0
妊娠子宫经腹部超声检查	通常是合适的	0
妊娠子宫经阴道超声检查	通常是合适的	0
腹盆部磁共振平扫检查	可能是合适的	0
腹盆部磁共振平扫和增强检查	通常是不合适的	0

二　PAS患者随诊复查方法选择

高危或确诊为PAS的妇女应进行随访，以重新评估胎盘和脐带血管位置、宫颈内口形态、胎盘边缘厚度、胎盘内部结构和形态以及宫颈长度之间的关系。这些征象有助于提示哪些患者更容易出现症状和并发症，并为可能出现的提前分娩提供更密切的监护。

妊娠子宫超声多普勒检查、经腹超声检查、经阴道超声检查均适合于PAS患者的随诊复查。PAS患者随诊复查方法选择见表7-2-3。

表7-2-3　PAS患者随诊复查方法选择

检查方法	恰当性	相对辐射水平
妊娠子宫彩色多普勒超声检查	通常是合适的	0
妊娠子宫经腹部超声检查	通常是合适的	0
妊娠子宫经阴道超声检查	通常是合适的	0
腹盆部磁共振平扫检查	可能是合适的	0
腹盆部磁共振平扫和增强检查	通常是不合适的	0

第三节　胎盘MRI的临床应用价值分析

MRI具有无辐射、多平面成像及软组织分辨率高等影像学特点，目前用于诊断前置胎盘和胎盘植入的技术已比较成熟，诊断胎盘植入的敏感性及准确性均优于超声，并且能检出发生于子宫底部及子宫后壁的胎盘植入，在PASD患者手术切口的选择、预后评估及治疗方案的制定方面可提供重要临床参考。

一　指导前置胎盘患者手术切口的选择

产前MRI成像检查除了用于诊断前置胎盘和胎盘植入以外，也可用于其他胎盘形态异常和脐带附着异常，如帆状脐带插入和血管前置等。

（一）胎盘位置异常的诊断

胎盘MRI检查要明确胎盘的位置、与子宫颈内口的关系、子宫颈管的长度等，包括：①胎盘附着位置，如前壁、后壁或侧壁等；②胎盘边缘距子宫颈内口的距离或超出子宫颈内口的距离；③覆盖子宫颈内口处胎盘的厚度；④子宫颈管的长度。

1. 前置胎盘

应用MRI技术显示胎盘边缘位置，能准确、直观地确定CPP类型，指导随机边缘切口的选择。

2. 低置胎盘

妊娠晚期MRI诊断的胎盘位置有所不同，应以临床处理前的最后一次检查来确定其分类，其MRI表现见图7-3-1。

（二）胎盘形态异常的诊断

1. 副胎盘

副胎盘（succenturiate lobe）是指一个或多个附属胎盘小叶通过脐血管与主胎盘相连，绒毛膜血管穿过副叶和主胎盘间的胎膜，接受源自胎儿的血循环（图7-3-2至图7-3-3）。双叶胎盘（bilobed placenta）是副胎盘的一个变异，其两叶胎盘的大小近似（图7-3-4至图7-3-5）。

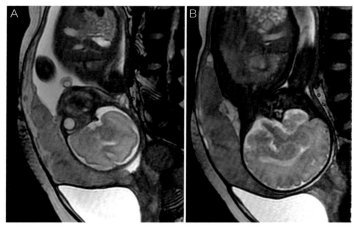

孕中期（26⁺⁶周）MRI矢状位FIESTA（图A）显示胎盘下缘达宫颈内口边缘，孕晚期（35⁺¹周）复查MRI矢状位FIESTA（图B）显示胎盘边缘距子宫颈内口的距离<20 mm，最终诊断为低置胎盘

图7-3-1　低置胎盘MRI表现

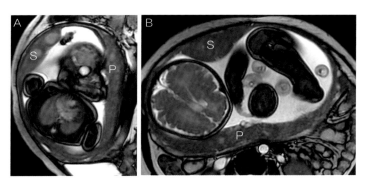

孕39⁺¹周，矢状位FIESTA（图A）显示附着于子宫后壁的主胎盘（P）和附着于前壁上段的副胎盘（S），轴位FIESTA（图B）显示脐带（箭头）插入口位于主胎盘实质中部

图7-3-2　副胎盘MRI表现

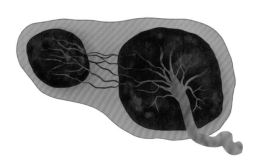

附属胎盘小叶通过脐血管与主胎盘相连

图7-3-3　副胎盘示意图

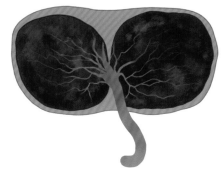

两个大小差不多的胎盘相连，脐带通常附着在连接两叶的绒毛膜组织边缘

图7-3-4　双叶胎盘示意图

2. 轮状胎盘

轮状胎盘（图7-3-6）又可分为轮廓胎盘（circumvallate placenta）及有缘胎盘（circummarginata placenta），区分就是看隆起的灰白色环绕环是否达到胎盘的边缘，若在中间，为轮廓胎盘，若位于边缘，则为有缘胎盘。

MRI可有助于本病的诊断，表现为胎盘边缘呈环状的膜性带状结构，内部信号与胎盘实质信号相似，宽度约2～3mm，称为"边缘架"，向羊水凸入，应与宫腔内粘连带相鉴别（图7-3-7）。

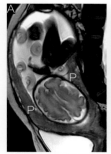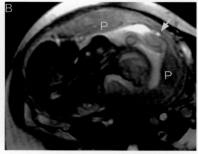

孕34^{+4}周，矢状位FIESTA（图A）显示两个大小差不多的胎盘分别附着于子宫前壁的下段（P）和后壁下段（P），轴位FIESTA（图B）显示脐带（箭头）插入口位于两个胎盘之间薄薄的绒毛膜边缘

图7-3-5 双叶胎盘的MR表现

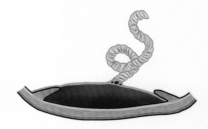

边缘红色的突起即所谓"边缘架"，由双折的绒毛膜和羊膜并伴其间有退化的纤维及蜕膜构成

图7-3-6 轮状胎盘示意图

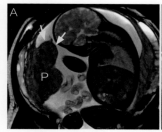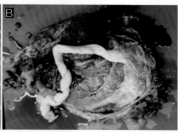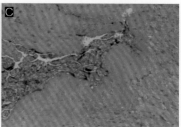

孕35^{+5}周冠状位FIESTA图像（图A）显示胎盘（P）胎儿面（绒毛膜板）小于胎盘母体面（基板），胎盘上缘有较厚的带状隆起（箭头）。胎盘大体标本（图B）显示脐带偏心附着，胎盘的胎儿面中心内凹，部分边缘可见皱褶状灰白色隆起。镜下（图C）显示胎盘局灶区域绒毛间隙血栓形成

图7-3-7 轮状胎盘的MR表现

3. 膜状胎盘

膜状胎盘（placenta membranacea）是一种罕见的胎盘发育异常，由于妊娠早期绒毛萎缩失败，胎囊周围几乎都覆盖了绒毛组织，又称弥漫胎盘（placenta diffusa），表现为胎盘弥漫分布于子宫腔内（图7-3-8）。

膜状胎盘的MRI表现为胎盘整体厚而大，厚薄不均，胎盘正常实质成份少，胎盘内可见大片无信号、高信号混杂的组织，极似一层薄膜包裹大量流动血液形成的血袋。

4. 胎盘间叶发育不良

胎盘间叶发育不良（placental mesenchymal dysplasia，PMD）是一种罕见的胎盘疾病，也称为间质干绒毛增生，绒毛膜血管瘤样扩张、充血及绒

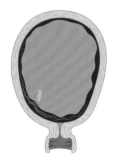

图7-3-8　膜状胎盘示意图

毛囊肿或水肿，主要表现为巨大胎盘和胎盘内的葡萄状水泡。双胎之一完全性葡萄胎（complete hydatidiform mole with a twin life fetus，CHMTF）与PMD之间的妊娠过程和妊娠结局有显著差异，CHMTF的病变位于胎儿囊外，常伴有病灶内或病灶外出血，而PMD的病变位于胎囊内，未见病灶内或病灶外出血，其区别如图7-3-9所示。

MRI检查可见胎盘体积增大，病变胎盘内有弥漫分布的长T1、长T2囊性信号区（图7-3-10）。

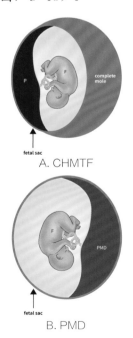

A. CHMTF

B. PMD

CHMTF（图A）的多囊性病变围绕胎囊，而PMD（图B）的多囊性病变位于胎囊内的胎盘（F代表胎儿，P代表胎盘）

图7-3-9　CHMTF和PMD胎囊及病变位置关系模式图

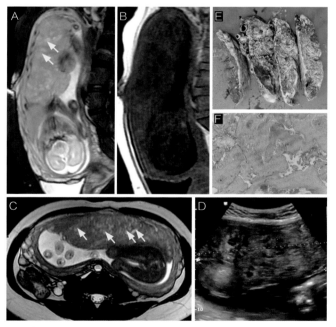

孕39⁺²周，MRI矢状位T2-FSE（图A）、矢状位T1WI（图B）及轴位FIESTA图像（图C）显示胎盘中上段明显增厚并见多囊性病变（箭头），病灶位于胎囊内的胎盘，呈均匀长T1、长T2信号，病灶内及病灶外均未见出血。超声（图D）显示胎盘内见大小不一囊性暗区。大体标本（图E）见胎盘弥漫性水肿，有大量水泡状改变。标本镜下（图F）证实胎盘间叶发育不良，胎盘见囊状扩张的干绒毛

图7-3-10　PMD的MRI表现

（三）脐带附着异常的诊断

脐带通常在中央部位插入胎盘内，脐带附着异常主要包括球拍状胎盘、帆状胎盘及血管前置等。胎盘MRI可准确直观显示胎儿、胎盘与脐带之间的关系，为手术切口的选择提供超声以外的客观参考。

1. 球拍状胎盘

约有5%的脐带附着于胎盘的边缘部位，即所谓球拍状胎盘（图7-3-11）。

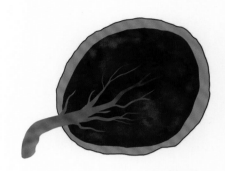

图7-3-11　球拍状胎盘示意图

产前MRI与超声检查对子宫前壁的球拍状胎盘的诊断能力均较高，而MRI对子宫后壁球拍状胎盘的显示能力则优于超声（图7-3-12）。

2. 帆状胎盘

帆状胎盘是指脐血管如船帆的缆绳呈扇状分布于胎膜中，在未进入胎盘时已发生分支，在羊膜与绒毛膜之间走行一段距离后再进入胎盘实质，脐带入口在胎盘边缘以外的游离胎膜内，故又称脐带帆状附着（velamentous cord insertion, VCI）（图7-3-13）。

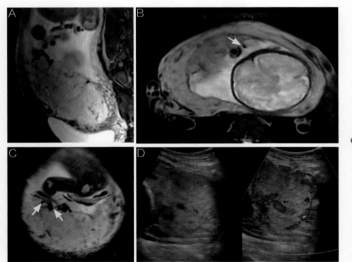

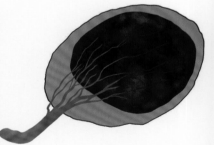

胎膜下走行血管，胎膜下血管于附着区即发出分支，为间距较大的多支血管，呈帆状分布，沿胎膜走行延续至胎盘表面

图7-3-13　帆状胎盘示意图

孕35^(+1)周，MRI矢状位（图A）、轴位（图B）及冠状位（图C）T2-FSE图像显示脐带附着于前壁胎盘实质上缘2cm以内（箭头），符合脐带边缘插入。大体病理（图D）所见：破碎全胎盘一个，脐带球拍状附着

图7-3-12　球拍状胎盘MRI表现

MRI能多平面及多参数成像，可免受胎儿肢体干扰及羊水减少等因素影响，可同时对胎盘形态、位置及脐带入口等情况进行观察。T2WI能较好地显示脐带形态及信号改变。脐血管在T2WI中呈流空信号，血管壁与华通氏胶呈高信号，悬浮于更高信号的羊水中，与周围结构对比良好，活动度较大。FIESTA序列图像中血管呈稍高信号，据此可准确区分血管与其他结构（图7-3-14至图7-3-15）。

3. 血管前置

前置血管是指独立走行于胎膜上，且位于胎先露下方，达子宫下段或跨越宫颈内口的胎儿血管。前置血管可分为两型：Ⅰ型为帆状胎盘前置血管，血管经过胎膜与胎盘相

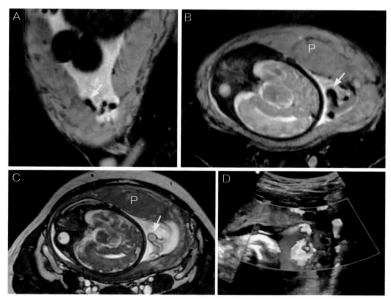

孕34⁺⁵周，轴位T2-FSE（图A）及矢状位T2-FSE（图B）序列显示流空信号的脐血管（细箭头）呈缆绳样悬浮于高信号的羊水中；轴位FIESTA（图C）序列图像中血管呈稍高信号，分支血管在胎盘实质（P）以外的胎膜上汇合形成脐带根部（粗箭头）。超声检查（图D）及手术证实脐带插入口位于前后壁胎盘之间的胎膜上

图7-3-14　帆状胎盘MRI表现

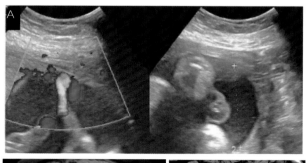

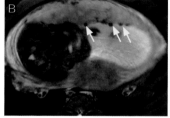
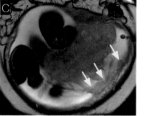

孕36⁺³周，彩色多普勒超声（图A）提示脐带入口（箭头）位于胎盘边缘与胎膜交界处，球拍状胎盘与帆状胎盘相鉴别。轴位T2-FSE（图B）序列显示胎膜上多个流空信号的脐血管分支（箭头）；冠状位FIESTA（图C）序列显示稍高信号的脐血管分支如船帆一样分布于胎膜上（箭头），明确诊断帆状胎盘。术中证实脐带附着于胎膜上

图7-3-15　帆状胎盘MRI表现

连出现血管前置（图7-3-16），占89.5%；Ⅱ型分叶胎盘或副胎盘前置血管，由于副胎盘与主胎盘之间有胎膜和血管相连，这些胎膜血管有可能位于宫颈内口上方，形成血管前置（图7-3-17），占10.5%。

因此，对于后壁胎盘、晚孕期受胎儿肢体遮挡等超声检查不易明确诊断的情况，可选择MRI对前置血管进行诊断。血管前置在T2WI表现为胎膜下条状流空信号的血管，跨过宫颈内口或位于宫颈内口周围，位于胎先露下方。只要充分认识血管前置的定义和分型，诊断并不难，临床上主要需与脐带先露相鉴别，后者表现为漂浮于羊水中的螺旋状流空血管，为脐血管的延续，由1支较粗的脐静脉及2支较细的脐动脉构成，并未贴附胎膜（图7-3-18、图7-3-19及图7-3-20）。

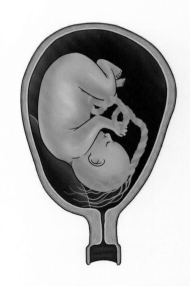

帆状胎盘，血管经过胎膜与胎盘相连出现血管前置

图7-3-16　Ⅰ型前置血管示意图

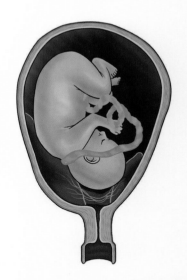

分叶胎盘，在副胎盘与主胎盘之间的胎膜血管位于宫颈内口上方，形成血管前置

图7-3-17　Ⅱ型前置血管示意图

第八章

膀胱镜检查在凶险性前置胎盘中的应用

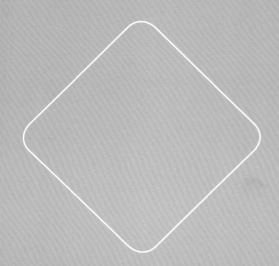

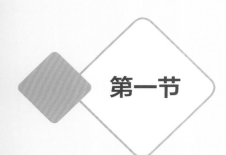

第一节　膀胱镜检查背景介绍

膀胱镜检查技术是诊断泌尿生殖系统疾病的一个重要方法，每个泌尿外科专科医师都必须了解膀胱镜的性能，并熟练掌握其基本技术。

一　膀胱镜的起源及发展

膀胱镜的发生发展历经了200多年。1806年，德国法兰克福的Bozzini发明了体外用镜子经过窥视管反射烛光以便检查膀胱和直肠的原始内腔镜，但当时光线无法满足检查的目的。后续有很多学者对"内窥镜"进行了研究，极大促进了"内窥镜"的发展。直至1879年，德国柏林泌尿科医师马克西米利安·卡尔·弗里德里希·尼采（Maxilianian Carl-Friedrich Nitze, 1848—1906年）与仪器制造人Leiter（Joseph Leiter）合作制造了第一台膀胱镜。Nitze/Leiter膀胱镜是一个划时代的发现，但也并不完美。1906年，布兰斯福特-刘易斯标准膀胱镜问世，该系统配备有可置换的血管钳、剪刀、扩充器、手术刀等器械，成为首个以外科手术功能为主的内窥系统。

如今，纤维光学的发展使泌尿内镜发展日新月异。现代膀胱镜操作方便，配置高清的摄影、摄像及显像装置，为教学、临床、资料保存带来了极大便利。

二　膀胱镜基本结构

膀胱镜是一种结构比较复杂的光学内腔镜，目前临床应用较多的为冷光源硬性膀胱镜。冷光源膀胱镜具有视野清晰、观察面大、易掌握、患者痛苦小、操作简化的优点。我院目前最常用的也是冷光源膀胱镜。

冷光源膀胱镜主要的组成部分为冷光源、镜鞘（F7～F26，其中F18～F24为成人常用）、闭孔器、镜桥（无工作通道镜桥、单通道镜桥、双通道镜桥）、观察镜

（0～120°，我院有0°、7°、30°、70°膀胱观察镜）、软性膀胱镜、操作器（硬性或者软性操作器械）、附件等几种结构，见图8-1-1至图8-1-4。

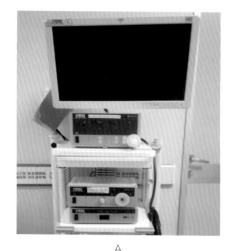

A

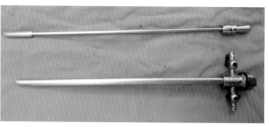

图8-1-2　镜鞘及闭孔器

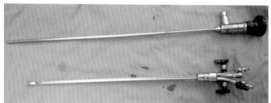

图8-1-3　镜桥及观察镜

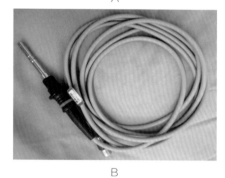

B

图8-1-1　冷光源及工作站

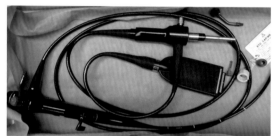

图8-1-4　软性膀胱镜

膀胱镜检查的适应证

膀胱镜检查能够直接观察前后尿道、膀胱颈部和膀胱，可用于诊断和治疗下尿路疾病，也可用于某些上尿路疾病的诊断。

1. 诊断方面适应证

（1）不明原因的血尿，膀胱镜检查可以明确血尿的出血部位及原因。

（2）尿道及膀胱肿瘤、结石、异物、畸形、创伤等疾病的诊断。

（3）为诊断或治疗、预防目的行输尿管导管置入或逆行肾盂造影。

（4）膀胱或尿道手术术后定期复查。

2. 治疗方面适应证

（1）膀胱、前列腺及尿道肿瘤电灼治疗，膀胱结石的碎石治疗。

（2）膀胱及尿道异物取出。

（3）输尿管导管放置、双J管的放置或者取出。

3. 在凶险性前置胎盘中应用适应证

膀胱镜检查可以作为穿透膀胱的凶险性前置胎盘的提前预判手段。在膀胱镜检查下，如果发现膀胱后壁或顶部有以下征象，可考虑为胎盘植入膀胱可能：①膀胱黏膜充血、增厚和僵硬；②单个或多个血管充盈、扩张和曲折；③严重患者的血管表现为片状、山状膀胱黏膜隆起；④在膀胱黏膜下方可见血管湖样的紫蓝色变化（图8-2-1）；⑤膀胱后壁整体向盆腔内膨出。

根据编者团队的经验，目前膀胱镜在凶险性前置胎盘主要有以下三个方面的应用。

（1）对于有血尿的孕妇，排除其他泌尿系问题引起的血尿。怀疑为穿透入膀胱的前置胎盘、胎盘植入病例，也可考虑行膀胱镜检查明确诊断。膀胱镜下可完整显示胎盘植入的程度，即有无侵及膀胱黏膜层、植入的部位、与膀胱三角的关系等。

（2）B超、MRI检查怀疑或已经初步诊断胎盘植入膀胱，需行膀胱镜进一步协助诊断植入范围，提供所怀疑植入病灶的大小及其与输尿管开口（膀胱三角区）的

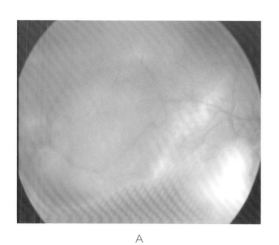
A

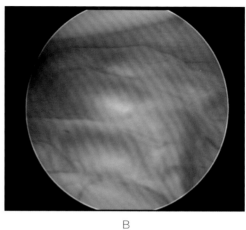
B

图8-2-1　膀胱镜下胎盘植入的典型征象

关系，以备在需要行三明治切除（胎盘-被植入的疤痕组织-被植入的膀胱后壁）暨植入病灶的整体切除时，提供切除时的入径、大小，并为切除后膀胱功能的恢复状况提供评估依据。

（3）对已明确胎盘植入的孕妇，可行膀胱镜检术置入输尿管支架管以降低子宫切除术中输尿管损伤的风险。

第三节 膀胱镜检查的禁忌证、并发症及注意事项

膀胱镜检查为有创性操作，在检查过程中，需注意掌握禁忌证，以减少患者不必要的痛苦，防止并发症。

1. **膀胱镜检查的禁忌证**

（1）泌尿生殖系统，包括尿道、膀胱处于急性炎症期者不宜进行检查，否则会导致炎症扩散，而且膀胱的急性炎症充血还会使病变无法分辨。

（2）因包茎、尿道狭窄、尿道内结石嵌顿等，无法插入膀胱镜者。

（3）膀胱容量过小、在50ml以下者，说明病变严重，患者多不能耐受这一检查，也容易导致膀胱破裂。结核性膀胱挛缩是绝对禁忌证。

（4）急性全身感染性疾病患者。

（5）全身出血性疾病患者应尽可能避免该检查。

（6）重要脏器有严重器质性疾患，如心脏病伴心功能不全、严重肝功能损害、严重高血压、肾功能衰竭者。

（7）妇女月经期或妊娠3个月以上者。

（8）骨关节畸形不能采取截石体位者。

2. **膀胱镜检查的并发症**

（1）出血：最常见的并发症，多为膀胱尿道黏膜损伤后导致，一般无需特殊处理，对于出血多、尿液颜色比较红的患者，可予膀胱冲洗。

（2）尿道损伤：主要以尿道黏膜损伤为主，操作者入镜操作应注意保持轻柔，切忌暴力。患者若发生尿道损伤，可予留置尿管1～2周，可自愈。

（3）膀胱损伤：主要由膀胱容量少或操作过急导致，对于小的膀胱穿孔，及时留置尿管引流，膀胱可自行愈合；对于严重的膀胱破裂、直肠穿孔，需行手术处理。

（4）感染：如无菌操作不严格，患者术后可发生尿路感染，此时应予抗生素，嘱患者多饮水。

3. 在凶险性前置胎盘中应用的禁忌证

（1）合并有内外科疾病者不宜行膀胱镜检查。

（2）产时大出血、患者生命体征不平稳、情况危急时不宜行膀胱镜检查。

（3）B超、MRI检查提示被植入的膀胱后壁显著向膀胱内膨出者，膀胱镜检查可能导致膀胱损伤的风险增加。

膀胱镜检查的操作方法

一 膀胱镜检查的准备

（1）膀胱镜器械的准备（闭孔器、镜鞘、桥接、膀胱镜、引流冲洗管、石蜡油等）。

（2）术者准备：洗手、穿消毒衣、戴灭菌手套。术中应重视无菌操作原则，以免引起医源性泌尿系感染等并发症。

（3）嘱患者排空膀胱，取截石位；常规消毒；铺消毒洞巾，露出尿道口，麻醉。一般门诊行膀胱镜检查时，用利多卡因乳膏或者其他麻醉乳膏即可，治疗后如有其他特殊情况，可行全麻或椎管内麻醉。

二 膀胱镜检查的操作步骤

（1）取出消毒好的窥镜和各种器械，检查窥镜目镜和物镜是否清晰，在镜鞘外面涂以灭菌甘油以滑润。观察尿道外口的情况，选择合适的镜鞘。对于男性患者，在插膀胱镜前，应探查尿道是否正常或有无狭窄。医师左手向上提起阴茎，消除悬垂尿道部弯曲；右手持镜鞘末端，使用插入闭孔器的膀胱镜鞘盲视下或者膀胱镜直视下插入尿道外口，进镜至尿道球部，然后压低膀胱镜后端，缓慢下放克服耻骨下弯，越过尿道前列腺部和膀胱颈，进入膀胱。对于女性患者，其尿道短宽直，进镜较易，但应注意不宜过深，以免损伤膀胱。

（2）检查膀胱镜插入膀胱后，将镜芯抽出，测定残余尿量。如尿液混浊（严重血尿、脓尿或乳糜尿），应反复冲洗至回液清晰后，将生理盐水灌入膀胱，使其逐渐充盈，以不引起患者膀胱胀感为度（一般约为300ml）。首先，先找到膀胱三角区及输尿管间嵴。在输尿管间嵴的两端（时钟5点到7点的方位），可找到两侧输尿管口。输尿管收缩时可以观察到管口有喷尿现象。操作时应系统、全面、由深至浅地检查全部膀胱，以免遗漏。然后，将膀胱镜退至膀胱颈，整体观察一遍（观察顺序：膀胱三角区、膀胱右侧壁、膀胱前壁及气泡、膀胱左侧壁、膀胱后壁，重点观察病变部位及输尿管情况）。

（3）如需作输尿管逆行插管，则将4～6号输尿管导管经膀胱镜插入输尿管口，直至肾盂，一般深达25～27cm，然后退出膀胱镜，用胶布将输尿管导管固定于外阴，以免脱出。膀胱内操作动作必须轻柔，检查时间不应超过30min。输尿管导管颜色一般为左红右黑。如输尿管口有炎症充血不能辨清时，可静脉注入靛胭脂溶液，利用输尿管口排蓝引导插管。

（4）膀胱镜检查后，必须采集图片将检查所见填表记录。

三　在中晚期妊娠女性中进行膀胱镜检查的特殊准备与步骤

由于膀胱镜检查为侵入性检查，妊娠期妇女若有其他替代选择方案，膀胱镜检查则非首选。对于妊娠期妇女，特别是中晚期妊娠，需严格把握膀胱镜的适应证及禁忌证，同时还需做好以下的准备。

（1）患者准备：与患者解释膀胱镜检查的必要性及风险。

（2）麻醉准备：对于配合良好、非急诊患者，可以选择表面麻醉或者椎管麻醉，检查时应注意保持动作轻柔，避免过度刺激膀胱底。

（3）对于急诊患者或晚期妊娠高度怀疑胎盘植入穿透膀胱可能者，应在椎管麻醉或全麻下行膀胱镜检查，根据镜下情况，必要时放置双侧双J管。若明确胎盘植入膀胱，应及时终止妊娠。

四　图像处理与膀胱镜医学影像工作站

膀胱镜医学影像工作站又叫膀胱镜医学影像管理与传输系统，由计算机、打印机、图像采集卡和软件组成，主要包括数字化采集膀胱镜检查影像、打印、报告书写、存档、统计和病人资料的管理等功能。目前编者团队所在的膀胱镜医学影像工作站有以下特点。

（1）数字化采集，确保图像清晰、逼真。

（2）具有多种图像采集方法，脚踏开关采集、鼠标采集。

（3）编辑报告和采集图像可同步进行，互不影响；报告单格式可自由设定。

（4）拥有高品质大容量动态录像存储系统。

（5）拥有完善的档案管理、统计系统。

（6）多种查询方式，可通过姓名、年龄、部位、检查号、科别等几十种方式查询。

第五节 膀胱镜检查在凶险性前置胎盘中的应用

一 膀胱镜检查在凶险性前置胎盘中的应用研究进展

近年来，随着剖宫产率增加，凶险性前置胎盘合并胎盘植入甚至穿透肌层，侵及膀胱的发生率增加。植入胎盘可穿透至膀胱黏膜层，导致异常血管生成并与子宫动脉下行支及阴道动脉形成丰富血管网，分娩时胎盘剥离困难，膀胱后壁与被植入的原剖宫产术后疤痕组织和下段子宫组织致密粘连难以分离，最终导致无法控制的产后大出血。《新英格兰医学杂志》曾报道一例胎盘植入累及膀胱的孕妇[1]，其腹部超声检查示子宫下段血管丰富、扩张，怀疑为胎盘绒毛膜绒毛侵入膀胱所致（如图8-5-1 A所示）。膀胱镜检查发现膀胱后壁膨胀，伴有广泛的血管形成和入侵绒毛膜绒毛区域（如图8-5-1 B所示），结果与胎盘一致。该孕妇在妊娠33周时，行新生儿剖宫产及子宫切除术、膀胱后壁切除术。患者术中失血6L，术后发生膀胱-阴道瘘，但最后都愈合。这个病例提示我们，胎盘植入穿透膀胱黏膜，胎盘-膀胱壁在分娩时无法分离，可能导致灾难性出血和严重的母体并发症。除此之外，胎盘植入膀胱还可导致其他泌尿外科并发症，包括撕裂伤、瘘管、血尿、输尿管移位和小容量膀胱[2]。

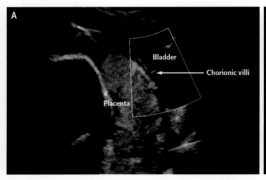
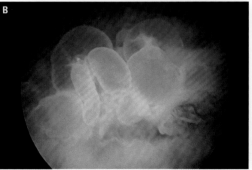

图8-5-1 胎盘植入累及膀胱孕妇B超及膀胱镜下的影像

　　胎盘植入膀胱是产科的危重急症，需要多学科如麻醉科、泌尿外科、介入科同时处理。一项澳大利亚的研究[3]指出，泌尿科医师在胎盘植入手术中起着预防输尿管损伤、重建膀胱和输尿管的重要作用。目前，已有国外学者推荐将膀胱镜检查用于胎盘植入膀胱的产前诊断，同时将术前膀胱镜下双J管逆行插管作为手术治疗的策略之一。国内研究表明，术前行膀胱镜检查+双侧输尿管逆行置管对凶险性前置胎盘患者受益较大，有助于缩短剖宫产后急诊子宫切除的手术时间，有效减少出血量。因此，诊断胎盘植入及治疗，术前可请泌尿专科医师会诊，行膀胱镜查膀胱后壁，以评估胎盘是否植入膀胱以及是否需行输尿管支架管置管。

　　在前期临床工作中，编者团队发现：对于怀疑胎盘植入穿透膀胱的患者，在行剖宫产前，应行膀胱镜检查，而且需注意观察膀胱黏膜、双侧输尿管的情况。在膀胱镜检查过程中，若胎盘穿透子宫并侵犯膀胱，有以下特殊的征象：①病灶部位多位于膀胱的后壁和顶部；②该部位的膀胱黏膜明显充血、增厚，较僵硬，表面的单根或多根血管充盈、扩张、迂曲。少数植入到膀胱者，可以表现为该区域整个血管呈现片状"山峦样"的隆起，黏膜下可以透见呈片状紫蓝色的血管湖的改变，如图8-5-2所示。

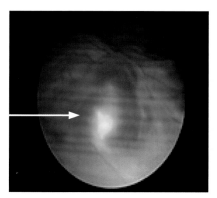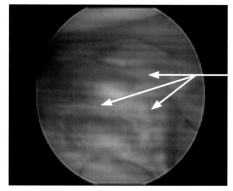

图8-5-2　胎盘植入累及膀胱的孕妇膀胱镜下的影像

　　膀胱镜检查具有不可替代的优点：①数字化采集，流程更完善；②对于胎盘植入尤其是穿透性植入的患者，相较于超声、MRI而言，膀胱镜可以更加清晰、直观地观察膀胱黏膜的情况。

　　总之，膀胱镜检查可作为判断是否伴有胎盘植入的重要辅助检查，结合B超及MRI，可为临床制定合适的治疗方案提供参考依据。

二 作者工作成效与体会

在过去的几年里，我院开展了一定数量的膀胱镜检查，在探究胎盘植入膀胱征象方面取得了一定进展，为产科医师诊断提供了参考依据。但目前对于穿透入膀胱的凶险性前置胎盘而言，在选择膀胱镜检查过程中尚没有统一的临床指南或规范，仍需考虑以下问题：①膀胱镜检查的时机选择及膀胱镜检查是否需要常规留置双J管；②膀胱镜检查所见征象需要进一步行病理验证是否为胎盘浸透膀胱。

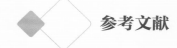 参考文献

［1］MURJI A，KINGDOM J.Placenta Percreta Involving Maternal Bladder［J］.N Engl J Med，2019，381（7）：e12.

［2］KARRAS G，ANTONAKOPOULOS N，AGRAPIDIS D，et al.Diagnosis and management of placenta percreta with bladder involvement［J］.Journal Of Obstetrics And Gynecology，2015，35（3）：308-310.

［3］NORRIS B L，EVERAERTS W，POSMA E，et al.The urologist's role in multidisciplinary management of placenta percreta［J］.Bju International，2016，117（6）：961-965.

［4］CARCOPINO X，ERCOLE D C，BRETELLE F，et al. Optimal management strategies for placenta accreta ［J］. BJOG，2009，116（11）：1538-1539.

［5］耿力，杨丽娜，唐兴玉，等.凶险性前置胎盘植入侵犯膀胱32例围手术期处理及分析［J］.现代妇产科进展，2019，28（08）：589-593.

［6］黄蓓，李映桃，陈敦金，等.膀胱镜下双J管逆行插管在凶险型前置胎盘并植入患者术前的应用［J］.实用医学杂志，2014，30（14）：2346-2347.

第九章

中央性前置胎盘和凶险性前置胎盘的病理诊断

第一节　胎盘植入性疾病简介

一　背景

正常妊娠情况下，子宫内膜会经历蜕膜样变并分隔胎盘组织和子宫肌层，胎盘种植仅限于子宫肌壁浅层1/3，分娩后较容易从子宫肌层剥离。而当子宫内膜因缺陷而不能完成蜕膜化时，胎盘绒毛则全部或部分不同程度地侵入子宫肌层。以往将胎盘绒毛异常着床、侵袭子宫肌层或穿透肌壁全层（粘连、植入、穿透）称为胎盘异常附着或病理性粘附性胎盘（morbidly adherent placenta，MAP）。2018年，国际妇产科联盟（FIGO）、美国妇产科医师学会（ACOG）、美国母胎医学会（SMFM）等组织已经将胎盘粘附异常这一大类疾病统一列入胎盘植入性疾病（PAS）。

二　发病机制

目前学界对于PAS的发病机制有很多学说。根据发病的临床危险因素，PAS的发生主要是蜕膜部分或完全缺失所致。正常情况下，子宫内膜间质蜕膜化改变可以阻止滋养层细胞侵入，抵抗炎症反应和氧化应激，抑制母体免疫反应。剖宫产或者各种原因引起的刮宫术、子宫肌瘤剔除术等引起子宫内膜或肌壁损伤后形成的瘢痕及子宫内膜再生能力降低均会影响子宫内膜蜕膜化。同时，子宫下段和宫颈管内口相较于宫腔内而言，子宫内膜常发育不良或缺少，常导致蜕膜化缺陷，增加PAS发生的风险。

PAS可能与机体异常免疫调节相关，免疫细胞正常存在于着床部位的蜕膜层内，它们通过细胞表面相互作用、细胞因子和生长因子调节绒毛外滋养层细胞（extravillous trophoblast cells，EVT）维持母-胎界面的平衡。研究发现，PAS中自然杀伤细胞数量减少，而调控T细胞数量增加。

还有学说认为EVT侵袭能力增强导致PAS的发生。EVT从滋养细胞柱分化而来，从滋养细胞柱末端进入胎盘种植部位，兼有细胞滋养细胞（CT）和合体滋养细

206

（ST）的部分形态和功能特征，也称为中间滋养细胞（IT）或胎盘种植部位滋养细胞。EVT的增殖、迁移和侵袭能力受到严格的调控，在正常妊娠情况下EVT浸润子宫蜕膜、围绕腺体和侵入子宫浅肌层，分隔但并不破坏平滑肌纤维。PAS发生时，子宫内膜微环境对EVT侵袭能力的调节受损，种植部位的EVT增殖且侵袭性增强，浸润子宫肌层甚至穿透子宫浆膜层至周围邻近器官。有研究发现E-钙粘连蛋白在胎盘粘连（PAS 1级）的EVT中表达降低或缺失。另外，PAS可能存在基因异常从而导致蜕膜化异常或滋养层细胞的侵袭，大约18%的PAS病例发生在无胎盘粘连（PAS 1级）危险因素的未产妇中。

三　临床特征和意义

目前认为剖宫产史和前置胎盘（胎盘种植在子宫下段近宫颈口）是PAS发生的两个最重要的因素。同时，其他危险因素包括子宫肌瘤剔除术、扩宫、子宫内膜刮宫术等导致的子宫器械损伤，子宫腔粘连综合征、黏膜下平滑肌瘤、子宫纵隔、非宫底性种植等也会导致PAS的发生。

PAS患者分娩过程中，其胎盘较难完全从子宫肌壁剥离，很容易导致分娩时及产后大出血，严重危及孕产妇和围产儿生命；同时常伴发严重的产前出血、休克、弥散性血管内凝血等并发症。目前，相对保守的治疗方法包括将胎盘保留在原位或期待治疗、子宫动脉结扎、下腹部动脉结扎、气囊填塞、B-Lynch缝合、宫缩剂应用、宫腔镜下残留胎盘切除等。保守治疗无效时应进行子宫切除。

第二节 胎盘植入性疾病病理诊断

一 定义

胎盘植入性疾病（PAS）的诊断基于胎盘床的显微镜检查，可见绒毛组织和子宫肌层之间存在大面积无蜕膜区域，也可表现为胎盘绒毛直接附着于表层肌层或者异常植入区域，如绒毛和子宫肌层间存在一层纤维蛋白样物质和中间滋养细胞。

二 应用

PAS的诊断仅限于子宫切除或部分子宫肌层切除标本，不能用于单独胎盘组织或胎盘床活检组织的诊断。分娩胎盘和刮除物中存在异常组织学表现归为"基底板肌层纤维（BPMF）"，其与PAS不同。

三 大体特征

PAS的大体特征取决于送检标本的类型，主要包含部分子宫肌壁切除、全子宫切除标本。所有类型的标本均需注意观察胎盘与子宫及着床部位的关系，但以子宫切除标本中的原位胎盘最为明显。全子宫切除标本可以术前影像学和术中评估为指导将其切开，在保留子宫肌层的区域，可见胎盘组织舌状或结节状侵袭，伴较宽的推挤性边界，其下方的子宫壁不同程度变薄。胎盘和子宫壁连接处取材对于确定PAS的级别和病变横向范围至关重要。值得注意的是，以下所述的粘连性和侵袭性分级可能在同一标本中同时存在（如图9-2-1）。

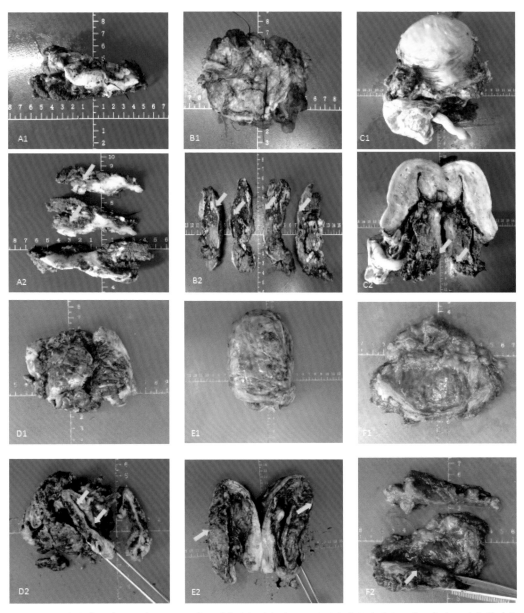

图A1-2：子宫疤痕胎盘植入病例，行子宫肌壁部分切除标本，可见胎盘膨胀性浸润肌壁，部分肌层变薄（黄色箭头）。

图B1-2、D1-2：子宫穿透性胎盘植入的部分子宫胎盘组织切除病例，可见子宫肌壁变薄如纸样（黄色箭头）。

图C1-2：凶险性前置胎盘伴穿透性植入的全子宫切除病例，子宫下段见胎盘组织膨胀性浸润，肌层变薄，甚至完全被胎盘组织取代（黄色箭头）。

图E1-2：子宫穿透性植入的全子宫切除病例，子宫肌壁几乎完全被胎盘组织取代，子宫肌层变薄，肌层血管怒张（黄色箭头）。

图F1-2：凶险性前置胎盘伴胎盘植入的部分子宫前壁组织切除病例，可见局灶肌层变薄（黄色箭头）

图9-2-1　不同类型胎盘植入的送检标本

四 病理诊断

PAS定义为胎盘绒毛在子宫肌层异常植入，中间无蜕膜层。在没有子宫肌层侵袭的情况下，对PAS可能存在过度诊断。需要注意的是，胎盘粘连（PAS1级）的诊断特征是缺乏蜕膜，而不是种植在子宫肌层上。因此，当见到被纤维素渗出物和EVT共同包裹的胎盘绒毛邻近子宫肌层而无蜕膜间隔，或者当胎盘绒毛直接着床在肌层而中间缺乏蜕膜层时，则可诊断胎盘粘连（PAS1级）。正常情况下蜕膜层在胎盘床的厚度可能有所不同，因此，并不支持基于对薄层蜕膜层的主观观察而作出"粘连"的诊断。如果当子宫肌层与胎盘绒毛或罗氏纤维间隔≤2层蜕膜细胞，但是不能满足胎盘粘连（PAS1级）的诊断标准时，在标本未充分取材的情况下，诊断为"提示胎盘粘连改变"并对薄层蜕膜加以描述较为合适。

在胎盘植入和穿透性胎盘植入时（PAS2～3级），可见到EVT侵入到子宫肌壁深层，并可见血管重塑。在胎盘粘连（PAS1级）的诊断中，未涉及是否出现EVT及EVT的位置。PAS其他胎盘组织学特点包括滋养层细胞间质包涵体诊断、母体血管灌注障碍、慢性宫腔内出血及着床部位的慢性炎症等。如在脂肪组织或膀胱壁发现绒毛则可组织学确诊穿透性胎盘。胎盘植入疾病谱病理镜下特征见图9-2-2。

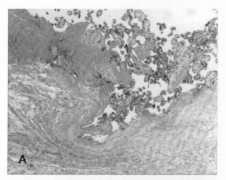

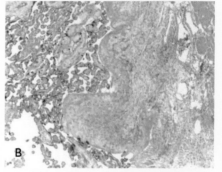

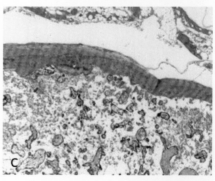

图A：PAS 2级-浅表浸润：胎盘-子宫肌层交界面不规则，不累及外层肌层（即：与未累及肌层相比，子宫壁厚度至少保留25%）。

图B：PAS 3A级-深层浸润：胎盘-子宫肌层交界面不规则，累及外层肌层（即：与未累及肌层相比，子宫壁厚度少于25%），浆膜层完整。

图C：PAS 3D级-深层浸润伴浆膜破坏：胎盘组织侵及子宫浆膜层（D=深层浸润）

图9-2-2　胎盘植入疾病谱病理镜下特征

五 分级

与FIGO系统一样，PAS分级基于大体评估侵袭和局部组织破坏的程度，如图9-2-3所示。

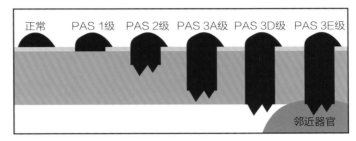

胎盘植入肌层深度分为1级、2级、3A级、3D级、3E级

图9-2-3 胎盘植入疾病谱示意图

（1）PAS1级—无浸润：肉眼观察呈附着胎盘。子宫肌层横切面显示胎盘-子宫肌层交界面光滑，肌层厚度均匀，无变薄现象。

（2）PAS2级—浅表浸润：横切面显示胎盘-子宫肌层交界面不规则，不累及外层肌层（即与未累及肌层相比，子宫壁厚度至少保留25%）。

（3）PAS3A级—深层浸润：横切面显示胎盘-子宫肌层交界面不规则，累及外层肌层（即与未累及肌层相比，子宫壁厚度少于25%），浆膜层完整。

（4）PAS3D级—深层浸润伴浆膜破坏：深层侵袭性胎盘伴子宫浆膜表面破坏（D=深层浸润）。

（5）PAS3E级—深层浸润伴子宫外结构粘连：胎盘侵及邻近器官（膀胱最常见）或子宫外纤维脂肪组织（需镜检证实）（E=子宫外侵犯）。

六 辅助检查

人绒毛膜促性腺激素的β-亚单位（β-HCG）、人胎盘催乳素（HPL）、胎盘碱性磷酸酶（PLAP）、inhibin和低相对分子质量CK是常用的滋养细胞标记物。其中低分子量CK（如CK7、8、18和19）和GATA-3染色可以标记EVT，而在蜕膜细胞和平滑肌细胞不表达；CD10染色可以标记蜕膜细胞。图9-2-4所示为胎盘植入疾病谱免疫组化表现。

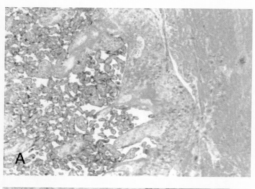
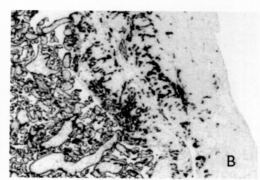
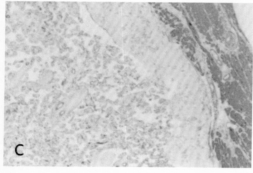

图A：PAS 3A级，胎盘绒毛外滋养细胞（EVT）浸润子宫肌壁深层，浆膜层完整。

图B：绒毛外滋养细胞（EVT）表达CK7（＋）。

图C：子宫肌壁平滑肌组织Actin表达（＋）

图9-2-4 胎盘植入疾病谱免疫组化

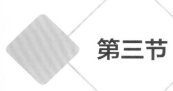

第三节　基底板肌层纤维

一　定义

基底板肌层纤维（BPMF）的诊断标准是在所有分娩胎盘和宫腔诊刮标本中，发现子宫肌层平滑肌纤维粘附于胎盘基板上，之间有/无蜕膜。BPMF为无浸润性PAS，常常是偶然发现，又称胎盘粘连，隐匿性胎盘粘连，轻度胎盘粘连，组织学胎盘粘连，基底板子宫肌层、基底板肌纤维以及基底板伴粘附性子宫肌层纤维。

二　诊断标准

BPMF的诊断标准包括分期和大小：①1期—有蜕膜；②2期—无蜕膜；③大小（mm）—最大视野下沿基板的线性长度；④单独病灶数目。

三　临床背景

据报道，BPMF发病率为0.9%～40%。BPMF在早产胎盘中的发生率是足月胎盘的10倍。BPMF患者大多数没有胎盘粘连（PAS1级）的临床特征和相关的临床危险因素（如高龄产妇、多胎次或子宫器械操作病史）。BPMF的存在也预示着在随后妊娠中存在发生粘连的风险。

BPMF与胎盘粘连（PAS1级）有相同的组织学特征，包括蜕膜的缺失和EVT数量和厚度的增加。BPMF相关的其他胎盘病理学改变包括：胎盘重量降低、子宫-胎盘血管异常生理变化、基底部慢性绒毛炎、浆细胞蜕膜炎、合胞体结节增多、绒毛凝集、绒毛周围纤维蛋白增多、绒毛膜下/绒毛间血栓、蜕膜含铁血黄素沉着、梗死、胎盘后分离性血凝块，如图9-3-1所示（图A、B、C摘自文献[9]）。

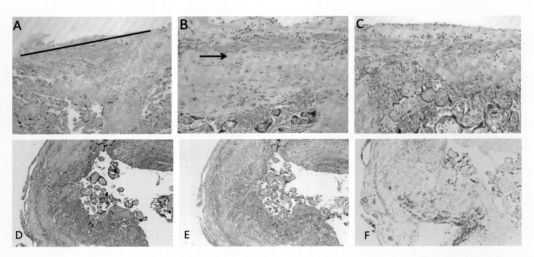

图A：宫腔诊刮标本中，发现子宫肌层平滑肌纤维粘附于胎盘基板上。沿母体表面测量病灶的数量和最大视野下大小。

图B：绒毛和附着的肌层纤维之间仍有蜕膜细胞（箭头所示）和绒毛外滋养细胞（1期）。

图C：蜕膜层缺失（2期）。

图D：宫腔诊刮标本中，绒毛和附着的肌层纤维之间没有蜕膜细胞。

图E：采用Van Gieson（VG）染色见子宫平滑肌胶原纤维呈红色。

图F：子宫肌壁平滑肌组织Actin表达（＋）

图9-3-1　基底板肌层纤维

四 大体特征

（一）分娩胎盘标本

除了胎盘附着大块子宫肌层平滑肌碎片，BPMF一般肉眼不可见。分娩出的胎盘中，母体表面可能会破损，为胎盘实质缺失、破碎或光滑轮廓消失所致。于基底板完整区与破坏区交界处取材可以提高BPMF的检出率。大体检查取材时，可在完整和不完整实质交界处的表面涂上油墨，以观察其组织学相关性。这些区域应垂直于母体表面取材，以便更好地观察沿完整母体表面所见的肌纤维与下面的基底蜕膜之间的关系。

（二）宫腔诊刮标本

刮除标本通常来自产后出血患者，超声检查发现宫腔内存在妊娠物残留。虽然很少在残留胎盘碎片和产后子宫内膜刮除标本中作出BPMF诊断，但仍需注意排除人为组织残留和标本碎裂造成假象的情况。

五　镜下特征

BPMF是指子宫肌层平滑肌纤维附着于基底板上，有/无蜕膜间隔。大多数浅表性BPMF病例中，一层相对较厚的蜕膜将子宫肌层纤维与基底纤维蛋白样物质/绒毛膜绒毛分开。较少情况下，绒毛膜绒毛和子宫肌层之间的蜕膜层减少或完全缺失。

基底板方向边缘的HE染色切片中，很容易识别沿分离平面附着于胎盘基底板的肌层纤维，但必须与蜕膜和滋养细胞进行鉴别，这些可能需要肌动蛋白免疫组化染色来证实。蜕膜血管周围的平滑肌可能被误认为是肌层，但与子宫肌层的区别是它们的细纤维平行于相邻的血管，应与BPMF区分。

六　免疫组化染色

肌动蛋白的免疫组化染色可以突显子宫肌层平滑肌，但当子宫肌层平滑肌在HE染色切片上很明显时则不需进行免疫组化染色。在一项BPMF与胎盘后出血的相关性研究中，Wyand提出了肌动蛋白的染色指征：

（1）常规HE染色怀疑BPMF但需要确认时。

（2）常规HE染色未发现BPMF，但病史提示可能粘连（即剖宫产史、胎盘前置、人工流产、胎盘残留、母体表面严重破裂、粘连病史或超声怀疑粘连）。

（3）当胎膜切片中发现扩张的子宫内膜腺体残余和侵袭性绒毛膜时，其与病理性附着性胎膜（与胎盘残留相关）有关。

（4）确定是否为蜕膜含铁血黄素沉着，其与先前胎盘后出血相关。

第四节 全子宫切除标本制作及病理报告诊断

一 标本的固定和储存

组织在进一步处理之前，需固定良好。大标本的固定可能需要浸入福尔马林溶液中1～2天时间，固定后送检组织容易切割，减少污染的机会，并容易发现一些肉眼病变，如梗死等。选用适当的固定液和固定方法对组织进行充分固定在组织制备过程中非常重要，组织未经充分固定或不恰当的固定都会影响切片、染色及辅助检查的进行。目前，10%中性福尔马林（4%甲醛）是大多数实验室采用的标准固定液。恰当的固定方法要求组织充分暴露及暴露足够的固定时间以便固定液穿透整个组织。首先，固定液至少是送检组织容积的2～3倍。其次，如果是较大标本送检，为了保证充分的固定，标本需要适当的切割以使其最大的表面暴露在固定液中。同时，对于脂肪组织（疏水性）和纤维组织（密度高），经疏水性固定液固定时需要较长的时间。

而一些特殊检查则需要新鲜送检，如细菌学检查、组织培养、染色体组型分析及单绒毛膜双胎胎盘需做血管吻合检查。新鲜送检的标本应尽快放置于4℃冰箱中保存至大体检查（注意不是冷冻）。将新鲜胎盘放在紧闭密封的容器中，在4℃冰箱的保存时间最长可达5～7天。

二 标本的取材规范

病理送检标本种类多样，包含子宫腔内膜刮除标本、部分或完整分娩胎盘、部分子宫肌壁切除、全子宫切除标本。PAS取材的重要原则是最大浸润深度取材。以全切除子宫标本为例，首先：

（1）将子宫定位：前壁朝上，后壁朝下。

（2）由宫底到宫颈纵向打开子宫，因每个单位习惯不同，也可以横向分层次切开子宫。

（3）观察胎盘的附着位置，有无异常附着，如前置胎盘。进行胎盘的常规检查，如胎盘的三围尺度；胎儿面的颜色、透明度；脐带的长度、附着部位、脐血管数量；胎膜大小、是否完整、颜色如何；胎盘切面的颜色，是否有血肿、梗死等病变。

（4）从胎盘胎儿面至子宫浆膜层，全层每隔1～2cm做平行切面，观察胎盘侵入子宫肌层的位置、范围和最大深度，有无累及宫颈管。

（5）胎盘取材：找到胎盘植入子宫肌壁最深处，连续、全层取材。连续指从宫颈到宫底连续取材（包括胎盘浅植入、胎盘植入最深处、胎盘植入与正常肌壁交界处、正常子宫蜕膜及肌层）。全层指胎盘植入部位，从胎盘胎儿面至子宫浆膜层全层取材，剩余胎盘组织和子宫标本常规取材。

（6）取材包埋盒及时放入10%中性甲醛溶液中充分固定，常规脱水、石蜡包埋切片、HE和免疫组化染色。

三　报告格式

病理报告应包括PAS的一般分类和分级。大体描述应详细说明植入的解剖部位，并估计累及子宫壁面积，这个区域可以以平方厘米或累及区域所占百分比来表示。

在对胎盘床累及程度进行评估和分类的方法中，局灶性胎盘粘连仅累及一个小叶（部分或全部）；完全性胎盘粘连累及所有胎盘小叶；部分性胎盘粘连累及至少两个但并非所有胎盘小叶。对此，专家小组认为，"局灶性""完全性""部分性"这三个术语并不能提供与临床和影像学结果相关的足够的解剖学细节。并且，人工摘除胎盘的附着范围的评估是有限的，因为那些受PAS影响的胎盘经常被人工尝试摘除所扭曲。报告应包括部位和累及程度，进而评估胎盘床浸润百分比。

对侵袭深度的定量分析值得进一步研究。任何侵袭深度评分系统都需要将胎盘侵袭影响和子宫壁重塑分开（如剖宫产瘢痕裂开）。

报告模板见图9-4-1。

报告模板

标本：阴道分娩后子宫、剖宫产后子宫、子宫伴原位胎盘、经过阴道分娩胎盘、剖宫产胎盘的刮除标本。

一、胎盘植入疾病谱（PAS）

1. PAS级别（1～3级）

2. 其他需要报告的内容（如适用）如下：

（1）子宫植入部位。

（2）估计胎盘粘附于子宫肌层或浸润的百分比。

（3）浸润成分所在部位：

　　　①子宫下段（邻近膀胱）；

　　　②子宫前壁（膀胱上部）；

　　　③子宫后壁；

　　　④子宫侧壁/阔韧带。

（4）最大浸润百分比：<25%，25%～50%，51%～75%，>75%。

（5）浆膜破裂部位/程度：

　　　①浆膜破坏区域大小（cm^2）；

　　　②器官粘连（膀胱、结肠）。

（6）浆膜破裂部位/程度。

二、基底板肌层纤维（BPMF）

1. 分期：1期和2期。

2. 大小（cm）：最大视野沿基底板的线性尺度。

3. 单独病灶数目。

注：BPMF可能是偶然发现，但可以在适当临床背景下确诊非浸润性PAS。与BPMF 2期相比，BPMF 1期更可能是一个偶然发现，建议参考临床情况。

图9-4-1　报告模板

第五节　凶险性前置胎盘

一　背景

凶险性前置胎盘合并胎盘植入的概率为20%～40%。研究显示，年龄、产次、剖宫产次数及流产次数等因素是凶险性前置胎盘合并胎盘植入的高危因素。原因可能为：年龄较高的女性体内胶原纤维相对较多，胶原纤维随年龄增大逐渐代替子宫平滑肌，造成胎盘供血量降低，胎盘营养不足，迁移至子宫颈内口以获取充足营养，同时由于子宫瘢痕易造成胎盘组织侵袭肌层，从而导致植入性前置胎盘的发生。剖宫产与凶险性前置胎盘合并胎盘植入关系密切，剖宫产对产妇子宫内膜具有一定的创伤性，若存在缝合错位、缝合不齐及感染等，可造成子宫内膜愈合不良，引发子宫内膜炎，孕囊在再次妊娠时经过子宫瘢痕的裂缝侵入患者子宫肌层。剖宫产次数的增多可加重子宫内膜组织的损伤，对子宫蜕膜血管发育造成影响，造成子宫内膜间质蜕膜缺陷、胎盘血供不足，激发胎盘滋养细胞向子宫肌层或浆膜层生长，以获得更多的营养，从而造成凶险性前置胎盘合并胎盘植入。多次流产对产妇影响较大，可对其子宫内膜造成较大损伤，导致内膜变薄，极易引发子宫内膜炎症，再次受孕时，胎盘更易侵袭变薄的子宫内膜，为获得充足营养进一步深入子宫肌层，导致凶险性前置胎盘合并胎盘植入的发生。

胎盘位置与凶险性前置胎盘合并胎盘植入的发生有关，前壁胎盘孕产妇胎盘主体覆盖手术瘢痕，其绒毛侵袭性更强，而后壁胎盘由于胎盘边缘部分的延展作用，其绒毛侵袭性较低，因此前壁胎盘较后壁胎盘更容易发生胎盘植入。中央性前置胎盘是凶险性前置胎盘合并胎盘植入的危险因素，其原因可能由于中央性前置胎盘的胎盘位置大部分处于产妇子宫前壁，其位置与瘢痕子宫处相对较近，易造成胎盘种植在子宫瘢痕处，从而发展为植入性凶险性前置胎盘。

凶险性前置胎盘合并胎盘植入发生时，由于胎盘无法自行分离、剥离难度较大，造成手术时间延长，且胎盘植入面积较大或位置较深，进行强行剥离易造成出血量大幅增加，而术中出血量＞2000ml时必须实施子宫切除。同时，由于前置胎盘造成产妇宫颈与子宫下段被覆盖，导致其子宫肌层收缩能力降低，因此无法有效压迫促使胎盘剥离，易造成产后出血发生率增加，甚至可造成孕产妇膀胱破裂、子宫破裂、凝血功能异常等不良影响。因此，临床尽早发现凶险性前置胎盘合并胎盘植入的影响因素，从而积极采取对应预防措施，控制预后风险极为重要。

由于近年来剖宫产率的升高，凶险性前置胎盘并胎盘植入患者越来越多。如何减少围产期出血、避免切除子宫是产科医生最为关注的问题。本院采用子宫前壁部分切除及修补术治疗凶险性前置胎盘合并胎盘植入，可减少术中、术后出血量，避免子宫切除，效果较好。

二 病例报道

1. 病史资料

孕产妇，女，39岁，停经36^{+4}周，胎盘位置异常4月余，门诊拟"凶险性中央性前置胎盘"入院。相关辅助检查：孕28^{+4}周B超检查示：胎盘下缘完全覆盖宫颈内口，胎盘前置状态。孕33^{+1}周MRI检查示：胎盘植入未除。临床初步诊断：①凶险性中央性前置胎盘（IV型）；②胎盘植入未除；③妊娠合并瘢痕子宫（二次剖宫产术后）；④G4P2孕36^{+4}周LOA单活胎；⑤高龄孕妇。择期行子宫阿氏切口剖宫产术+子宫瘢痕切除术+双侧子宫动脉上行支结扎术+子宫整形术+子宫下段出血缝扎止血术+子宫B-Lynch缝合术+膀胱镜检查术。

2. 术中探查

术中探查见子宫下段膨隆，表面血管怒张，呈蚯蚓状，可透见胎盘小叶，面积约12cm×10cm，子宫下段形成欠佳，前壁子宫下段与膀胱后壁有粘连，宫体部与腹膜有粘连。全前壁子宫下段呈紫蓝色，有血管怒张，有膨隆，有丰富血窦。后壁子宫下段有膨隆，无紫蓝色、血管怒张和丰富血窦。探查胎盘：胎盘大部分位于子宫前壁、后壁、左前壁、右前壁，向下完全覆盖宫颈内口，符合中央性前置胎盘诊断。

3. 术中胎盘处理：单切口+二明治

有胎盘粘连植入，行手取胎术。宫体注射催产素20U，前壁子宫下段的胎盘组织植入子宫肌层，行分次取出胎盘组织。首先将未植入胎盘由宫体后壁及前壁附着处逐渐向子宫下段处分离，至子宫下段胎盘植入部位上缘处将其剪断，皮钳钳夹子宫边缘，清擦宫腔。术中所取子宫切口接近子宫下段胎盘植入处，予扩大切口，将植入胎盘组织沿正常组织及植入部分交界处梭形切除，保留正常宫颈组织，修整切缘组织对齐上下切缘，皮钳钳夹止血。后壁胎盘剥离面有渗血，予单纯局部缝扎止血。

4. 病理检查

肉眼所见：送检部分胎盘组织一块，大小9.0cm×7.0cm×2.5cm，表面相连子宫疤痕组织，大小9.0cm×7.0cm，肉眼可见子宫胎盘植入，肌壁最薄处为0.2cm，最厚处为1.0cm。标线处为子宫疤痕上切缘，蓝色缝线处相连灰红色不规则肌壁组织1块，大小为5.0cm×3.0cm×2.5cm，为子宫疤痕上缘相连的子宫肌壁组织（图9-5-1）。

取材规范：采取子宫胎盘植入区多点取材，分别于子宫疤痕上缘、子宫疤痕中央区、子宫疤痕下段多点取材。

镜下所见：子宫疤痕上缘，见胎盘剥离后子宫内膜间质出血。子宫疤痕中央区、子宫疤痕下段镜下见子宫胎盘植入（图9-5-2）。

病理诊断：子宫疤痕胎盘植入组织符合子宫胎盘植入（PAS 3A级）。

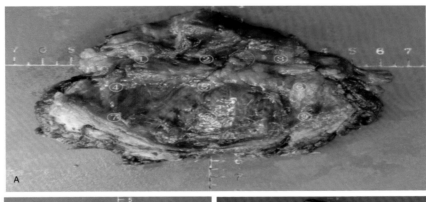

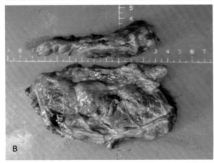 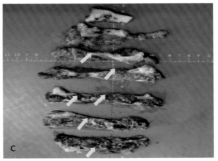

图A：子宫疤痕胎盘植入正面图，透过子宫疤痕肌壁组织可见胎盘小叶，子宫疤痕上切缘蓝色标线处可见相连灰红色子宫肌壁组织一块。

图B：子宫疤痕胎盘植入反面图，可见植入部分胎盘组织，另见游离的蓝色标线相连的子宫肌壁组织。

图C：子宫疤痕胎盘植入剖面图，可见胎盘组织植入子宫疤痕肌层（黄色箭头）

图9-5-1 凶险性前置胎盘伴子宫疤痕胎盘植入

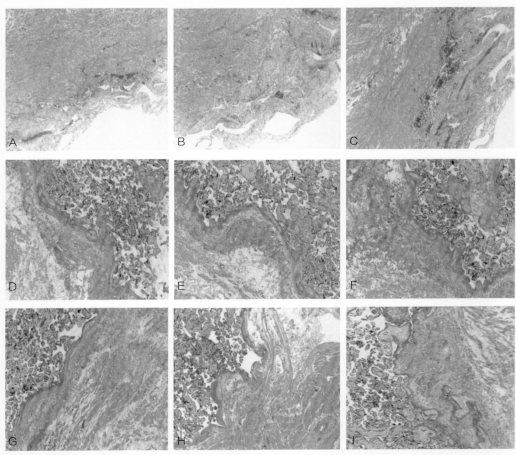

图ABC：子宫疤痕上缘取材，可见胎盘从肌壁剥离后引起的子宫内膜间质少量出血，未见胎盘植入。
图DEF：子宫疤痕中央区取材，可见胎盘绒毛外滋养细胞（EVT）浸润子宫肌层，中间无蜕膜组织。
图GHI：子宫疤痕下段取材，可见胎盘绒毛外滋养细胞（EVT）浸润子宫肌层，中间无蜕膜组织

图9-5-2　凶险性前置胎盘伴子宫疤痕胎盘植入病理镜下特征

病例小结

本院采用子宫前壁部分切除及修补术治疗凶险性前置胎盘合并胎盘植入，可减少术中、术后出血量，避免子宫切除，效果较好。

参考文献

［1］王彤洁，李健，杨梅，等.凶险型前置胎盘发病的相关因素及妊娠结局分析［J］.中国妇幼保健，2017，32（15）：3440-3442.

［2］王海霞，陈先侠，蒋晓敏，等.前置胎盘患者胎盘附着部位与前次手术瘢痕关系对妊娠结局的影响［J］.中国妇幼保健，2019，34（10）：2195-2197.

［3］潘春红，吴玉花，韦玉岚，等.143例凶险型前置胎盘发病的影响因素及围生期结局分析［J］.重庆医学，2017，46（17）：79-82.

［4］HILALI A N，KOCARSLAN S，VURAL M，et al. Ki-67 proliferation index in patients with placenta previa percreta in the third trimester［J］.Wien Klin Wochenschr，2015，127（3—4）：98-102.

［5］耿力，肖虹，肖李乐云，等.凶险性前置胎盘合并胎盘植入40例临床分析［J］.现代妇产科进展，2016，25（4）：292-295.

［6］李明，杜菲，滕银成，等.凶险性前置胎盘的妊娠结局及其与产后出血的高危因素分析［J］.实用妇产科杂志，2017，33（10）：755-759.

［7］RASMUSSEN S，ALBRECHTSEN S，DALAKER K. Obstetric history and the risk of placenta previa［J］.Acta Obstet Gynecol Scand，2015，79（6）：502-507.

［8］王美彤，李洪岩，张红军.前置胎盘围产期孕妇子宫切除术的影响因素分析［J］.中国妇幼健康研究，2018，29（2）：210-213.

［9］邢建琴.双侧髂内动脉球囊封堵术控制凶险性前置胎盘剖宫产术中出血的临床分析［J］.中国保健营养，2018，28（10）：254-255.

［10］王芳，靳晴，牛兆义，等.子宫动脉栓塞术对凶险性前置胎盘伴胎盘植入患者的疗效［J］.云南医药，2019，40（4）：324-326.

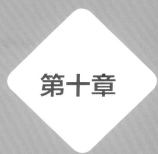

第十章

前置胎盘合并胎盘植入的
分子诊断

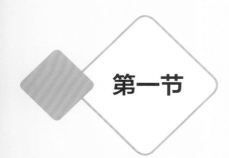

第一节 前置胎盘合并胎盘植入的分子机制

一 前置胎盘合并胎盘植入分子机制

目前对于胎盘植入性疾病（PAS）发病机制有很多学说。根据发病的临床危险因素，PAS的发生主要是蜕膜部分或完全缺失所致。正常情况下，子宫内膜间质蜕膜化改变可以阻止滋养层细胞侵入，抵抗炎症反应和氧化应激，抑制母体免疫反应。剖宫产或者各种原因引起的刮宫术、子宫肌瘤剔除术等容易造成子宫内膜损伤，子宫疤痕处血供较少，瘢痕愈合欠佳，可导致子宫内膜纤维化和蜕膜化不良。子宫下段和宫颈管内口相比宫腔内而言，子宫内膜常发育不良或缺少，常导致蜕膜化缺陷，增加PAS发生的风险。研究发现，PAS中自然杀伤细胞数量减少，而调控T细胞数量增加[1-2]。这些免疫细胞正常存在于着床部位的蜕膜层内，它们通过细胞表面相互作用、细胞因子和生长因子调节绒毛外滋养层细胞（EVT）起作用。其他学说认为EVT侵袭能力的增强导致PAS的发生。EVT从滋养细胞柱分化而来，从滋养细胞柱末端进入胎盘种植部位，兼有细胞滋养细胞和合体滋养细胞的部分形态和功能特征，也称为中间滋养细胞或胎盘种植部位滋养细胞。正常妊娠情况下，EVT的增殖、迁移和侵袭能力受到严格的调控，其浸润子宫蜕膜、围绕腺体和侵入子宫浅肌层，分隔但并不破坏平滑肌纤维。而当PAS发生时，子宫内膜微环境对EVT侵袭能力的调节受损，种植部位的EVT增殖并侵袭性增强，浸润子宫肌层甚至穿透子宫浆膜层至周围邻近器官。近期研究发现E-钙粘连蛋白在胎盘粘连的EVT中表达降低或缺失。另外，PAS可能存在基因异常从而导致蜕膜化异常或滋养层细胞的侵袭，约18%的PAS病例发生在无胎盘粘连危险因素的未产妇中。

胎盘植入侵袭子宫局部结构与恶性肿瘤增殖方式相似，肿瘤能够逃避免疫系统攻击、诱导组织侵袭和血管生成的特点也见于胎盘植入。肿瘤发生过程中促进其侵袭和转移的若干特征，分别为诱导血管生成、持续的增殖信号、抵抗细胞凋亡、免疫逃避、诱导组织侵袭、无限复制/逃避生长抑制、能量代谢的重编程。上述特征在前置胎盘并植入中同样存在，可能对胎盘植入的分子诊断有一定参考价值。

1. 诱导血管生成

新生血管生成广泛存在于PAS中。Tseng和Chou在PAS细胞裂解物中验证了血管生长因子包括血管内皮生长因子（vascular endothelial growth factor，VEGF）和血管生成素-2（angiopoietin-2，Ang-2）的上调。有实验表明PAS患者蜕膜基板中RLN基因及蛋白的表达增加，蜕膜基板和绒毛膜滋养层中胎盘松弛素受体RFXP1存在过表达。另外，PAS患者（特别是胎盘植入和穿透性胎盘植入患者）绒毛膜滋养层细胞可溶性fms样酪氨酸激酶受体1（soluble Fms like tyrosine kinase 1，sFlt-1）的表达减少，证明侵入性胎盘会导致胎盘植入到子宫肌层深部和胎盘过度灌注，同时局部抗血管生成因子sFlt-1的表达受到抑制。

2. 持续的增殖信号

表皮生长因子受体（epidermal growth factor receptor，EGFR）和c-erbB-2癌基因在合体滋养层细胞中而非浸润性外渗滋养层细胞中的差异表达，以及合体滋养层细胞可能产生自分泌和旁分泌因子，可帮助促进外渗滋养层细胞的增殖。

3. 抵抗细胞凋亡

胎盘细胞凋亡是胎盘正常发育的重要过程。胰岛素样蛋白4（insulin-like protein 4，INSL4）由胎盘产生，通过诱导细胞凋亡，在抑制胎盘过度增殖中发挥重要作用。有实验显示，与妊娠期对照相比，PAS患者外渗滋养层细胞浸润区和非浸润区细胞中INSL4基因表达均降低，提示凋亡失败可能导致异常浸润。

4. 免疫逃避

妊娠状态下胎盘介导宿主免疫抑制以防止母体排斥反应。PAS标本的免疫组化评估显示，与正常妊娠相比，CD4+T细胞显著减少，而FoxP3+Tregs细胞显著增加，CD25+T细胞也略有增加，表明T细胞发挥着免疫抑制的作用。PAS还与未成熟非活化的CD209+树突状细胞显著减少相关。蜕膜自然杀伤细胞（dNK）是一种独特的自然杀伤细胞，可分泌多种对妊娠至关重要的细胞因子和血管生成因子，同时，通过建立胎儿的耐受性，在妊娠早期滋养层细胞侵袭中发挥重要作用。PAS样本中dNK细胞数量显著减少，说明dNK细胞密度与EVT的侵袭程度呈负相关。

5. 诱导组织侵袭

上皮-间叶细胞转化（epithelial to mesenchymal transition，EMT）是一个动态的过程，不可移动的上皮细胞转化为可流动的间叶细胞。虽然EMT在妊娠前3个月胎盘侵袭和附着子宫肌层过程中发挥着重要作用，但EMT持续整个妊娠期则为异常，最终促进PAS的发展。基质金属蛋白酶（matrix metalloproteinase，MMP）是一类通过降解细胞外基质，渗透滋养层细胞的重要酶。胎盘中存在高浓度的明胶酶MMP-2和MMP-9。MMP-2在PAS标本中表达较强。与正常的胎盘相比，PAS样本中的MMP-9和MMP-2表达上调，非PAS样本中则没有发现MMP的显著上调。

6. 无限复制、逃避生长抑制

细胞衰老是一种永久性的细胞周期阻滞，以应对由多种因素引起的DNA损伤，如致癌基因、氧化应激和端粒功能障碍。正常的合体滋养层细胞也会发生细胞衰老。通过穿透性胎盘和正常孕龄胎盘的活检，比较已知与衰老相关的标记（p21、p15、p16和肿瘤抑制蛋白p53）和端粒长度，结果显示，与由p16和p53控制的正常胎盘生长相比，PAS标本端粒缩短，细胞衰老机制改变，且更依赖于p21。

7. 能量代谢的重编程

妊娠期母体血清妊娠相关血清蛋白A（pregnancy associated plasma protein-A，PAPP-A）浓度随着孕龄增加而升高，直至分娩。PAPP-A通过裂解胰岛素样生长因子结合蛋白-4和-5，从而提高胰岛素样生长因子的局部生物利用度，胰岛素样生长因子可控制滋养层细胞中葡萄糖和氨基酸的摄取和转运，并参与滋养层细胞自分泌和旁分泌向蜕膜的侵袭。

二 分子诊断的优势及局限性

目前影像学检查是临床上常用的胎盘植入诊断方法，然而影像学诊断仍有一定的假阴性率，为了更好地诊断胎盘植入，寻找一种比较特异且敏感的能够早期独立预测或提高影像学诊断准确率的胎盘植入的血清学标志物，成为亟待研究的新课题。

在孕期，胎儿以及胎盘等胎儿附属物能够合成并分泌各种激素、酶、细胞因子等，经脐带、胎盘进入母体循环。胎盘植入过程中相关物质出现异常合成、分泌，同时由于胎盘植入伴随子宫肌层破坏，各种激素、酶、细胞因子等更易进入母体，因此通过对母血中多种血清标志物水平的检测，可以对胎盘植入的发生做出预测及诊断。

通过母体血清学指标预测产科合并症的研究，特别是联合医学影像学检查对前置胎盘合并胎盘植入进行筛查，成为该领域研究热点。目前，预测前置胎盘合并胎盘植入的母体血清学指标包括肌酸激酶、甲胎蛋白、妊娠相关蛋白A、胎儿游离DNA、胎盘游离mRNA、血管内皮生长因子、色素上皮衍生因子，以及多项母体血清学指标联合检测等。临床对于前置胎盘合并胎盘植入的产前诊断采取母体血清学指标检测，具有创伤小、可重复等优势。

但是因缺乏特异性临床表现及特征性实验室检测指标，基于血清学产前诊断前置胎盘合并胎盘植入仍有一定难度。目前，对产前母体血清学指标预测前置胎盘合并胎盘植入的研究很多，并且均对该病的诊断具有一定临床价值。国内外也有学者的研究得出与上述结论相反的结果，认为母体血清学指标检测虽然操作简便，但是缺乏特异性，而且不同血清学指标的临界值等仍有待大样本、多中心随机对照试验进一步分析、探究。多项血清学指标检测联合产前经腹彩色多普勒超声检查，对于产前诊断前置胎盘合并胎盘植入的敏感度可能会提高。目前，对于产前母体血清学指标预测前置胎盘合并胎盘植入的研究，存在样本量偏少的限制，尚待进一步进行大样本、多中心、前瞻性随机对照试验研究、证实。

第二节　前置胎盘合并胎盘植入的血清学诊断分子标志物

目前，胎盘植入性疾病（PAS）主流的产前诊断方法仍然为超声和MRI，其中B超是诊断胎盘植入的主要手段。胎盘植入的影像学诊断依赖操作者的经验和其他因素，诊断准确的MRI也仅适用于医疗资源发达地区。因此，亟需发展一种新的技术手段提升胎盘植入诊断的准确率和灵敏度，同时降低诊断难度与成本。基于该目的，研究者们对多个血液分子标志物进行了研究。

一　人绒毛膜促性腺激素

人绒毛膜促性腺激素（human chorionic gonadotropin, hCG）是胎盘滋养层产生的妊娠期激素，由 α 和 β 两种糖蛋白亚单位组成，用于产前筛查的主要为游离 β-hCG，其敏感期从妊娠早期到妊娠中期（3～22周），但在妊娠中期的检出率更高，且稳定性好。妊娠中期hCG水平升高可能归因于缺氧诱导的细胞滋养层增殖。胎盘灌注减少可能导致缺氧，导致细胞滋养层增殖，随后hCG水平升高。

妊娠14～22周的前置胎盘孕妇血清 β-hCG大于2.5中位数倍数（multiple of median, MoM）时，发生胎盘植入的风险更高（OR3.9，95%CI1.5～9.9）。Dreux等[3]发现胎盘植入孕妇妊娠中期甲胎蛋白和游离hCG-β 的水平升高。当甲胎蛋白>2.5MoM时，胎盘植入OR为8～10；游离hCG-β >2.5MoM时，OR为4～8。Buke等[4]对88例孕妇进行了临床试验，早期妊娠筛查试验结果显示孕妇游离 β-hCG和PAPP-A水平明显升高。

二　磷酸肌酸

肌酸激酶（CK）主要存在于人体的肌肉和脑组织中，子宫肌层和输卵管肌层中也存在肌酸激酶。当胎盘植入时滋养层细胞侵入子宫肌层引起平滑肌细胞的破坏，从而释放肌酸激酶进入母血，因此孕母血清中升高的肌酸激酶可以提示存在胎盘植入，可作为诊断的标志物之一。前置胎盘合并胎盘植入孕妇血清CK值升高，可能是由于子宫肌层肌细胞受损，导致细胞内CK释放至母体血清。因此，血清CK值可作为前置胎盘合并胎盘植入的母体血清学指标，而胎盘植入子宫肌层的程度（面积和深度）与血清CK值的关系有待进一步研究、证实。与甲胎蛋白（AFP）相似，CK更多的是用来与影像学检查相结合以提高胎盘植入诊断的准确性。

陈宏霞与曹伍兰对孕妇血清CK及其同工酶，即CK-脑型同工酶（brain type isozyme，CK-BB），CK-混合型同工酶（mixing type isozyme，CK-MB）及CK-肌型同工酶（muscle type isozyme，CK-MM）水平进行测定，对于前置胎盘合并胎盘植入的诊断价值进行回顾性研究的结果显示，胎盘植入组孕妇血清CK值显著高于胎盘黏连组及正常组，而且其中CK-MB所占比例显著升高，但是各组孕妇均未检出CK-BB[5]。

三　甲胎蛋白

甲胎蛋白是胎儿血清中最常见的球蛋白，正常妊娠时母血中的AFP主要来源于胎儿肝脏及胃肠道，经胎儿的尿液排出，通过胎盘或经胎膜扩散进入母体，因此可在孕母血清中检测到。由于胎盘植入时胎盘屏障被破坏，对AFP通透性增高，导致母血中AFP含量异常升高。

孕前正常妇女AFP为（11.45±5.2）ng/ml，正常妊娠时AFP自孕早期开始明显升高，达到（98.12±36.91）ng/ml，至孕中期达到高峰，为（144.16±56.13）ng/ml，至孕晚期缓慢下降但仍明显高于正常水平。当血清AFP升高时，如能排除胎儿畸形、胎盘内出血，应考虑胎盘植入。Dreux等[5]对621名孕中期孕妇采集了外周血，其中69例孕妇最终诊断为胎盘植入（试验组），其余孕妇为对照组，实验组的AFP中位数较对照组升高了1.3倍（P＜0.0001）。有研究指出，45%胎盘植入患者血清AFP值＞2MoM，则推测，母体血清AFP值＞2MoM有助于临床对胎盘植入的诊断。母体血清AFP值测定联合经腹彩色多普勒超声检查对于诊断胎盘植入的准确率，显著高于单独经腹彩色多普勒超声、母体血清AFP值检测，联合检查与单独检测对诊断前置胎盘合并胎盘植入的准确率比较，差异亦均有统计学意义（P＜0.05）。

产前母体血清AFP值检测虽然方便，但是产前诊断胎盘植入的特异度不高，仅可作为辅助手段，可结合胎盘植入高危因素及影像学联合筛查进行前置胎盘合并胎盘植入的产前诊断。有研究认为，母体血清AFP值诊断前置胎盘合并胎盘植入的敏感度和特异度仅分别为68%、54%，其诊断具有一定局限性，但在排除胎儿畸形的情况下，可结合胎盘植入高危因素进行术前评估，为临床医师及时处置赢得时间。还有临床分析显示，血清检测AFP、hCG、多普勒彩色超声三者联合诊断合并胎盘植入敏感度、准确度、阳性预测值（80.4%、86.1%、94.1%）均高于单项检测（$P<0.05$）。

（四）妊娠相关血清蛋白A

妊娠相关血清蛋白A（PAPP-A）是一种由胎盘合体滋养层和蜕膜产生的胰岛素样生长因子结合蛋白的蛋白酶，对滋养层侵入，胎盘早期发展和血管化，以及胎盘着床具有重要作用。孕期大量蜕膜产生，并释放于母血循环中，导致母体血清PAPP-A浓度随着孕龄增加而升高，直至分娩。PAPP-A于妊娠4～6周即可在血清中测出，随孕周增加而增长，直至分娩，一般于产后6周左右消失。

Desai等[6]对16例前置胎盘合并胎盘植入孕妇（植入组）、66例前置胎盘未合并胎盘植入孕妇（非植入组）进行血清PAPP-A浓度测定的结果显示，植入组血清PAPP-A浓度为1.68MoM，显著高于非植入组的0.98MoM，二者比较，差异有统计学意义（$P=0.002$），其结果表明血清PAPP-A浓度对于判断前置胎盘合并胎盘植入高风险具有参考价值，早孕期母血中高水平的PAPP-A可能增加胎盘植入的风险。而血清PAPP-A浓度检测联合经腹彩色多普勒超声检查，对于预测前置胎盘合并胎盘植入的敏感度，是否较二者单独应用有所提高，有待临床研究证实。

（五）血管内皮生长因子类

血管内皮生长因子类（VEGF）是作用于血管内皮细胞的多功能细胞因子，在刺激新生血管生成与生长、维持血管壁完整和正常通透性方面有着重要意义。正常妊娠时，胎盘蜕膜局部存在丰富的VEGF及其受体表达，是构建胎盘、蜕膜血管网络生长发育的关键因素。胎盘生长因子（placental growth factor, PLGF）与VEGF具有类似的促血管形成等功能，同时它还能促进滋养层细胞DNA的生长而诱导其分化增殖。VEGF、PLGF能够与sFlt-1不可逆结合，但因缺少相应结构无法将信号转导至细胞内，从而抑制其生物活性，导致内皮细胞堆积、血管生成障碍，同时血管壁的完整性及通透性均会受到影响，引起胎盘局部血供不良、缺氧，而缺氧的胎盘组织会产生并释放更多的sFlt-1。

VEGF在约孕16周时为表达高峰，之后随着孕周增加VEGF水平逐渐降低，而PLGF则与之相反，随着孕周增加表达水平逐渐上升，孕28～30周为其表达高峰，随后逐渐下降。Wehrum等认为在胎盘形成过程中，若VEGF、PLGF和sFlt-1失衡，可能导致前置胎盘合并胎盘植入发生。而Biberoglu等研究结论则相反，其认为无论胎盘侵袭程度如何，新生血管生成和血管化的循环生物学标志物均应该具有可比性，因为母体血清VEGF、sFlt-1、PLGF浓度，并不能反映蜕膜胎盘界面局部水平，因而，测量血管生成的血清生物学标志物浓度对于诊断前置胎盘合并胎盘植入存在缺陷。VEGF、sFlt-1单独检测诊断胎盘植入的灵敏度分别为68.18%、59.09%，特异度分别为79.31%、89.66%。因此，VEGF、PLGF及sFlt-1血清水平的改变可能增加胎盘植入的风险，对胎盘植入的预测有一定的价值，但目前研究并未提供其对临床诊断前置胎盘合并胎盘植入的预测存在价值的明确证据，尚需进一步研究证实。

六　胎儿游离DNA

20世纪末，Lo等首次在母血循环中发现胎儿游离DNA（cell-free fetal DNA，cffDNA）。数项实验证实孕母体内检测到的cffDNA主要来源于胎盘，胎盘娩出后母血中的cffDNA即不再存在，当胎盘残留时，cffDNA仍可测得。有文献报道，孕妇外周血cffDNA浓度与胎盘组织功能状态有关，即与胎盘滋养叶细胞破坏程度有关。胎盘植入过程中，母体对于子宫肌层侵袭引起的免疫反应，可导致绒毛滋养细胞破坏，蜕膜受损、胎盘屏障受到破坏，进而导致母体外周血中cffDNA增加。多位学者的实验均提示孕母血清中cffDNA水平的升高与胎盘植入密切相关。

cffDNA的升高在预测孕期胎盘植入风险和随访等多方面具有潜力。Sekizaua等[7]发现胎盘植入患者母体血浆中cffDNA含量高于前置胎盘组，而前置胎盘组又高于正常孕产妇的cffDNA升高的水平，故应用仍较局限。

七 胎盘游离mRNA

孕母血清胎盘游离mRNA表型能够反映细胞滋养层的增殖及合胞滋养层的发育，常被用来监测甲氨蝶呤在治疗穿透性胎盘时的疗效，同时也可以作为一种血清标志物对胎盘植入作出诊断。

Kawashima等[8]认为在孕28～32周时，胎盘植入孕妇血清中游离的hPLmRNA水平升高，其敏感性达到100%，特异性为61.5%。Simonazzi等[9]认为，HPL、Kiss1、PLAC1和VEGF基因的高循环水平与胎盘植入有关，因此检测母体血浆中有无胎盘mRNA有助于提高胎盘植入诊断的准确性。相对于母体血清cffDNA而言，胎盘游离mRNA的非性别依赖性及检测优势，使其临床应用前景更广。

综上所述，母血中预测胎盘植入的标志物有很多种，它们多数由于胎盘绒毛直接侵入肌层后而发生改变，胎儿及胎盘娩出后血中浓度迅速下降。通过对母血中多种血清标志物水平的检测，可以对胎盘植入的发生作出预测及诊断，孕早期、中期其预测价值更高。目前，对产前母体血清学指标预测前置胎盘合并胎盘植入的研究很多，对该病的诊断具有一定临床价值。而单一血清学指标对于预测胎盘植入有局限性，灵敏度和特异度并不高，且研究结果各不相同。多项血清学指标检测联合产前经腹彩色多普勒超声检查，对于产前诊断前置胎盘合并胎盘植入的敏感度可能会提高。鉴于目前国内大多数研究均为小样本回顾性病例分析，国内外并无统一的血清诊断学标准，各指标之间及其联合诊断价值也无相关系统对比研究，仍有待大样本、多中心、前瞻性随机对照试验进一步分析探究。

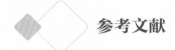

参考文献

［1］LABAN M，IBRAHIM E A，ELSAFTY M S，et al. Placenta accreta is associated with decteased decidual natural killer（dNK）cells population：a comparative pilot study［J］. Eur J Obstet Gynecol Reprod Biol，2014，181：284-288.

［2］SCHWEDE S，ALFER J，VON RANGO U. Differences in regulatory T-cell and dendritic cell pattern in decidual tissue of placenta accreta/incerta cases［J］. Placenta，2014，35

（6）：378-385.

［3］DREUX S, SALOMON L J, MULLER F, et a1. Second-trimester maternal serum markers and placenta acereta［J］. Prenat Diagn, 2012, 32（10）：1010-1012.

［4］ÜKE B B, AKKAYA H, DEMIRETAL S. Relationship between first trimester aneuploidy screening test serum analytes and placenta accreta［J］. The Journal of Maternal-Fetal & Neonatal Medicine, 2018, 31（1）.

［5］陈宏霞, 曹伍兰.血清肌酸激酶及同工酶在胎盘植入中的诊断价值［J］.中国实用妇科与产科杂志, 2008, 24（9）：686-687.

［6］DESAI N, KRANTZ D, ROMAN A, et al. Elevated first trimester PAPP-a is associated with increased risk of placenta acereta［J］. Prenat Diagn, 2014, 34（2）：159-162.

［7］SEKIZAWA A, JIMBO M, SAITO H, et al. Increased cell-free fetal DNA in plasma of two women with invasive placenta［J］. Clin Chem, 2002, 48（2）：353-354.

［8］KAWASHIMA A, SEKIZAWA A, VENTURA W, et al. Increased Levels of Cell-Free Human Placental Lactogen mRNA at 28-32 Gestational Weeks in Plasma of Pregnant Women with Placenta Previa and Invasive Placenta［J］. Reproductive Sciences, 2014, 21（2）：215-220.

［9］SIMONAZZI G, FARINA A, CURTI A, et al. Higher circulating mRNA levels of placental specific genes in a patient with placenta accreta［J］. Prenat Diagn, 2011, 31（8）：827-829.

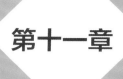

第十一章

中央性前置胎盘和凶险性中央性前置胎盘剖宫产的麻醉

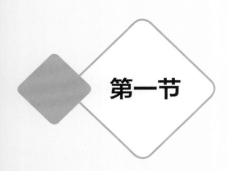

第一节 前置胎盘孕妇的麻醉生理及病理特点

一 妊娠期血液系统主要生理改变

妊娠期血管内、外液体容量显著增加，其中血浆约增加55%，从40ml/kg提高到70ml/kg；红细胞容积约增加17%，从25ml/kg提高到30ml/kg；两者增加不成比例，从而造成妊娠期生理性贫血（图11-1-1至图11-1-3）。

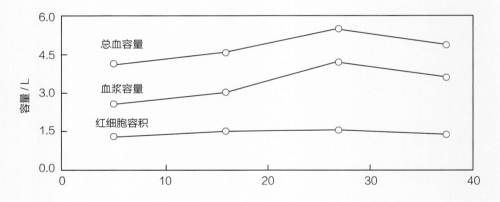

图11-1-1　正常妊娠时总血容量、血浆容量、红细胞容积的变化

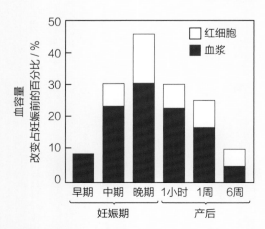

图11-1-2　妊娠期和产褥期血容量的变化

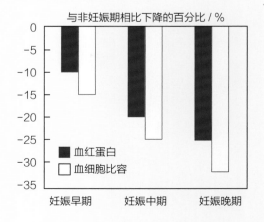

图11-1-3　正常妊娠时血红蛋白、血细胞比容下降

血容量的增加可以增加子宫灌注，满足胎儿生长发育需要，也可以为分娩时的失血做准备。子宫血流量从50ml/min逐渐增加到足孕时700～900ml/min，在分娩宫缩时有300～500ml血液被挤入母体循环。

妊娠期的血液处于代偿性高凝状态，血栓弹力图（TEG）可反映妊娠期凝血状态的变化（图11-1-4）。血栓弹力图的基本参数意义和临床典型血栓弹力图见图11-1-5、表11-1-1和图11-1-6。

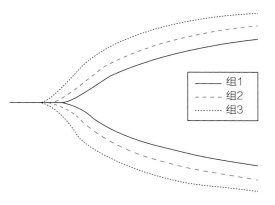

组1
组2
组3

非妊娠期妇女（组1）足月妊娠未分娩妇女（组2）
分娩期妊娠妇女（组3）
图11-1-4　不同时期妇女的TEG

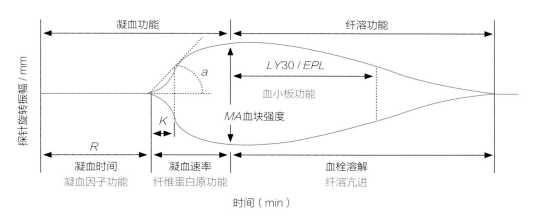

图11-1-5　TEG的基本参数

表11-1-1　血栓弹力图的基本参数意义

主要参数	名称	解释	正常参考范围
R	凝血时间	从凝血系统启动到纤维蛋凝块形成之间的一段潜伏期，反映凝血因子状况	5～10min
K	血块动力	评估血凝块强度达到20mm时的时间，主要反映纤维蛋白原的功能和水平，反应纤维蛋白原状况	1～3min
Angle		评估纤维蛋白块形成及相互联结（凝块加固）的速度，反应纤蛋白原状况	55°～78°

续表

主要参数	名称	解释	正常参考范围
MA	血块强度	即最大幅度，直接反映纤维蛋白与血小板通过 $Ca^{2+}/\text{VIII}a$ 相互联结的最强的动力学特性，代表纤维蛋白凝块的最终强度，主要反应血小板功能反应血小板状况	51～69mm
CI	凝血综合指数	综合凝血指数、R、K、alpha、MA结合推算出	-3～3
LY30	血块稳定性	MA出现后30min内血块消融比例	<7.5%
EPL	预测纤溶指数	MA出现后预计的血块消融比例	<15%

几乎所有凝血因子都随妊娠进展逐渐增加（Ⅱ、Ⅴ因子保持不变），而抗凝血的相关蛋白则逐渐降低，纤溶活性减弱。妊娠末期，多数孕妇血小板计数没有变化或仅轻度下降，而血小板活化增强。这些变化的主要作用是减少分娩时的出血，但过度的血液高凝状态可导致血栓形成或出现血栓相关疾病。

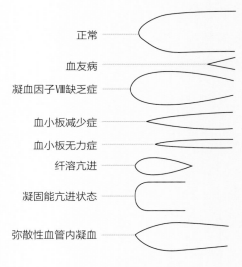

图11-1-6　典型血栓弹力图

二　中央性前置胎盘和凶险性中央性前置胎盘的出血特点

分娩是一个伴随出血的过程，中央性前置胎盘（CPP）和凶险性中央性前置胎盘（PPP）有特殊的器官组织结构和病理生理特点，所以在CPP和PPP手术的麻醉中必然面临着围生期出血问题。围生期出血（产科出血）包括孕期（产前）、分娩期（产时）和产褥期（产后）出血，一般都指异常的或超过1000ml的出血。前置胎盘可分为边缘性、部分性和中央性；凶险性中央性前置胎盘为既往有剖宫产史，此次妊娠为中央性前置胎盘，胎盘覆盖原剖宫产切口。其发生胎盘植入的危险约为50%。

前置胎盘初次出血一般不多，剥离处血液凝固后出血即可停止，但也有初次即发生致命性大出血而导致休克的情况。剖宫产中，若子宫切口无法避开胎盘，则出

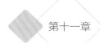
血明显增多，胎儿娩出后子宫下段组织菲薄，收缩力较差，附着于此处的胎盘不易完全剥离，开放的血窦也不易关闭，故常发生产后出血，且量多、难以控制。当发生凶险性中央性前置胎盘伴穿透性胎盘植入累及其他盆腔器官时，手术难度大，耗时长，出血风险更高，常并发出血性休克、凝血功能障碍、内环境严重紊乱等，会导致血液和血制品使用增加及输血相关问题增加，如血小板稀释减少、弥散性血管内凝血、输血相关急性肺损伤（TRALI）和感染。

中央性尤其是凶险性前置胎盘的手术出血，是在多种因素共同影响下发生的，故极其量大、凶猛，救治时离不开操作熟练、配合默契的团队的通力合作和明确的严重并发症抢救流程。手术期间麻醉医生应严密监测、积极救治，必要时和产科医生及时沟通并共同制定手术方案。

第二节　麻醉前评估

一　术前评估与准备

对于前置胎盘及胎盘植入的患者，在手术前应充分评估其麻醉风险。

1. 一般检查

一般检查包括气道检查、血容量评估、询问既往有无剖宫产史或其他导致子宫瘢痕的操作。

2. 麻醉方式

手术麻醉方式应根据剖宫产的指征、分娩的紧急性、低血容量的严重性及产科病史来决定。快速顺序诱导全麻是出血患者的首选方案。首先应根据心血管不稳定的程度来选择静脉诱导药，对于严重进行性出血的患者，可选氯胺酮（0.5~1.0mg/kg）和依托咪酯（0.3mg/kg）替代丙泊酚。随后根据产妇心血管的稳定性来选择麻醉维持药物，必要时可使用血管收缩剂以维持循环稳定和组织的有效灌注。前置胎盘患者即使术前无活动性出血，仍存在术中出血增加的风险，因此开放两条大口径静脉通道是有必要的。

3. 血液制品预定

术前充分评估患者术中出血风险，与输血科沟通做好血液制品的贮备，必要时配好一定量的血液制品供随时使用，保证紧急用血的及时性。准备自体血回收，有能立即使用的输血装置、液体加温器和有创监测设备。如果术前影像学提示可能存在胎盘植入，应提前进行大出血抢救的准备。

二　多学科术前会诊

对于行择期剖宫产的前置胎盘伴/可疑伴胎盘植入的孕妇，术前应召集产科、麻醉科、放射科、B超室、新生儿科进行讨论，完善实验室、影像学的检查（经阴道超声检查、磁共振成像），明确胎盘的位置、分型，充分估计术中的出血风险，制定手术方式和备用方案，围绕术中危急重症出现的可能性制定相应抢救措施。产科团队各人员之间及时有效的沟通交流是非常必要的。

第三节　麻醉方式的选择

由于前置胎盘的孕产妇易发生失血性休克、弥散性血管内凝血等并发症，因此做出麻醉选择前应进行充分评估，评估的内容包括循环功能状态、贫血程度和凝血功能等，应警惕弥散性血管内凝血和急性肾功能衰竭的发生，并做好防治措施。

一　椎管内麻醉

孕期的解剖学变异对椎管内麻醉操作有一定的影响。由于孕期激素的变化，孕妇黄韧带疏松而柔软，因此突破感不明显。逐渐增加的腰椎前凸也会影响脊柱体表解剖关系。

（一）适应证

对于Ⅰ型、Ⅱ型和部分Ⅲ型中央性前置胎盘孕妇，母体、胎儿情况尚好，无椎管内麻醉禁忌证，可以选择椎管内麻醉。

（二）禁忌证

椎管内麻醉的禁忌证包括：①患者拒绝或不合作者；②穿刺部位感染；③未纠正的低血容量；④凝血功能异常或妊娠期易栓症，抗心磷脂抗体阳性等使用抗凝药物治疗未能按要求术前停用药物者；⑤脊柱外伤或解剖结构异常；⑥中枢神经系统疾病；⑦菌血症（全身性感染）；等等。

（三）椎管内麻醉分类

1. 硬膜外阻滞

穿刺点多选择$L_2 \sim L_3$或$L_1 \sim L_2$间隙，向头端或尾端置管$3 \sim 4cm$。局麻药常选择1.5%利多卡因、0.5%布比卡因或0.75%罗哌卡因。相比非孕妇，用药量可减少1/3。由于孕妇硬膜外血管常处于充盈状态，穿刺置管时出血及硬膜外导管误入血管的风险增加，应予注意。同时应采取措施减少局麻药中毒的危险：首先在注药前反复回抽，然后给予试验剂量（2%利多卡因$3 \sim 5ml$）并严密观察孕妇的反应；其次应分次给药；最后选择相对安全系数更高的药物（如氯普鲁卡因和利多卡因）或较新的酰胺类局麻药（如罗哌卡因和左旋布比卡因）。

2. 蛛网膜下腔阻滞（脊麻）

脊麻具有起效快、阻滞效果良好、局麻药中毒发生几率小的优点，而且失败率低，不会造成局部麻醉药意外血管内注射或大量注入引起全脊麻。但脊麻时间有限，孕妇易出现仰卧位低血压综合征。常用局麻药是重比重布比卡因6～10mg，有效时间为1.5～2h，可以满足大多数剖宫产手术。0.5%罗哌卡因近年来也用于剖宫产蛛网膜下腔阻滞，常用量为10～15mg，作用时间同布比卡因。尽管增加脊麻用药量可以使阻滞平面升高，但超过15mg会使低血压发生率明显增加，且导致麻醉平面过于广泛。

3. 腰硬联合麻醉

腰硬联合麻醉综合了以上麻醉方式的优点，既发挥了脊麻用药量小、起效快和效果确切的优点，又兼具连续硬膜外阻滞的灵活性，具有可用于术后镇痛的优点，近年来已广泛用于剖宫产手术的临床麻醉。穿刺点常选择L_2～L_3或L_3～L_4，使用"针过针"技术，成功穿刺入蛛网膜下腔注入局麻药后，向头侧置入硬膜外导管3～5cm，必要时可从硬膜外腔给药。

在剖宫产术中，有时尽管阻滞平面已经很高（T_4），但仍有部分孕妇产生不同程度的内脏不适，术中牵拉子宫时更易出现。局麻药中加入少量麻醉性镇痛药如芬太尼（硬膜外2ug/ml、鞘内15～25ug）或舒芬太尼、吗啡（鞘内0.1～0.25mg）等能减少术中牵拉不适的发生。

为预防仰卧位低血压综合征，孕妇最好采用左侧倾斜30°体位，或垫高孕妇右髋部，可减轻巨大子宫对腹后壁大血管的压迫，并常规开放上肢静脉，给予预防性输液。

二 气管插管全麻

（一）适应证

对于大部分Ⅲ、Ⅳ型中央性前置胎盘产妇，无论伴/不伴胎盘植入，如母体有活动性出血、低血容量休克、明显的凝血功能异常，全身麻醉是较安全的选择；对于Ⅰ、Ⅱ型精神高度紧张中央性前置胎盘的孕妇或合并精神病、腰椎疾病或感染的孕妇，全麻是理想的选择；如果胎儿情况较差要求尽快手术，也可选择全麻。

（二）禁忌证和并发症

全麻无绝对禁忌证，但其最大的缺点是容易呕吐或反流而致误吸甚至死亡。减

低此风险的措施有：气管插管迅速有效、插管前避免正压通气、气管插管时压迫环
状软骨；待患者完全清醒、喉反射恢复后拔管。

（三）方法

1. 麻醉前准备

患者应采取仰卧位，子宫左倾。头、颈、肩处于气道管理的最佳位置，即嗅物
位。如果患者的呼吸道特点提示有面罩通气或插管困难，应准备好清醒插管和困难
气道处理预案（见图11-3-1）。对于肥胖患者，取倾斜位更佳（图11-3-2）。

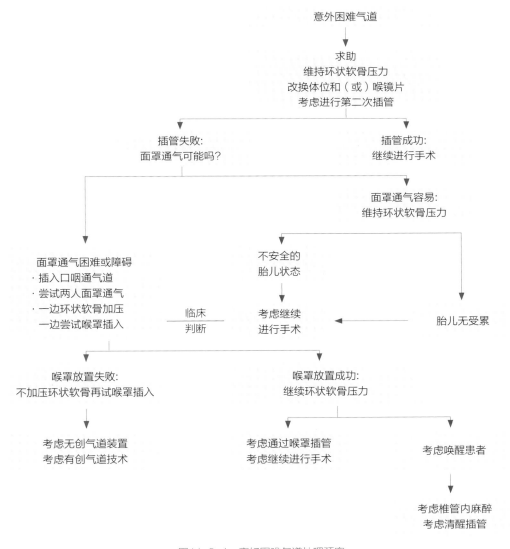

图11-3-1　产妇困难气道处理预案

预计术中出血较多的患者需要开放中心静脉通道和进行有创的动脉血压监测。与大多数手术不同，为减少胎儿暴露于全麻药物，在诱导前术者应已经完成腹部消毒和铺单的工作，产科医生站立于手术床旁，当麻醉医生确认气管插管位置正确，告诉产科医生可以手术时，手术才能开始。同理，中心静脉通道和动脉穿刺置

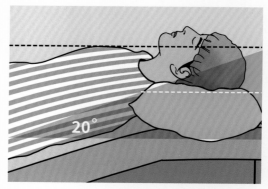

图11-3-2　肥胖产妇的最佳插管体位

管也应尽可能在诱导前局麻下完成。妊娠期应选择较小管径的气管导管（6.5mm或7mm），减少插管次数，避免引起软组织损伤和气道水肿。

2. 麻醉诱导

（1）全麻药：丙泊酚（2～2.8mg/kg）是目前剖宫产全麻常用诱导药物。丙泊酚2.5mg/kg可满足诱导，防止孕妇知晓，但可能引起胎儿抑制。血流动力学不稳定的情况下，可以氯胺酮1～1.5mg/kg或依托咪酯0.3mg/kg替代丙泊酚。

（2）肌肉松弛药：琥珀胆碱1～1.5mg/kg在给药30～40s后可达到理想肌松。罗库溴铵1mg/kg提供的插管条件与琥珀胆碱相似，当患者有琥珀胆碱使用禁忌时，罗库溴铵可作为有效的替代药物。妊娠期间不推荐诱导前使用预充剂量的非去极化肌松药，因为可能导致完全性肌肉松弛和增加误吸危险。

（3）麻醉性镇痛药：所有阿片类药物都可以透过胎盘，所以从新生儿抑制的角度考虑，建议在胎儿娩出后给药。但阿片类药物在气道操作和外科手术时可以提供稳定的血流动力学状态，特别是对于有心脏疾病、神经疾病、子痫前期和高血压的产妇有较好的应用价值。

3. 全麻维持

（1）吸入麻醉药：挥发性卤化剂（常用如七氟烷和地氟烷）是剖宫产全麻最常用的维持用药，对神经系统和心血管系统的抑制作用具有剂量依赖性，可使产妇发生血压下降和宫缩乏力。孕期子宫比非孕期子宫对挥发性卤化剂更敏感。挥发性卤化剂可快速透过胎盘，迅速与胎儿组织平衡，发生某些胎儿抑制作用。但在紧急剖宫产使用挥发性麻醉药时这种抑制的临床意义较小，因为大量药物透过胎盘前胎儿已经娩出（尤其在胎盘功能不全作为紧急剖宫产指征时）。因此，麻醉开始应使产妇吸入新鲜高流量氧，以保证吸入麻醉剂的呼气末肺泡浓度。妊娠

期间吸入性麻醉剂的需要量降低了25%～40%，当吸入性麻醉剂的呼气末肺泡浓度为
1～1.5MAC时会减弱缩宫素的子宫收缩效果，导致产后出血风险增加。因此从插管
到胎儿娩出通常用1.0MAC麻醉药物，胎儿娩出后降至0.5～0.75MAC，加用氧化亚氮并
调节吸入浓度。

（2）镇静安眠药：胎儿娩出后可考虑使用咪达唑仑，避免患者发生术中知晓。

（3）对新生儿的影响：麻醉中产妇通气应保持呼气末二氧化碳分压30～32mmHg，
过度通气可导致子宫胎盘血管收缩和氧离曲线左移，使胎儿缺氧。而高碳酸血症可
导致产妇心动过速，同样不可取。由于全麻药物会进入母胎循环作用于胎儿大脑中
枢，导致继发性新生儿呼吸抑制，因此建议应有一名新生儿科医生在旁监护，直到
新生儿建立正常呼吸。

4. 恢复和拔管

患者清醒后，可采取半卧位，当患者对口头指令有反应、保护性反射恢复时可
拔管。在苏醒和恢复期间定期评估气道开放程度、呼吸频率和氧饱和度，如出现反
复插管、大量出血及紧急子宫切除需考虑推迟拔管或转送ICU。

第四节 手术麻醉的监测指标

一 常规监测

常规监测指标包括血压、心率、脉搏、血氧饱和度、尿量及心电图相关指标等。

二 有创监测

对于有进行性出血或预计术中可能发生大出血的孕妇，除了常规生命体征的监测，应予有创血压和中心静脉压监测（图11-4-1、图11-4-2），可帮助医护人员迅速识别低血压，同时也提供了稳定的频繁采血通道。

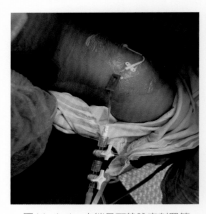

图11-4-1 右锁骨下静脉穿刺置管

三 特殊监测手段

采用全麻的孕妇，还应进行呼气末二氧化碳浓度监测，检查气道压、潮气量、挥发性麻醉气体浓度和MAC。经胸或经食道的心脏超声可以帮助快速评估心脏功能情况和容量复苏是否有效。常用全麻孕妇麻醉监测见图11-4-3。

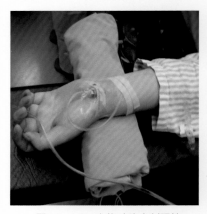

图11-4-2 左桡动脉穿刺置管

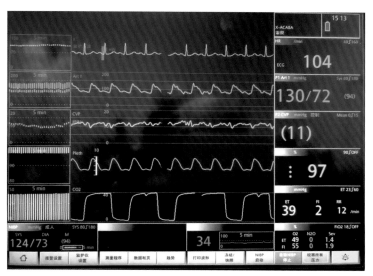

图11-4-3　全麻剖宫产常用麻醉监测

（四）　凝血功能监测

　　术中失血2000ml以上时，应及时动态连续监测患者的凝血功能。动态地监测血常规用于指导输红细胞悬液和血小板；监测凝血功能用于指导输FFP和冷沉淀；监测血栓弹力图则能帮助医生更早地发现凝血功能异常。

第五节　术中出血量的估计和收集

　　产科手术由于其特殊性，需分别计算羊水及血液量。统计术中出血方法种类繁多，如容积法、称重法、测血红蛋白法、面积法、依据临床经验法等。现术中常规采用容积法及称重法进行统计，以得到更为精准的出量，利于对病人循环系统的维持和治疗。

一　物品的准备

　　（1）手术膜：使用专用产科三袋手术膜（图11-5-1）、单袋脑科手术膜（图11-5-2），便于集中收集外漏羊水或血液。

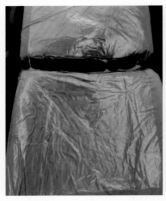
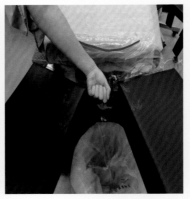

图11-5-1　产科三袋手术膜　　　　　图11-5-2　单袋脑科手术膜

　　（2）负压吸引装置：配置两套带刻度的负压吸引装置，一套用于吸羊水（图11-5-3），一套用于吸血液（图11-5-4）。

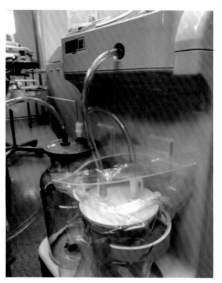

图11-5-3　羊水负压吸引器

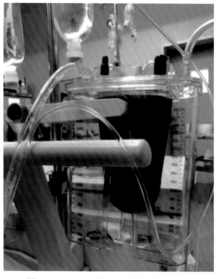

图11-5-4　自体血回收负压吸引器

（3）纱布垫：使用统一规格、型号的专用纱布垫。

二　术中羊水和血液收集

破膜前用吸机和血垫将切口周围的
血迹擦拭干净，启用第二套全新的套负
压吸引装置吸羊水（图11-5-5），将负
压吸引力调至最大，破膜时快速吸尽切
口处羊水，出胎后将宫腔内剩余羊水吸
尽。羊水吸引原则为：先吸切口处及宫
腔内残余羊水，再吸手术膜周围袋内的
外漏羊水。注意，胎儿娩出前尽量吸净宫
腔羊水，以免导致羊水栓塞等并发症。

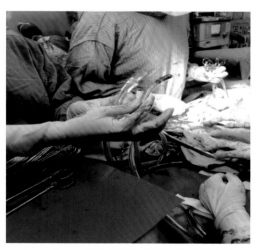

图11-5-5　两条吸引管分别吸引羊水和血液

三　术中血液的收集及估算

（一）术中出血的收集

发生术中出血时，主要使用纱布垫擦拭及专用负压吸引装置抽吸，将负压装置吸引压力调节至最大，从切开子宫壁开始抽吸至缝合子宫止血完毕。子宫切开取胎后至胎盘剥离时出血量较大，此时使用吸机快速将渗出血液吸尽，并用盐水纱清理宫腔，尽量暴露术野，以便快速缝合止血，止血完成后使用盐水纱清理腹腔积血，并清点干湿血垫数量和负压装置吸出量进行出血量的统计。

（二）阴道血液量收集

术毕清理阴道，探查宫颈口，轻柔按压宫底挤出宫腔积血，采用单袋手术膜（脑科手术膜），铺垫于患者臀部布单上，术中阴道出血或术后按压宫底引出的阴道血液流集于手术膜袋内，连接负压吸引装置计量。

（三）纱布垫血量收集

根据干纱、湿纱的计量标准，术前将统一规格纱布垫称重，再将其浸入500ml生理盐水中拧干，测出剩余的盐水量，计算每块纱布垫的含水量，擦拭血液后称总重量，减去盐水重量，除以血液的比重1.05，得出纱布垫的含血量。计算全部纱布含血量，再加上吸引罐内的血量，即可算出总出血量。

①纱布垫规格：20mm×40mm，未湿水重量为20g（图11-5-6）；②全血湿透和未湿透后的重量分别为90g、70g（图11-5-7、图11-5-8）；③血量计算公式为：（90/70-20）/1.05。

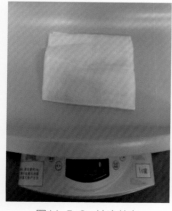 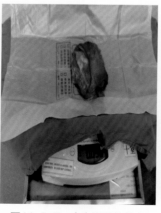 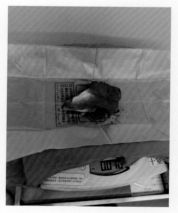

图11-5-6　洁净纱布　　　　图11-5-7　全血湿透的纱布　　　　图11-5-8　部分湿透的纱布

（四）动态评估术中出血量

根据手术情况动态评估术中出血量。常规每隔1小时评估计算一次出血量，出血量=吸引罐内的积血量+阴道引流出血量+血垫数量。如出血量较多时，应每半小时评估一次或者立即查看，并根据上述计算方法即刻计算总出血量，以便做出相应的紧急处理。

第六节　大量出血的处理原则

一　输液

（一）液体的选择

对于采用椎管内麻醉的产妇，通常采用预先扩充血容量和使用血管加压药来保证有效的循环血量。晶体的预输注作用较小，即使以30ml/kg输注也非常有限。胶体则可降低低血压的发生率和严重程度。

（二）输液量及输液时机

随着出血量增加，在充分评估孕妇血容量状态后，应及时进行容量复苏，目前在产科大出血初期液体复苏中、血液未到时，一般推荐予3.5L的热液体（2L晶体和1.5L胶体）输注或者晶体液与胶体液同时输注，二者比例为（2～3）：1 。

（三）注意事项

在补液的过程中，适当应用血管加压药（包括麻黄碱和去氧肾上腺素）可更好地维持母体血压。有研究表明，预防性使用去氧肾上腺素联合麻黄素效果更好，且脐带血的pH和BE值更理想。需要强调的是，输注速度和液体加温比液体种类更为重要，应避免过量的液体输注（晶体导致肺水肿，胶体影响凝血功能）。

二　大量输血方案

（一）大量输血方案的定义

大量输血方案（MTP）是指在遇到需要大量输血时，预先制定好的最佳血液成分投递方案。MTP可避免忙乱之下的不合理用血，实现节约用血，有益于患者的预后。美国血库联合会把大量输血定义为24h输血量≥生理血容量，或4h输血量≥1/2生理血容量。

（二）适应证及方法

大出血时，血液替代治疗是必须的。产科患者由于凝血因子的消耗、出血、

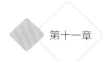
稀释或纤溶持续亢进，可能迅速发生凝血功能障碍。持续性出血可能导致弥散性血管内凝血，同时加速凝血因子的消耗和纤溶，导致出血加重。当急性失血>3000ml（足月孕妇全身血容量100ml/kg），致命性的出血没有得到控制时；输入RBC>5U，出血没有得到控制、存在明显的出血性休克和进行性出血的证据时；预计总需求RBC>10U时，应当启动MTP（表11-6-1）。

表11-6-1　大量输血预案

批次	红细胞	血浆	血小板	冷沉淀	纤维蛋白原	氯化钙	氨甲环酸	VII因子
	10U	1000ml	10U	10U	3g	1g	1g	2g
1	√※	√			√	√/（10min）	√（10min）	
2	√※	√		√		√*		
3	√※	√	√		√	√*		√
4	√※	√				√*		
5	√※	√			√	√*	√	
6	√※	√		√		√*		
7	√※	√	√		√	√*		√
8	√※	√		√		√*		
9	√※	√	√		√	√*		√
10	√※	√		√		√*	√	

注：①预计总需求RBC>10U（如Hb≤4g/dl），直接从第二批次开始。②√※：配合有自体输血时，红细胞量改为5U。③√*：根据血气电解质测定，维持血离子钙0.9mmol/L以上。④术前明确胎盘植入膀胱者，第一批次血制品应在手术前到位。⑤特殊病人应根据实际情况做相应调整。

（三）注意事项

MTP不是为了开放性输血，而是为了维持患者最基本的携氧和凝血功能，这不仅要求麻醉科医生正确掌握现阶段病情，更需要麻醉科医生和产科医生对即将发生的病情作出正确的预判，以及输血科保证血制品供应不中断，是一个应急联动机制。在启动MTP的同时应启动实验室检查，包括血常规、凝血功能、血气分析、电生化检查等。

三 术中自体血液回收技术

（一）定义

术中自体血液回收技术（intraoperative cell salvage，IOCS）是指将患者的失血（术野出血）经回收设备过滤、洗涤、浓缩等程序处理后再回输给本人的输血方法。血液回收装置工作原理如图11-6-1所示。

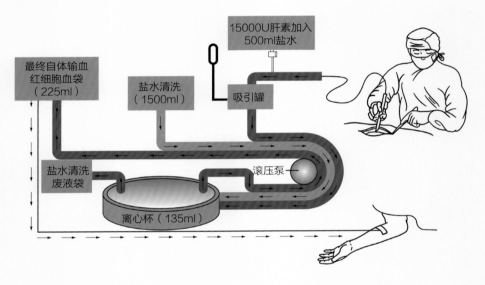

图11-6-1 血液回收装置工作原理

（二）适应证

（1）创伤外科手术，如大血管损伤、战伤出血、肝脾破裂、脊柱外伤、宫外孕出血。

（2）心血管外科手术、骨科手术、泌尿外科大出血手术、肝脾手术、门脉高压分流术及部分外科手术。

（3）器官移植手术。

（4）由于特殊血型、宗教信仰等原因，不输异体血的病人。

（5）可以回收手术后无感染的引流血液。

（6）新型的血液回收机（可以清除羊水中活化的组织因子）可用于剖宫产手术。

（三）禁忌证

（1）恶性肿瘤患者肿瘤细胞已污染血液。

（2）被粪便、胃肠液、胆汁及羊水污染的血液，感染伤口的血液。

（3）开放性创伤＞4h或非开放性创伤＞6h的患者。

（4）患者全身情况不良，甚至出现肝肾功能不全，有败血症或菌血症者。

（四）不良反应及防治

（1）出血倾向：回收、洗涤的自体血不含血小板及凝血因子，应定期监测血小板及凝血功能，必要时补充新鲜冰冻血浆及血小板。

（2）回收血综合征：临床上有极少数病人在回输自体血后出现血压下降、术中或术后伤口弥漫性出血、呼吸道阻力上升、肺顺应性和动脉氧分压下降、呼气末二氧化碳分压升高和肺水肿等类似急性呼吸窘迫综合征的表现。尽管这类情况非常罕见，但可危及生命，应重视。为避免和减轻血小板活化，有学者提出使用枸橼酸钠替代肝素做抗凝剂，值得临床研究。

（3）其他：可能出现溶血、感染等不良反应，应注意观察，及时处理。

（五）方法

（1）装机：开机自检通过后安装贮血罐、离心杯及管路系统。

（2）管路预充：接抗凝液及洗涤液，用抗凝液预充管路和贮血罐。

（3）自体血的回收、洗涤和保存：术中出血时用吸引吸头将自体血吸至贮血罐；到一定量时自动转入洗涤程序，洗涤至废液管流出液体澄清；将洗涤充分的红细胞泵入回输袋保存。

（4）自体血的回输：根据患者出血情况及Hb水平决定回输时机，自体血室温可保持6h，（4±2）°条件下冷藏保存不超过24h。

（六）展望

过去产科患者的术中血液回收使用有限，部分原因是担心血液加工和洗涤过程不能完全除去可能诱发羊水栓塞的羊水、胎儿碎片和胎儿细胞。然而现代技术和体外研究均已证实洗涤和过滤能够清除这些污染物；再加上白细胞滤器的使用，能够最大限度减少胎儿鳞屑和其他胎儿碎片。图11-6-2所示为白细胞滤器使用现场。

在英国和美国均已确认剖宫产中的血液回收是安全的。美国妇产科

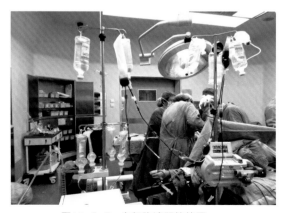

图11-6-2　白细胞滤器的使用

医师学会（ACOG）表明，如果可疑植入性胎盘，应该考虑细胞保护技术。美国麻醉医师协会（ASA）产科麻醉指南推荐：如果发生顽固性出血且没有血库备血的患者或拒绝输血的患者，应考虑术中细胞回收。图11-6-3为产科血液回输流程图。

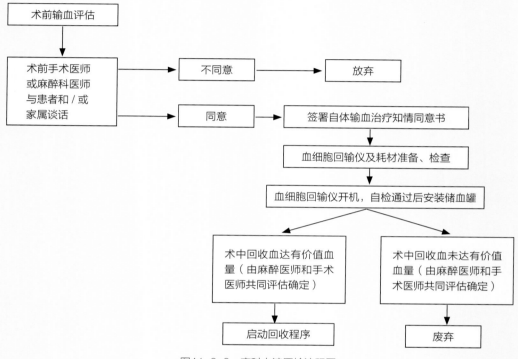

图11-6-3 产科血液回输流程图

四 术前自体采血贮存技术

（一）定义

术前自体采血贮存技术（preoperative active blood donation，PAD）是指手术患者在术前一段时间内（通常2～4周）采集一定量的自体血，以满足手术用血的需要。目前我院多用于RH（-）型等稀有血型孕妇。

（二）适应证和禁忌证

自体供血者对年龄无限制，通常在每次采血前Hb＞110g/L、Hct＞33%即可。不稳定性心绞痛、前降支的冠脉狭窄、充血性心力衰竭或3个月内的心肌梗死和重度主动脉狭窄均应视作PAD的禁忌证。

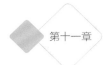

（三）方法

每次采血量一般控制在循环血量的10%～15%为宜。体重＞50kg者，每次采血（450±50）ml；体重＜50kg者，采血量相应减少。

（1）单纯采血法：将收集到的血液保存于ACD液PCD液中。此法收集到的血量有限，难以满足出血量较大的手术要求。

（2）转换式采血返还法：目的是在一定时间内获取较多的自体血以满足手术需要，具体操作见表11-6-2。由表可见，通过一个月的采血和返输，可获得近5个单位的自体血（1000～1500ml）。

表11-6-2　转换式采血返还法采血用血步骤

	手术前4周	手术前3周	手术前2周	手术前1周
采血（单位序）	1	2，3	4，5，6	7，8，9，10
返还血（单位序）		1	2，3	4，5

（四）注意事项

目前国内PAD并不普及，欧美等西方国家报道的常见并发症有将自体血误输他人（包括过敏和溶血反应）和自体血在采血、保存过程中受到污染造成的并发症。

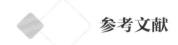

参考文献

［1］BERNSTEIN I M，ZIEGLER W，BADGER G J. Plasma volume expansion in early pregnancy［J］. Obstet Gynecol，2001，97：669-672.

［2］LUND C J，DONOVAN J C. Blood volume during pregnancy：signifi-cance of plasma and red cell volumes［J］. Am J Obstet Gynecol，1967，910：394-403.

［3］HYTTEN F E，PAINTIN D B. Increase in plasma volume during normal pregnancy［J］. J Obstet Gynaecol Br Emp，1963，70：402-407.

［4］TAYLOR D J，LIND T. Red cell mass during and after normal preg-nancy［J］. Br J Obstet Gynaecol，1979，106：364-370.

［5］SHARMA S K, PHILIP J, WILEY J. Thromboelastographic changes in healthy parturients and postpartum women ［J］. Anesth Analg, 1997, 105: 94-110.

［6］STEER P L, KRANTZ H B. Thromboelastography and Sonoclot analysis in the healthy parturient ［J］. J Clin Anesth, 1993, 5: 419-424.

［7］KARLSSON O, SPORRONG T, HILLARP A, et al. Prospective longitudinal study of thromboelastography and standard hemostatic laboratorytests in healthy women during normal pregnancy ［J］. Anesth Analg, 2012, 115: 1090-1110.

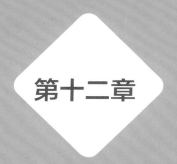

第十二章

中央性前置胎盘患者的护理

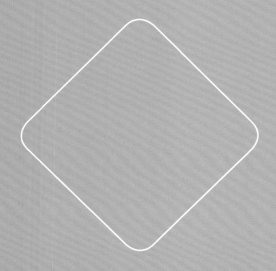

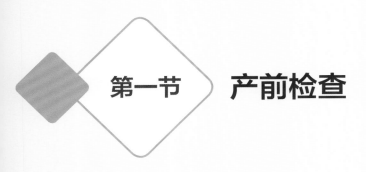

第一节 产前检查

一 高危门诊管理

优化产科诊室布局和服务流程，对于孕28周后经B超检查提示为中央性前置胎盘的患者，即转介至产科高危门诊，由符合资质的医生接诊。除常规建立产检档案外，还需建立高危孕产妇档案。按照国家卫生计生委发布的《孕产妇妊娠风险评估与管理工作规范》纳入高危孕产妇专案管理，保证专人专案、全程管理、动态监管，有条件的机构可通过信息化管理系统进行连续的追踪和随访[1]。护士根据医生给患者制定的个性化产检方案，通过电话、系统推送信息等方式提醒患者按时产检，有条件者可进行诊间预约，保证产检的连续性。

二 保健指导

中央性前置胎盘患者妊娠期间常伴有敏感宫缩、阴道出血等，且多发生在晚上，可能与夜间迷走神经兴奋致子宫平滑肌收缩有关。建议患者及其家属记录医院应急电话，出现特殊情况可获得及时救治，同时明确定期产检的重要性，禁止性生活，避免用力排便、提重物、弯腰等增加腹压的动作。指导患者自我监测，如出现无痛性阴道流血、流液，腹部胀痛，胎动增多或减少等不适时应及时就诊，必要时遵医嘱办理入院。

三 辅助检查指导

（一）超声检查

在帮助患者预约下次产检B超时，应提醒患者再次来院时宜穿着干净宽松的衣物，如宽松的孕妇裙以及可调节腰围的托腹裤等，以便于配合检查。检查前应先评估患者是否对耦合剂过敏，腹部皮肤有无皮疹、破损等。指导患者适当饮水保持膀胀适度充盈，以利于超声显像。孕晚期中央性前置胎盘患者行胎盘定位超声检查，以明确胎盘大小、位置、与子宫颈内口的关系等，是妊娠风险评估和把控的关键节点。除了在孕期进行疾病知识讲解和定期检查的重要性宣教外，还应通过管理系统发送预约短信，或者电话联系患者本人及家属，以提醒患者定时来院进行胎盘定位超声检查。

（二）MRI检查

行胎盘MRI检查前须为患者建立静脉通道，并由专人全程陪同，以及时处理过程中可能出现的突发情况。向患者解释MRI检查的必要性，安抚患者情绪。需注意，装有心脏起搏器、金属支架、金属假牙、人工关节等金属物品的患者不能接受此项检查。

四　心理护理

中央性前置胎盘患者因担心早产、出血和胎儿安危，易产生紧张焦虑情绪，可发放疾病及保健知识的宣教手册，教会患者正确认识和应对孕期可能出现的不适，并指导其采取常用的心理调节法，如宣泄法、音乐放松法、肌肉松弛疗法等；鼓励家属给予情感支持；必要时转介至心理门诊治疗，以缓解其紧张焦虑情绪，帮助其树立信心，减轻压力，以积极乐观的态度迎接新生命的到来。

五　入院前准备

患者入院时需家属陪同，携带个人身份证、产检资料等，并准备相关分娩用品及生活用品。

第二节 产前护理

一 入院接待

完善各项检查检验项目，将患者安置于整洁、舒适、靠近护士站的高危病房，以便于病情观察与抢救。

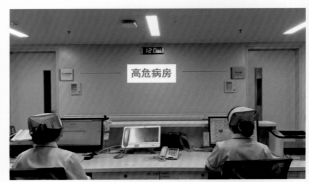

图12-2-1 高危病房

二 饮食指导

指导患者摄入优质高蛋白、高热量、高维生素、易消化的饮食，以保证胎儿营养，避免生冷及刺激性食物，保持大便通畅，避免诱发宫缩和阴道出血。

三 休息与活动

保持病房温湿度适宜，环境安静舒适，保证患者充足的休息。出血期间以卧床休息为主，以孕妇自觉舒适体位为佳，改变体位时动作应轻柔；卧床期间可指导患者行踝泵运动锻炼，预防深静脉血栓的发生；出血完全停止后可逐渐增加下床活动量。

四 自我监测指导

对患者进行疾病知识宣教，指导患者观察宫缩和阴道流血情况，出现异常应及时通知医护人员。指导患者每天早、中、晚三次在固定时间进行胎动计数，正常情况下，每小时为3~5次，胎动计数减少或增多均提示有胎儿缺氧可能。

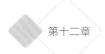

五　心理护理

建立良好的护患关系，了解患者的病情和需要，给予解释和安慰。鼓励患者表达感受，倾听其诉说，帮助患者宣泄焦虑、恐惧等不良情绪。通过介绍医院技术水平和成功病例，以及医护联合讲解治疗方案，耐心解答其疑惑，提升患者及家属认知水平和应对能力，使其积极配合治疗和护理。

六　专科护理

（一）胎儿宫内状况监测

1. 胎心听诊

使用多普勒胎心仪进行胎心听诊，将探头放置于胎心听诊最清楚的位置，正常胎心音为110～160次/min，根据胎心音变化情况听诊30～60s。注意需与子宫杂音、腹主动脉音及脐带杂音相鉴别，听诊时动作应轻柔，以免诱发宫缩。

2. 电子胎心监护

电子胎心监护能连续观察并记录胎心率的动态变化，同时描记子宫收缩和胎动情况。将胎心探头放置于胎心听诊最清楚的位置，将宫缩探头放置于子宫底下两横指，用腹带分别固定探头，调节至适宜的松紧度，监测20min后视胎心、胎动、宫缩情况决定是否延长监测时间。依照《电子胎心监护应用专家共识》，将电子胎心监护结果判定为Ⅰ、Ⅱ、Ⅲ级并作出相应处理[2]。

（二）用药护理

使用硫酸镁、盐酸利托君、醋酸阿托西班时，建议采用硫酸镁静滴观察单、宫缩抑制剂静滴观察单，系统、完整地记录观察项目，持续输液期间每24h更换1次输液器。

1. 硫酸镁

镁离子可抑制运动神经-肌肉接头乙酰胆碱释放，阻断神经肌肉连接处的传导，降低或解除肌肉收缩，同时对血管平滑肌有舒张作用，可降低血压，因此能抑制子宫平滑肌收缩，预防和治疗子痫。应注意：①每次用药前和用药过程中应密切观察并记录膝腱反射、呼吸频率、排尿量，如发现膝腱反射明显减弱或消失，呼吸频率低于14次/min，尿量少于25ml/h或600ml/24h时，应及时停药；②用药过程中若突发胸闷、胸痛、呼吸急促，应警惕肺水肿，并做好抢救准备；③硫酸镁用作安胎治疗时，不宜与肾上腺素β受体激动剂同时使用，否则易引起心血管系统不良反应。

2. **盐酸利托君**

盐酸利托君可激活子宫平滑肌中的 β_2 受体，抑制子宫平滑肌的收缩，从而预防早产。用药期间应密切观察孕妇心率、血压及胎儿心率，避免用于心脏病或潜在心脏病患者。如给药后孕妇出现持续心动过速心率＞120次/min，应减慢滴速；如孕妇心率＞140次/min，应立即停药。

3. **醋酸阿托西班**

醋酸阿托西班适用于下列情况，以推迟即将来临的早产：每次至少30s的规律子宫收缩，每30min内≥4次，宫颈扩张1～3cm和子宫软化度/变薄≥50%。静脉给予醋酸阿托西班有三个连续的步骤：①用6.75mg/ml的醋酸阿托西班注射液1min静脉推注；②输注连续3h高剂量的已稀释醋酸阿托西班注射液（18mg/h）；③低剂量给予已稀释醋酸阿托西班注射液（6mg/h），持续45h。治疗时间不应超过48h。用药期间严密观察患者有无头晕、头痛、恶心、呕吐、心动过速等不良反应。

4. **糖皮质激素：地塞米松磷酸钠**

地塞米松作用于胎儿肺泡上的细胞，可促进肺表面活性物质的合成和释放，减少肺水肿，促进胎肺成熟，有利于早产儿自主呼吸的建立。有早产迹象的患者，应用地塞米松6mg，每12h肌注1次，4次为一疗程（早产临产短时间内分娩者予10mg静脉推注）。但产前应用地塞米松会使GMD孕妇血糖异常波动[3]，可能会导致胎心率异常，因此期待治疗合并妊娠期糖尿病患者在使用地塞米松过程中应密切监测血糖。

（三）阴道出血护理

1. **出血量评估方法**

（1）称重法：失血量（ml）=［敷料湿重（g）- 敷料干重（g）］/1.05（血液相对密度g/ml）。根据此法可以准确地评估出血量，临床较常用。临床常见敷料干重见图12-2-2。

（2）休克指数法：休克指数=脉率/收缩压（mmHg）。应用休克指数法评估产后出血方便、快捷，可以第一时间粗略估计出血量，尤其适用于未作失血量收集，外院转诊患者，以及隐匿性产后出血患者的失血量估计。根据休克指数以及患者的症状、生命体征，可以快速作出产后出血的诊断。

（3）血红蛋白的变化：血红蛋白每下降10g/L，累计失血400～500ml，红细胞

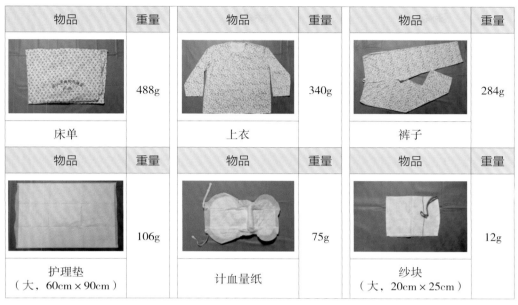

物品	重量	物品	重量	物品	重量
床单	488g	上衣	340g	裤子	284g
护理垫 （大，60cm×90cm）	106g	计血量纸	75g	纱块 （大，20cm×25cm）	12g

图12-2-2　临床常见敷料干重

计数下降$10×10^{12}$/L。若产后早期出血，因血液浓缩，机体代偿反应，血红蛋白值常不能准确反映实际出血量；对于有溶血的患者或者弥散性血管内凝血、大量补液的患者，血红蛋白值也不能准确反映实际出血量。

（4）面积法：按接血纱布或者患者会阴垫血湿面积粗略估计出血量。该方法简便易行，不足之处在于不同估计者对于纱布或者会阴垫浸湿程度的掌握不一样，导致估计的出血量不准确。

（5）目测法：目测法估计出血量通常比实际出血量要少30%～50%，可按实际产后出血量＝目测法×2[4]粗略估算。

2. 反复阴道少量出血的护理

（1）预防感染：保持室内通风，指导患者注意个人卫生，便后温水清洗外阴，保持会阴清洁干燥。使用会阴垫者每2～3h更换一次，严密观察生命体征，阴道出血的量、颜色、性状、气味，关注相关实验室指标。每日会阴抹洗两次，严格执行无菌操作，避免医源性感染。必要时遵医嘱应用抗生素预防感染。

（2）贫血观察及护理：观察患者面色、口唇、甲床颜色，询问患者有无头晕、眩晕等症状，住院期间应启用《预防跌倒/坠床护理评估单》，并给予相应的护理措施。指导患者摄取含铁丰富的食物，如瘦肉、动物肝脏等，同时增加摄入富含维生素C的蔬菜水果以促进铁的吸收和利用。口服铁剂时告知患者正确用药的方法，应饭后或饭中服用，减少对胃肠道的刺激，并告知其服药后可能出现恶心、呕吐、黑便等症状。遵医嘱予静脉输血治疗时，应严格控制输血速度和输注总量，以防止患者发生急性左心衰。

3. 阴道大出血应急处理

发生阴道大出血时，应予患者吸氧、床旁母胎监护，严密监测生命体征、宫缩及胎儿状况，保持呼吸道通畅，迅速建立2条或以上的静脉通道。及时准确用药，密切观察和准确记录出入量。留取血液标本，做好输血准备。必要时终止妊娠，启动应急预案，通知多学科抢救团队，遵嘱做好剖宫产术及抢救母儿的准备。

第三节 术前护理

一 术前检查检验

完善患者血型、凝血四项、输血前检验等实验室检查项目；行心电图和MRI检查，再次行超声检查明确胎盘位置并做好标记，保持术前胎盘定位标识清晰可见，做好交接工作。

二 多学科术前讨论

中央性前置胎盘手术复杂，难度大，为保证手术安全，一般由产科主任或副主任组织召开多学科术前讨论，必要时邀请医务科参加。参与讨论的人员：管床医生、手术医生、麻醉医生、护士长及管床护士、新生儿科医生、助产士、手术室护士、B超医生、放射科医生等。

术前讨论内容：术前诊断、手术指征及禁忌证、术前准备情况、手术方案、术中及术后观察注意事项、可能出现的并发症及相应处理办法，最后由产科主任或副主任总结并确定手术方案。

三 术前联合谈话

参与谈话人员：手术医生、管床医生、护士长、管床护士、患者及家属。

谈话内容：①解释手术的目的、意义、方法、预后以及手术中、手术后可能出现的意外情况和并发症，使患者全面了解手术相关事项；②向患者讲述手术流程，指导家属给予患者鼓励和支持；③说明术前准备的目的，取得患者在备皮、导尿等操作时的配合。

四 术前准备

（一）术前宣教

1. 母乳喂养指导

宣教母乳喂养的好处，评估患者乳房条件和心理情况，帮助其树立母乳喂养的信心。帮助存在泌乳延迟风险因素的患者，做好心理和生理准备。

2. 饮食指导

无并发症的孕妇术前6h禁食乳制品及淀粉类固体食物（油炸、脂肪及肉类不易消化食物需禁食8h以上），术前2h可摄入清亮液体（推荐12.5%碳水化合物、饮水量<5ml/kg或总量≤30ml）[5]。禁食禁饮期间，应警惕患者是否出现头晕、眼花、乏力等低血糖症状，必要时监测随机血糖，告知患者出现以上不适症状时，应立即通知医护人员。

3. 个人卫生

指导患者手术前进行个人卫生护理，如沐浴、剪指甲等，并取下首饰、活动性假牙等物品，更换衣物。

4. 康复训练指导

告知患者术前康复训练的重要性，使其了解康复训练的意义，教会患者深呼吸、有效咳嗽、床上踝泵运动等，避免坠积性肺炎和下肢深静脉血栓等并发症。

（1）有效咳嗽

①尽量采取半坐卧位，先进行深而慢的呼吸5～6次，后深吸气至膈肌完全下降。

②屏气35s，继而缩唇，缓慢呼出气体，再深吸一口气后屏气35s。

③身体前倾，从胸腔进行2～3次短促有力的咳嗽，咳嗽同时收缩腹肌，或用手按压上腹部，帮助痰液咳出。

患者术后经常变换体位有利于痰液的咳出。咳嗽时可用双手或枕头轻压腹部伤口两侧，可避免咳嗽时牵拉伤口而引起疼痛。

（2）踝泵运动

①背伸：指导患者尽力将脚尖内勾，促使胫骨前肌收缩，小腿三角肌放松，保持10s，背伸角度20°～30°，使用量角器，使其轴心紧贴足跟部，固定于腓骨，活动臂平行于第五跖骨，如图12-3-1A。

②环绕：以踝关节为中心，脚尖进行360°环绕，环绕保持最大幅度，如图12-3-1B。

③趾屈：患者将脚尖最大程度绷直下压，缩短小腿三角肌收缩，促使胫骨前肌放松伸长，（趾屈40°～50°）保持10秒，测量方法与背伸相同，连续干预2周，如图12-3-1C。

（二）备血配血

术前遵医嘱进行交叉配血和备血，与输血科沟通，保证术中用血需求，并与手术室做好交接。

（三）皮肤准备

术前1d嘱患者进行沐浴更衣，做好剖宫产手术部位的皮肤准备。查看并确认手术部位标记清晰。备皮时间尽可能接近手术时间。

（四）留置尿管

留置导尿管时应严格遵循无菌操作原则，做好管道标识，标明注入水囊的水量，保护管道畅通并妥善固定。尿袋应低于膀胱水平。行膀胱镜检查的患者则在术中检查后再留置尿管。

（五）心理护理

联合手术室护士进行术前访视，为患者详细介绍手术方案及麻醉方式，告知术前术后的配合方法和注意事项。指导家属理解患者生理、心理方面的变化，为患者提供足够的关心和支持，以缓解患者术前的紧张焦虑情绪，使其积极配合手术治疗。

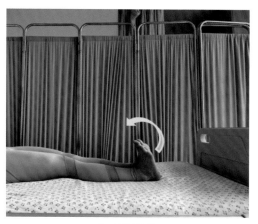

A. 背伸动作

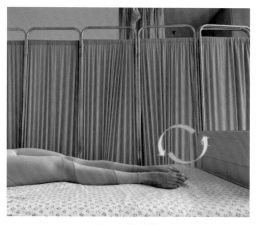

B. 环绕动作

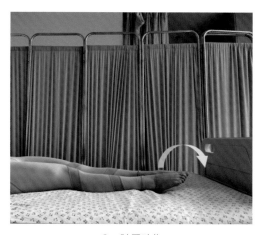

C. 趾屈动作

图12-3-1　踝泵运动

第四节 中央性前置胎盘的手术配合

一 术前访视

（1）资料收集：术前1日查阅病历，了解患者过敏史、用药史、孕产史、手术史，各类辅助检查如B超、MRI、心电图、血、尿、大便检查结果，各类护理风险评估单、备血情况，参与多学科团队的病例讨论，掌握手术方案及术中的应急预案。

（2）身体状况评估：检查孕妇全身皮肤、肢体活动、牙齿松动、有无植入物/假体、有无颈静脉怒张或四肢浅静脉曲张等情况。

（3）床旁宣教及风险告知：交代孕妇禁食禁饮，耐心解释麻醉体位配合要点、术中手术体位摆放要求等，告知存在压疮、深静脉血栓等风险，与患者签署护理风险知情同意书，并测量小腿腿围以便术后跟踪对比。

二 术前准备

（一）环境准备

（1）将手术室室温调整为24℃～26℃，湿度调整为50%～60%，手术室仪器设备摆放整齐，便于抢救。

（2）床单位准备：手术台腿位分开，臀下铺医用手术薄膜，以利于收集血液，观察及统计阴道出血量。使用带有刻度的可视吸引容器，动态观察术中出血量。

（二）物品准备

按不同的麻醉方式准备相关物品，包括器械、敷料、布单、药品等。

（1）普通一次性耗材准备：吸引管、产科手术膜（三袋）、电刀笔、10#刀片、23#刀片、可吸收缝合线（1#、2-0、4-0）、中心静脉穿刺包、动脉穿刺包、慕丝线、2ml注射器、吸痰管、医用手术薄膜、一次性无菌敷料包、一次性引流管。

（2）止血耗材：宫腔填塞球囊、止血纱。

（3）敷料器械：器械包（包内有舌钳、组织钳、吸球）、敷料包、产包、持

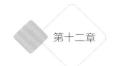

物钳、手术衣、髂内动脉结扎包。

（4）药品：缩宫素、肝素钠、纳络酮、卡贝缩宫素注射液、卡前列素氨丁三醇注射液等。

（5）设备。①普通设备：电刀、吸引器、新生儿抢救箱（呼吸气囊、喉镜、气管导管）、辐射台、控温毯、输血加温器、加压袋；②自体血回输准备：自体血回输装置、一次性血液离心、清洗装置（盘式清洗腔、废液袋、血液收集袋）、血液收集管路、储血罐、去白细胞过滤器。

（三）团队准备

按多学科讨论的手术方案配备护理团队，并明确职责和分工。

（1）器械护士需熟悉掌握中央性前置胎盘手术配合流程，负责手术用物准备，手术器械的清点、核对、传递，标本管理，抢救配合等。

（2）凶险性前置胎盘或胎盘植入范围深广的手术需2名巡回护士。其中巡回护士A为总调控角色，负责术中出血的观察与记录、配合子宫球囊填塞与自体血液回收机器的操作、血液调配等；巡回护士B为辅助角色，负责与器械护士清点核对物品，配合麻醉医生，观察患者生命体征，进行静脉输液、安全用药及输血等工作。一旦发生紧急大出血、弥散性血管内凝血等危及生命情况，则酌情增加巡回护士进行抢救配合。

（四）术前备血

术前与临床科室、输血科做好备血的沟通与准备。

三　术中配合

（一）建立有效静脉通道

建立2条外周静脉通道和1条中心静脉通道，满足麻醉、术中输液与用药（如抗生素、缩宫素等）以及抢救输血需求，以便快速有效地给药及补充血容量。

（二）密切观察病情变化

随时观察手术进展，持续动态监测生命体征、尿量变化、阴道出血的情况；出血量过多时密切观察产妇血气、凝血功能、外周循环情况，保持静脉通道通畅，及时补充血容量，准确记录出血量及液体出入量，预防术中失血性休克。

（三）用药安全管理

（1）严格执行"三查八对"，巡回护士用药前应与麻醉医生或器械护士核对无误后方可使用,并保留安瓿备查。

(2)胎盘剥离后,遵医嘱同时使用肌肉注射和静脉注射宫缩剂,加强子宫收缩,减少出血。

(3)抢救时口头医嘱必须口头复述一遍,经麻醉医生或器械护士核对无误后方可注入,并督促手术医生于抢救完毕后立即补开医嘱(安瓿保留备查)。

(四)子宫填塞球囊配合

球囊从子宫切口放入宫腔,其球囊末端导管穿过宫颈经阴道牵拉至体外。由巡回护士准备无菌生理盐水500ml、50ml注射器、引流袋放在单独器械车上,注意无菌操作,戴无菌手套配合手术医生从阴道内拉出球囊末端导管至阴道口,并连接一次性无菌旋塞,分次注入无菌生理盐水200~300ml,总量不宜超过500ml,直至阴道出血减少,轻轻牵拉球囊导管,固定导管于患者两腿间,并连接引流袋,以便精确观察出血量。

(五)预防产妇低体温

(1)术前注意对孕妇的保暖,尽量减少其身体暴露时间。

(2)对术中输注的液体或冲洗液进行预热,使温度达到36~37℃,对术中需输注的血液使用加温输血器。

(3)对于大量输血产妇,使用体温传感器动态监测产妇体温变化,根据实际情况使用加温床垫、控温毯等设备,维持产妇中心体温在36~37℃。

(4)在转运产妇的途中做好保暖措施,与病房护士详细交接患者术中体温变化情况,确保护理过程的延续性。

(六)术中输血护理

严格执行输血核查制度:双人核对患者姓名、性别、住院号、科室、床号、血型、血袋号、血的种类、血量、条形编码、血液有效期及交叉配血试验结果,观察血液有无凝血块或溶血、血袋有无破裂、有无细菌污染迹象等,无误后方可输入。注意观察有无输血反应,并及时做好文书记录。

(七)术中自体血回输护理

(1)在血液回收前,麻醉医生和巡回护士连接自体血回输装置所有管道,并检查各个管道及接头是否安装正确,确认管道连接通畅。操作过程中务必严格执行无菌原则,避免回收血液污染引起的血源性疾病。

(2)胎儿娩出后,器械护士首先使用普通吸引管快速清理混有羊水的血液,再使用专用吸管吸引胎盘剥离创面的血液,吸引血液时尽可能将吸引管浸入血液平

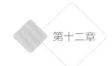

面以下，以减少对红细胞的破坏，同时巡回护士调节抗凝剂速度，保持60滴/min以上，预防回收血液凝集。

（3）一般情况下，回收的自体血在常温下放置不宜超过4h，以免发生感染和红细胞破坏。

（4）输血过程中，密切观察有无输血不良反应，输血开始后10～15min内速度宜慢，观察患者有无皮疹、寒战、高热、腰痛、血尿、四肢抽搐等不良反应，出现异常则立即停止输注，更换输血器，遵医嘱对症处理。

四　新生儿护理

（1）提前通知新生儿科医生、助产士到达手术室。

（2）准备新生儿复苏设备、物品、药品，使其均处于应急备用状态，调节辐射台上温度在28～30℃。

（3）新生儿出生后，立即快速评估4项指标：①足月吗？②羊水清吗？③有哭声或呼吸吗？④肌张力好吗？根据快速评估情况，决定是否进行常规护理或新生儿复苏。

（4）新生儿常规护理：确定新生儿健康状况是否良好。检查内容包括呼吸情况（有无呻吟、胸廓凹陷、呼吸急促或缓慢等呼吸困难）、活动和肌张力、皮肤颜色、脐带外观、有无产伤和畸形等；同时立即测定脐血血气，直接了解胎儿分娩期和新生儿出生后即刻的缺氧程度与酸碱失衡情况，脐血pH值异常下降提示可能发生胎儿宫内失代偿性缺氧和新生儿窒息。检查结束后，建立新生儿病历及登记相关信息，每15min对新生儿进行1次生命体征的评估。

（5）新生儿窒息复苏：根据快速评估结果，确定需行新生儿复苏时，将新生儿迅速移至预热的复苏区，参照《中国新生儿复苏指南》（2016年北京修订）实施新生儿复苏[6]。

（6）新生儿转运：新生儿科的医生、护士及助产士共同负责早产儿及高危新生儿的转运，使用转运温箱转运，应注意观察新生儿面色、心率、血氧饱和度、呼吸、循环等，保持各管路通畅，做好保暖措施，以保证转运安全。

五　术后产妇复苏与转运

（1）恢复室复苏：术后患者生命体征平稳，病情稳定，无高危因素，可以脱离呼吸机者送至恢复室进行复苏。复苏过程中观察患者神志、呼吸、肌力等，注意保暖及防坠床。对于球囊填塞患者，在检查子宫收缩情况时手法需轻柔，注意观察阴道出血颜色、出血量及尿液颜色和量，防止发生尿潴留。密切观察患者生命体征变化，避免球囊填塞后活动性出血被忽视。

（2）患者转运：患者复苏后一般转运至普通病房，对于术后还需密切观察、存在潜在高危因素的患者，带管转运至ICU。转运过程中使用便携式呼吸机与血氧饱和仪监测患者生命体征。

六　术后访视

（1）术后第一天由手术室护士到病房进行术后访视，评估患者生命体征、疼痛程度、阴道流血、伤口愈合、术后肢体功能恢复情况，了解有无肢体神经功能损伤；查看患者电灼负极板粘贴部位及仰卧位受力点皮肤有无红肿、水泡等，了解有无烫伤、压疮等并发症的发生。

（2）通过与患者沟通交流，观察患者的精神状态，了解有无不适，对于患者提出的疑问给予回复及指导。

第五节 术后护理

一 一般护理

（一）术后交接

病房护士与麻醉师、手术室护士进行三方交接，重点关注患者神志、生命体征、麻醉方式、术中出血量、输血情况、宫缩情况、管道留置阴道流血量、手术切口、皮肤情况、足背动脉搏动等。

（二）生命体征监测

遵医嘱予术后心电监护12～24h，2h内予特级护理，2～24h予一级护理，并做好相应护理记录。

（三）体位与活动

采用椎管内麻醉术后的患者，无特殊情况下可采取舒适的自由卧位，保证充足的休息。每2h协助产妇翻身预防压疮，待产妇意识、肌力完全恢复后，指导其床上进行踝泵运动，并鼓励尽早下床活动。建议在肌力恢复0～8h内逐步从坐在床边过渡到坐在椅子上，8～24h内在走廊行走1～2次[7-8]，并建立活动目标，逐日增加活动量[5]，以促进恶露排出和肠道功能恢复。

（四）饮食护理

椎管内麻醉或全身麻醉后意识、肌力、保护性反射完全恢复的产妇，术后2h可开始少量多次进食流质，术后6～24h进食半流质，肛门排气后恢复普食。建议选择富含优质蛋白食物，主食粗细搭配，适当摄入蔬菜和水果，以促进母乳喂养，预防便秘[9]。

（五）皮肤护理

术后每日予床上擦浴，每班检查患者皮肤情况，特别是易发生压力性损伤部位，如骶尾部。指导患者每2～3h更换会阴垫，每次大小便前后要洗手，用温水清洗会阴部并拭干，保持会阴清洁。

（六）疼痛护理

建议由麻醉科、产科医护人员组成的急性疼痛管理团队对产妇进行术后疼痛的随访和动态评估，积极处理各种急性疼痛，制定多模式、个性化疼痛缓解方案。

二 专科护理

（一）子宫复旧护理

术后2h内，每半小时检查1次宫底高度、宫体形状轮廓大小、子宫收缩活力、阴道出血量、引流液和尿液的颜色。2h后改为每小时检查一次，24h后改为每班检查一次，若宫缩欠佳或阴道流血增多，应及时评估出血量并通知医生及时处理。

（二）腹壁切口护理

观察腹壁切口有无渗血、渗液，发现异常立即通知医生。采用腹带包扎腹部，用1~2kg沙袋压迫腹部切口6~8h，可减轻切口疼痛，防止出血。每日更换腹壁切口敷料，注意无菌操作。术后24h后可遵嘱用红外线灯照射腹壁切口促进愈合。

（三）管道护理

通过高举平台法妥善固定各管道，避免过度牵拉导致不适。做好管道标识分类，定时挤压引流管，避免管道折叠、扭曲及受压，保持引流管的通畅；注意观察引流液的量、颜色及形状，发现异常及时通知医生。

（1）尿管护理：保持尿道口清洁，每日会阴抹洗2次。术后6~12h拔除导尿管。拔除时，抽出气囊内生理盐水与标签注明的水囊量进行对比，查看是否一致。拔除尿管后，嘱患者多饮水，尽早自主排尿，排尿时要注意防跌倒。记录首次排尿时间、尿量，询问患者有无排尿不尽感或疼痛，必要时超声监测残余尿检查量，警惕尿潴留发生。

（2）盆腔引流管护理：每日更换引流袋，严格遵守无菌操作原则。对行负压引流者需根据引流液的情况及时调整负压，维持有效引流。引流液少于10ml时考虑拔除引流管，拔除后注意敷料外观是否干洁，如有渗血、渗液及时通知医生。

（四）Bakri球囊治疗护理

（1）一般护理：术后减少宫底按压或子宫按摩，以防宫腔内球囊脱落或移位。球囊放置仍有活动性出血的可能，回病房2h内每30min监测生命体征，平稳后改为每小时监测。术后即刻确认宫底高度并做好标记。用特定标识将球囊引流管与其他管道区分开。定时用生理盐水冲洗导管预防堵管。判断球囊注水量是否足够，如每小时引流量大于100ml，可增加球囊充液量，最多不能超过500ml；如患者下腹胀痛难忍，考虑宫腔压力过大，可适当减少充液量，必要时超声观察球囊位置。

（2）预警管理：每小时巡视宫高的变化，如宫底上浮警惕内出血，如宫底下降幅度大，警惕球囊脱出。每小时准确记录导管引流量、颜色和性状，如引流液为大量鲜红色血液，且一次大于70ml，则立即报告医生处理。观察会阴垫出血量：如出现球囊引流管引流量少，而会阴垫出血量多的情况，应怀疑堵管；如阴道大量出血，而引流管引流量少，说明球囊压迫止血失败，应积极选用其他方式进行应对。同时注意监测血红蛋白、血压、心率及尿量情况，避免失血性休克。

（3）拔除时机及注意事项：球囊一般留置24h，尽量在日间取出，便于突发出血的观察和抢救。拔管前要保证静脉通道通畅，需先评估子宫收缩强度，做好备血或抢救用物准备。拔管时先放出150ml球囊内液体，观察15～30min，若阴道出血在正常范围，再放出球囊剩余液体。待液体全部放完后，经阴道缓慢撤出球囊，切勿强行拉扯。拔除球囊4h内，密切观察子宫收缩和阴道出血情况。

（五）B-Lynch缝合术后观察

术后按压宫底时动作需轻柔，避免重压子宫。观察宫底是否下降，子宫轮廓是否缩小以及阴道流血情况，及时做好标识。如出现产后体温升高，腹部压痛、包块或恶露异味，存在血常规异常应怀疑产后感染，需积极处理。

（六）产后出血护理

中央性前置胎盘产后出血按出血部位分类，可分为腹壁切口出血、子宫切口出血、宫腔内出血等。

（1）腹壁切口出血表现为：①切口疼痛明显，切口膨隆、张力较大，有少量渗液或渗血；②出血多可见切口附近皮肤有皮下瘀血；③大量阴道出血者应考虑是否合并子宫切口或宫腔内出血。

（2）子宫切口出血患者症状隐匿，表现为：①少量阴道出血，出现休克前期症状；②腹部膨隆，腹围增大；③腹壁切口疼痛。

（3）宫腔内出血患者表现为：①大量阴道出血，出现休克前期症状；②宫底升高、子宫轮廓增大、收缩无活力。当患者出现相关症状时，要及时汇报医生予以甄别和处理。如若发生大量出血应立即通知医生，启动产后出血应急预案，完善腹壁切口、腹腔、盆腔等B超检查确定出血部位，针对出血原因，迅速止血。必要时做好配血、备血和相关术前准备。

（七）大量输血后护理

大量输血是指24h内输注超过1个全血容量，在3h替换总血量的50%；或在24h内给患者输注≥10个单位（U）的红细胞悬液[10]。大量输血后常见并发症为枸橼酸盐中毒/代谢性酸中毒、凝血功能异常、低体温反应、血钾异常。

（1）枸橼酸盐中毒/代谢性酸中毒：发生枸橼酸盐中毒时，由于血钙浓度下降，患者常表现为不自主的肌震颤、手足抽搐及癫痫样发作，伴心律失常、血压下降、倦怠、反应迟钝、嗜睡，严重者可出现昏迷、心室颤动及心脏停搏。大量输血后应及时完善血钙浓度检查和心电图检查，因枸橼酸盐中毒造成血钙降低者应及时遵医嘱补充钙剂。

（2）凝血功能异常：在大量输注库存血后，易引起稀释性的血小板和凝血因子的减少，加重了出血倾向。患者常表现为输血中或后发现皮肤瘀点、瘀斑或手术伤口渗血不止、胃肠道黏膜出血，严重者可出现弥漫性血管内凝血。在大量输血时应注意观察皮肤、黏膜有无瘀点、瘀斑，手术切口有无渗血等，并在输血后及时复查血小板计数、凝血功能等实验室指标。

（3）低体温反应：大量输注库存血常易导致患者体温下降，低体温会增加血红蛋白对氧的亲和力，从而加重缺氧，并引发酸中毒。输血过程应注意患者的保暖，避免不必要的躯体暴露，并注意监测患者体温，控制病房室温在25~28℃。有条件者，可使用输血加温器调控输血的温度。

（4）血钾异常：大量输血后可引起血钾异常，发生高钾血症时，患者常表现为软弱无力、四肢苍白、肢体寒冷、疼痛，严重可有肌肉瘫痪、呼吸肌瘫痪、心率缓慢、心房/心室颤动、心脏停搏。由于机体对钾的代谢能力较强，临床上更常见的是低钾血症。而低钾血症，可导致心律失常、心室颤动，严重者可发生心搏骤停。大量输血后应及时完善血钾浓度检查和心电图检查，高钾血症者给予钾离子拮抗剂，低钾血症者及时补钾。

（八）母乳喂养

（1）母婴同室：评估患者和新生儿的情况，尽早进行早接触、早吸吮、早开奶，持续皮肤接触不少于90min[11]，并鼓励产妇帮助新生儿并在母亲身上爬行，出现吸吮反射后完成早吸吮。术后按需哺乳，建议每天8~12次，体位以患者和婴儿舒适为主，每次哺乳应保证婴儿吸吮30min以上。

（2）母婴分离：术后尽早进行泌乳延迟高危风险评估，6h内进行泌乳启动，指导产妇正确的挤奶手法和乳房按摩手法，促进泌乳反射建立，有条件者使用医用

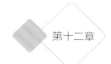

级别的电动吸奶器按摩乳房，每天定时按摩8～12次，每次25～30min。进行母乳采集、配送、记录等方面的宣教，规范采集环节的卫生标准，指导患者完成住院期间的母乳采集运送等工作，尽早建立家庭母乳供需关系。到母乳喂养专科门诊者，应开展好随访跟踪工作。

三　并发症护理

（一）预防静脉血栓护理

每日对患者行双下肢体格检查，关注足背动脉搏动及Homan's征，测量双下肢皮温及小腿周径。根据患者术后恢复情况及动态评估VTE风险，加强健康宣教，包括给予相应的饮食、活动指导，穿戴弹力袜，遵循使用间歇性充气加压装置，应用抗凝药物治疗等。使用抗凝药物期间需注意监测血小板计数、凝血功能、纤溶指标以及有无出血倾向，如出现异常应及时处理。

（二）预防肠梗阻护理

每日测量患者腹围，听诊肠鸣音，关注有无腹胀、腹痛、呕吐等症状。术后指导患者咀嚼口香糖，协助其尽早下床活动；予腹部按摩和耳穴压豆护理，或遵嘱予促胃肠动力药物，以促进胃肠功能恢复。有条件者，予中医科会诊行针灸治疗，可促进胃肠蠕动及产后康复。

四　中医专科护理

术后因失血过多，患者气血不足，百脉空虚，致产后多虚。产后胞宫内的余血浑浊排除不畅，致瘀血内阻，又易致产后多瘀。因此术后易发恶露不绝、缺乳、肠道功能恢复慢等并发症，为促进产褥期的身体快速康复，中医专科护理非常重要。

（一）耳穴压豆护理

术后患者尽早进行体质辨证，用探针进行耳穴评估并选择阳性反应穴位，运用"摇、揉、推、拉、拽"手法进行全耳按摩。用75%酒精棉枝消毒耳廓，将王不留行籽粘贴于特定穴位上，保留时间为3天，以拇指或食指轻压药籽，按压力度以耳部有轻微酸痛感为宜，白天按压间隔时间为每隔2h一次，每次按压5min左右，3天为一个疗程。耳穴压豆可调节情志，促进睡眠，疏肝解郁，通络下乳，促进肠功能的恢复，降低产后肠梗阻的发生。

（二）中药足浴

术后24h，根据患者活动情况，遵嘱予中药足浴每天1次，并进行足部穴位按摩护理，时间为15～20min，可促进气血恢复，排汗，促进泌乳分泌。

五　心理护理

术后应注重患者心理变化，予放松疗法缓解患者精神压力。鼓励家人多安慰、理解，加强交流沟通，消除不必要的不良情绪。出院告知产后必要的随访工作，密切关注患者生理及心理变化，指导患者做好哺乳期护理、避孕、正确喂养母乳等，帮助其树立信心。如若怀疑患者有产后抑郁的倾向，应协助其尽早诊治，避免不良后果。

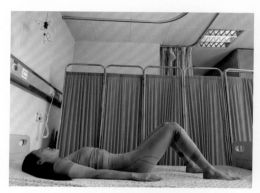

A. 舒适体位

六　出院指导

（一）活动指导

教会患者进行凯格尔运动训练，通过患者有意识地自主性收缩盆底肌肉，锻炼骶尾骨肌肉群，增强盆底肌肉的肌力，能起到防治产后压力性尿失禁作用。

凯格尔运动的方法和步骤如下。

（1）排空膀胱。

（2）选择舒适体位（图12-5-1A）。

（3）收缩盆底肌5s，放松10s，循环10组（图12-5-1B）。

（4）膝盖弯曲，收紧臀部向上提高保持5～10s，慢慢放松，5～10s后进

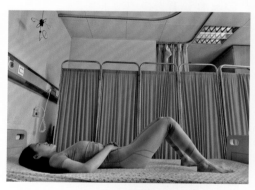

B. 收缩放松盆底肌

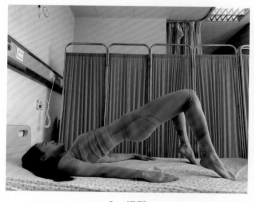

C. 提臀

图12-5-1　凯格尔运动

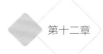

行下一组，循环10组，过程中保持匀速呼吸（图12-5-1C）。

每天至少进行3～4次，注意不要憋尿，以防逆行感染，练习要根据自己的身体情况循序渐进，避免训练过量出现不适等。

（二）饮食指导

指导患者进食富含优质蛋白的食物，如鸡、鱼、瘦肉、动物肝、血、豆类等；主食种类要多样化，如小米、红米、米粉、面等；多吃新鲜蔬菜水果，补充丰富的维生素、钙、矿物质，保持充足的膳食纤维，每日摄入1～2L的水，预防产后便秘。恶露干净后根据个人体质，可进食人参、鹿茸、阿胶等进补的药材。

（三）自我监测与随诊

（1）晚期产后出血：前置胎盘附着在子宫下段处，此处肌层薄，收缩力也比较差，容易发生晚期产后出血，指导患者出院后自主观察阴道出血的情况，出血多于平时月经，或者腹部剧烈疼痛时，及时就医。

（2）恶露观察：指导患者每日观察恶露排出情况，包括量、颜色、气味。正常恶露有血腥味、无臭味，持续4～6周，由血性恶露向浆液性恶露到白色恶露转变，量逐渐减少，总量为250～500ml。如果子宫复旧不全或宫腔内有胎膜残留或合并感染时，血性恶露会增多，且持续时间较长并有恶臭味，需及时就医。

（四）避孕与再育指导

产褥期禁止性生活，预防晚期产后出血、感染等并发症。产后2年内严格避孕，完成优生优育相关检查可考虑再育。

七　专科随访

患者出院后纳入高危病人随访系统管理，在产后6个月、1年、2年可通过电话等方式进行随访，并记录患者子宫复旧、伤口恢复、恶露持续时间与性状、首次月经恢复时间、月经周期等情况，指引患者回院进行体格检查和B超检查，其中胎盘植入患者应定期复查人绒毛膜促性腺激素和盆腔B超。

对于高危新生儿，应建立高危儿个案记录，前6月每月随访1次，后每2个月随访1次，每次均予全面体格检查，按高危因素的不同，指导喂养和生长发育相关知识，及时发现营养不良、贫血、生长发育延迟等问题，并给予相应的纠正措施。

参考文献

［1］国家卫生计生委.国家卫生计生委关于加强母婴安全保障工作的通知（国卫妇幼发〔2017〕42号）［B/OL］.（2017-7-31）［2023-5-30］http://www.nhc.gov.cn/fys/s3581/201707/8a786fae7e4d480c94fb0e09c89ab5fd.shtml.

［2］郭晓辉，陈敦金，漆洪波.产前和产时电子胎心监护临床实践专家共识［J］.中国实用妇科与产科杂志，2022，38（07）:714-725.

［3］冯锦屏，何雪梅，周姿杏，等.产前应用地塞米松促胎肺成熟对先兆早产孕妇血糖的影响研究［J］.中国全科医学，2021，24（06）：701-705.

［4］谢幸，孔北华，段涛，等.妇产科学［M］.北京：人民卫生出版社，2018.

［5］刘国成，蔺莉.产科快速康复临床路径专家共识［J］.现代妇产科进展，2020，29（08）:561-567.

［6］中国新生儿复苏项目专家组，中华医学会围产医学分会新生儿复苏组.中国新生儿复苏指南（2021年修订）［J］.中国围产医学杂志，2020，01：1-4.

［7］中国妇幼保健协会麻醉专业委员会.剖宫产术后加速康复麻醉实践专家共识［J］.中国医刊，2022，57（07）:717-722.

［8］丁洁岚，冯娟，陈皆锋，等.产科大量输血方案的临床研究进展［J］.中华全科医学，2022，20（03）:468-472.

［9］中华医学会围产医学分会，等.中国新生儿早期基本保健技术专家共识（2020）［J］.中华围产医学杂志，2020，07：433-440.

［10］刘敏如.实用中医妇科学［M］.上海：上海科学技术出版社，2010：195-225.

［11］张志芳，陈曼珍，黎丽君，等.耳穴压豆护理促进二次剖宫产术后肠道功能恢复的效果观察［J］.基层医学论坛，2016，20（31）：4453-4454.

［12］张志芳，黎丽君，梁瑞意，等.中药沐足结合治疗仪乳房按摩对母婴分离的初产妇产后泌乳的影响［J］.中国实用医药，2017，12（14）：178-179.